防癌治癌——神奇的中医中药

陈　竺　张延德　主编

内蒙古出版集团

内蒙古人民出版社

图书在版编目（CIP）数据

防癌治癌：神奇的中医中药/陈竺，张延德主编.

—呼和浩特：内蒙古人民出版社，2015.10

ISBN 978 - 7 - 204 - 13650 - 6

Ⅰ.①防… Ⅱ.①陈… ②张… Ⅲ.①癌—中医治疗

法 Ⅳ.①R273

中国版本图书馆 CIP 数据核字（2015）第 250744 号

防癌治癌——神奇的中医中药

主　　编：陈　竺　张延德

责任编辑：王继雄

出版发行：内蒙古人民出版社

地　　址：呼和浩特市新城区中山东路 8 号波士名人国际 B 座 5 楼

印　　刷：河北鹏盛贤印刷有限公司

开　　本：710mm×1000mm　1/16

印　　张：24.5

字　　数：350 千

版　　次：2016 年 3 月第 1 版

印　　次：2016 年 3 月第 1 次印刷

印　　数：1—5000

书　　号：ISBN 978 - 7 - 204 - 13650 - 6 /R·291

定　　价：68.00 元

《防癌治癌——神奇的中医中药》编委会

主　编

陈　竺：卫生部原部长，中国农工民主党主席。现任十二届全国人
　　　　大常委会副委员长。

张延德：中华药王科技集团董事长

副主编

陈伟兰：曾任国家行政学院党委委员、副院长。2008 年 3 月任 11
　　　　届全国人大常委、华侨委员会委员。

程志强：中日友好医院主任医师

于春江：北京康瑞祥医院院长

张　绚：北京延寿堂针灸康复师

张育荣：北京肿瘤医院院长

编　委

乔世波：华润集团总经理

杨延军：亚太暨中国区搏击运动委员会主席

郑雯嘉：中华药王集团总裁

郑传仁：石油医院原院长

张鸣秋：武汉第七医院主任医师

白　晶：著名保健医师

马虹颖：中国人民解放军 304 医院护士长

杨玉峰：山西癫痫病医院院长

王红梅：北京延寿堂主任医师

李善举：中国药品食品杂志社记者

李爱国：中日友好医院主任医师

康　宁：中医药大学第三附属医院主治医生

刘兰英：中医药大学第三附属医院副主任医生

内容提要

　　癌症是当今全球危害人类身心健康最严重的疾病之一，本书以中华医术辨证论治，配合针灸理疗，阐述了提高癌症患者生活质量，增强疗效，降低毒副作用等预防、治疗效果的方法和途径。作者深知癌症在祖国传统中医学中属于"岩"、"失荣"、"噎膈"、"积聚"等疾病的范畴，在总结传统医学经验的同时，参阅了大量现代医学专著和专业期刊，从中选定收录了白血病（血癌）、肺癌、乳癌等近三十种癌症的论治案例共计二百余件。这些治疗癌症的案例完整、真实，从理、法、方、药等方面条分缕析，从中获得临床、教学、科研以及针对癌症患者治疗效果颇为有益的参考对照价值。

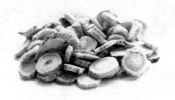

目　　录

第四章　白血病

第五章　滑膜肉瘤

第六章　鼻咽癌

第七章　喉癌

第八章　乳房癌

第九章　食管癌

第十章　肺癌

第十一章 胃癌

第十二章 肝癌

第十三章　胰腺癌

第十四章　大肠癌

第十五章　肾癌

第十六章　膀胱癌

第十七章　子宫颈癌

第十八章　卵巢癌

第二十四章　恶性淋巴瘤

第二十五章　脑肿瘤

第二十六章　口腔癌

第二十七章　舌癌

第二十八章　涎腺恶性肿瘤

第二十九章　上颌窦恶性肿瘤

第三十章　筛窦恶性肿瘤

第一章 癌症到底离我们有多远

第一节 "我很善良，为什么会得癌症"?

"我很善良，为什么会得癌症"? 这几乎是所有癌症患者对生命的疑问。

为什么会得癌症? 很多人一听到医生宣布自己得了重病时，往往陷入恐惧，接着就怨天尤人: 为什么是我? 老天爷为何要下如此狠手? 为什么我没有好好养护身体? 为什么我没有好好享受人生?

在每一个人必须面对的所有恐惧中，没有什么比预知死期将至更加恐怖了。目前在中国，面对死亡恐惧的癌症患者越来越多，这是一个非常庞大的群体，他们以及家人正在承受着身体和精神的双重折磨和煎熬。

然而疾病真的会没来由地产生吗? 俗话说，种瓜得瓜，种豆得豆，世上绝对没有这种好好的就突然生病的事情，一定是有什么我们自己还不了解的得癌症的原因存在。

答案究竟是什么呢?

第二节 癌症: 每6分钟就有1人被确诊

"全国癌症发病形势严峻，发病率与死亡率呈持续上升趋势。" 2013年初，由全国肿瘤登记中心发布的《2012中国肿瘤登记年报》这样描述中国癌症发病形势。与此描述相对应的，则是一连串冰冷的数据——"中国每年新发癌症病例约350万，因癌症死亡约250万。""全国每6分钟就有1人被确诊为癌症，每天有8550人成为癌症患者，每7到8人中就有1人死于癌症。"

一、癌情汹涌

全国肿瘤登记中心发布的《2012中国肿瘤登记年报》显示，我国近20年来癌症呈现年轻化及发病率和死亡率"三线"走高的趋势。同时，癌种也呈现地域化特点，如胃癌集中在西北及沿海。

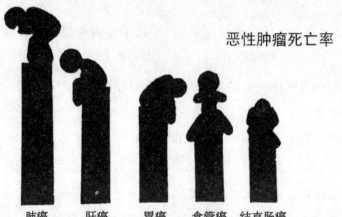

恶性肿瘤死亡率

肺癌　　肝癌　　胃癌　食管癌 结直肠癌

年报指出，全国肿瘤死亡率为180.54/10万，每年因癌症死亡病例达270万例。我国居民因癌症死亡的概率是13%，即每7至8人中有1人因癌死亡。这份报告是我国首次发布的肿瘤发病情况登记年报，数据来源于24个省的72个监测点，覆盖8500万人。年报显示，每年新发肿瘤病例约为312万例，平均每天8550人，全国每6分钟有1人被诊断为癌症。恶性肿瘤发病率全国35岁至39岁年龄段为87.07/10万；40岁至44岁年龄段几乎翻番，达到154.53/10万；50岁以上人群发病占全部发病的80%以上；80岁达到高峰。肿瘤死亡率男性高于女性，为1.68:1。

即使不看统计数字，很多人也会在日常生活中感受到身边罹患癌症的人越来越多，令人在唏嘘之余，不时感受到来势汹涌的癌情。更令人担忧的则是，这样的情势似乎仍未到达峰顶，未来几十年中国癌情的吃紧，会让每一个人，包括我们的后代成为可能的受害者。

根据全国肿瘤登记中心副主任陈万青的预测："未来 10 年，中国的癌症发病率与死亡率仍将继续攀升。预计到 2020 年，中国每年的癌症死亡总人数将达 300 万人左右，患病总人数将达 660 万人。"

二、身边的癌症

"今年上半年，我已经参加了三个朋友的葬礼了。两个死于胃癌，一个死于肺癌。年龄最大的只有 37 岁。"就职于一家美资企业的刘女士曾这样讲述。"不是说只有老年人才容易得癌症吗?!"其实这是误区。这就告诉我们一个无比残酷的事实：癌症已经深入了我们的日常生活。

改革开放之前，也就是 20 世纪 50 年代至 70 年代，在我们认识的家亲眷属、邻里乡亲、同事朋友，乃至所知所见的人们中，罹患癌症的有几个人？一定是寥寥无几！在 20 世纪六七十年代一个 60 万人口规模的中等城市中，出现一位癌症患者便是新鲜事，当时一下子就会变成家喻户晓、大家谈论的新闻。

可是现在，全国各大肿瘤医院或一般医院的肿瘤科都是人山人海。许多医院的肿瘤科每年都在扩大，结果还是人满为患。一位年轻女性癌患曾这样感叹说："起初听到医生确诊我得了这种病，吓也吓死了，但是现在见到竟然有那么多人都得此病，于是给自己壮胆不少。"

三、医生无望，医死有期

一听到癌症，人们往往会不寒而栗。实际上，致死性疾病非常多，可为何偏偏是癌症让人特别恐惧？

与其他疾病相比，得癌症的过程以及走向终结的过程比较特别，除去需经历昂贵、躯体极其痛苦而又无休止的手术、化放疗外，还有疼痛、腹水、消瘦、呕呃、残疾等常与癌症相伴，且患者时时被笼罩在死亡阴影之中。

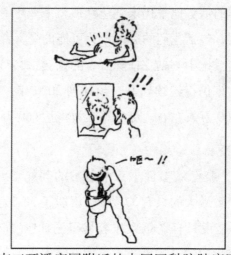

　　位于北京东南三环潘家园附近的中国医科院肿瘤医院病房，常年住着来自全国各地的癌症患者。对于很多患者，尤其是那些经济状况不佳的患者，这里寄托着甚至是倾家荡产才换来的生的希望。很多经济欠发达农村地区的农民，以及城市中低收入的居民，一旦发现患了癌症，面对高昂的癌症治疗费用，一些人干脆选择放弃治疗，在无奈中等待死亡。

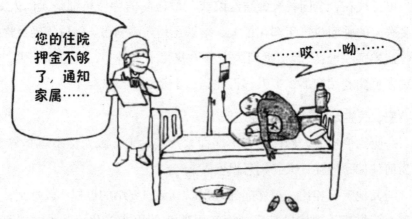

　　即使有财力和体力接受正规的手术、化疗和放疗，其结果又如何呢？曾有人这么说："就治疗条件来说，明星们去治疗的医院一个比一个好，治疗方案一个比一个新，治疗费用一个比一个高，对老百姓来说，都是天价，可天价没有能买来命，反而让一些人短时间内就离开了

人世。

数十年来，癌症专家为患者提供的治疗手段主要有三种：手术治疗、化疗和放疗，一些癌症幸存者将这套铁三角疗法形象地称为尖刀、毒药、烙铁。但是这些方法都有其局限性，如手术可能无法彻底清除癌细胞，放射治疗和化学治疗则会误伤体内其他的正常细胞。因此到目前为止，彻底治愈癌症，在很大程度上仍然是医学界的一个梦想。甚至在癌症患者圈子里流传一句话：治，是找死；不治，是等死。

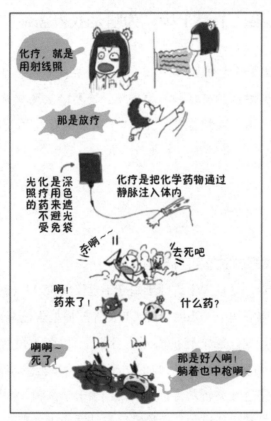

此漫画作者熊顿（30岁），因患淋巴癌
离世，其创作的《滚蛋吧！肿瘤君》，
鼓励了不少患者。

一名与癌症患者常年打交道的医生说：二十多年的行医生涯，我永远也忘不了癌友患者那求生的眼神、临终前那紧抓不放的手，还有家属绝望无奈的屈膝，而我们这根稻草往往是心有余而力不足，无力回天啊！为什么社会进步了，科学发达了，人民生活富裕了，医疗水平提高了，我们反而有越来越多看不完的病？救不了的命？越来越感觉到力不从心？

第三节　于娟：为啥是我得癌症？

"为啥是我得癌症？"此言一出，气氛会在一秒钟内变得死寂凝重，一秒后，便有阿姨抽抽搭搭地暗自涕泪，有阿姨哭天喊痛骂老天瞎眼，有阿姨捶着胸指着天花板信誓旦旦："平素没有做过亏心事，为啥有如此报应？"有几个患者算几个患者，没有一个能面对这个直捅心窝子的话题。

——于娟

一、有着太多的欲望和目标

如果还活着，复旦大学讲师于娟今年也仅仅35岁（2011年4月19日，于娟因乳腺癌病逝。当时医院CT及骨扫描报告已显示，她全身骨头发黑，脊椎弯曲，癌细胞扩散到全身躯干）。而她短暂的人生履历，原本光彩夺目到羡煞旁人，用她的话来说，论事业，本科、硕士、博士、出国，一路过五关斩六将，拿下两个硕士学位和一个博士头衔，回国后又在复旦大学担任讲师。而论家庭，结婚八年，育有一子，和睦美满，但这一切都随着2009年10月于娟被检测出癌症晚期戛然而止。当时于娟被告知，她连动手术的机会都没有。

为了支付昂贵的治疗费，于娟卖掉了自己刚买的新房，以及父母在老家的房子，全家人不得不租房生活。于娟曾自认为身体很好，14年的病历卡上只有两三行字，她为什么一下子就到了癌症晚期？从 2010 年 5 月起，于娟开始在博客中反思自己过去的生活方式，在将近 14 年的求学奋斗中，为了考研、考博和各种证书，她基本没有凌晨前睡过觉。工作仅仅一年，无论国际、国家、省市的项目她都全部揽入，而且她打算在两三年内升到副教授的职位。于娟说她在 30 岁之前有着太多的欲望和目标。

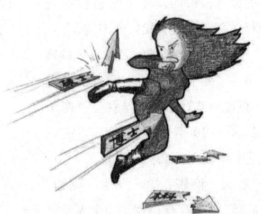

"因为我以前就是想让自己的父母过好一点，想让孩子接受良好的教育，想换一所大一点的房子，想过得稍微舒服一点。"一天两次的骨髓穿刺，一日几十次的呕吐，几十次痛到昏厥，无数次的化疗，不断目睹病友过世……于娟最后日子里的那些经历，让她不断反思自己，也想提醒那些和她一样似陀螺般高速运转的人们。"名利权情钱，没有一样能够带得走。到了这样的境地，什么都不重要。不希望所有人到了生命尽头，才意识到这辈子白活了……"

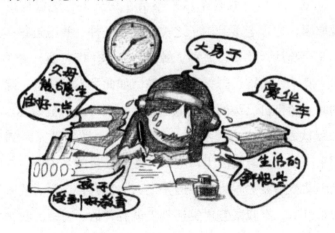

二、"为啥是我得癌症?"

"为啥是我得癌症?"于娟在书中这样反思——

无论从什么角度分析,我都不应该是患上癌症的那个人。"第一,我没有遗传;第二,我的体质很好;第三,我刚生完孩子喂了一年的母乳;第四,乳腺癌患者都是45岁以上人群,我只有31岁。"

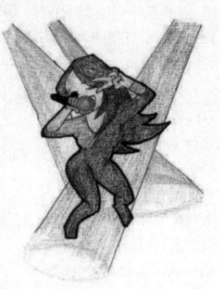

于娟在得病前,过的是一种典型的"年轻人"的生活:饮食上"瞎吃八吃"、"暴饮暴食"、"嗜荤如命";10年来不曾在12点前睡过。熬夜干什么?于娟反思写道:"聊天、网聊、BBS灌水、蹦迪、吃饭、K歌、保龄球、一个人发呆(号称思考),填充了没有堂而皇之理由的每个夜晚。"

于娟反思自己的生活方式:

我吃过很多不该吃的东西——

(1)瞎吃八吃——我是个从来不会在餐桌上拒绝尝鲜的人。基于很多客观原因,比方老爹是厨子之类的优越条件,我吃过很多不该吃的东西,不完全统计,孔雀、海鸥、鲸鱼、河豚、梅花鹿、羚羊、熊、麋鹿、驯鹿、麂子、锦雉、野猪、五步蛇诸如此类不胜枚举。除了鲸鱼是在日本的时候超市自己买的,其他都是顺水推舟式的被请客。

(2)暴饮暴食——我是个率性随意的人,做事讲究一剑在手快意恩仇,吃东西讲究大碗喝酒大口吃肉。我的食量闻名中外,在欧洲的时候导师动不动就请我去吃饭,原因是老太太没有胃口,看我吃饭吃得风卷残云很是过瘾,有我陪餐讲笑话别人就有食欲。另外,我很贪吃。在复旦读书的时候,导师有六个一起做课题的研究生,我是唯一的女生。

但是聚餐的时候，5 个男生没有比我吃得多的。年轻的傻事就不说了，即便工作以后，仍然屏着腰痛（其实已经是晚期骨转移了）去参加院里组织的阳澄湖之旅，一天吃掉 7 个螃蟹。

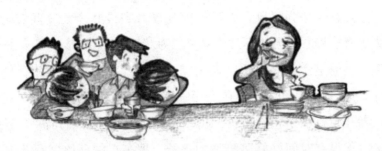

（3）嗜荤如命——得病之前，每逢吃饭若是桌上无荤，我会兴趣索然，那顿饭即便吃了很多也感觉没吃一样。

（4）我平时的习惯是晚睡。其实晚睡在我这个年纪不算什么大事，也不会晚睡晚出癌症，我认识的所有人都晚睡，身体都不错，但晚睡的确非常不好。回想十年来，自从没有了本科宿舍的熄灯管束，我基本上没有十二点之前睡过。长此以往，熬夜或者晚睡，对身体很没有好处。在查出癌症时，我的肝有几个指标偏高，因为肝功能不好不能继续化疗。

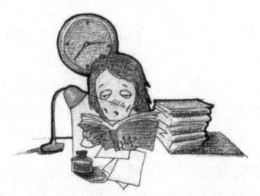

（5）从来做事不细水长流，喜欢高强度突击作业——也许只有我自己知道我是顶着读书的名头，大把挥霍自己的青春。每当我想起来好好学习时，差不多离考试也就两个星期了。然后我开始突击作业，我会下死手地折腾自己……最高纪录一天看 21 小时的书。

（6）争强好胜的性格——"我曾断断续续接触了大概三五十个病友。我发现，乳腺癌患者里性格内向阴郁的太少。相反，太多的人都有重控制、重权欲、争强好胜、急躁、外向的性格倾向。这让我开始反思自己：太过喜欢争强好胜，太过喜欢凡事做到最好，太过喜欢统领大局，太过喜欢操心，太过不甘心碌碌无为。"

她写下的生命日记《此生未完成》——"我想告诉大家，什么是我拿命试过，此路不通。""在生死临界点的时候，你会发现，任何的加班（等于慢性自杀），给自己太多的压力，买房买车的需求，这些都是浮云。如果有时间好好陪陪你的孩子，把买车的钱给父母亲买双鞋子，不要拼命去换什么大房子，和爱的人在一起，蜗居也温暖。"

尽管到了生命的最后，于娟也没有彻底明白，自己的癌症是怎么得的，但是她反思积劳成疾的生活细节，希望有人能够透过她的文字关注自己的健康和生活方式。

"我们要用多大的代价，才能认清活着的意义？"

在于娟写就的书里，没有答案，但是她用自己的生与死告诉了我们。

第四节　"于娟"们的生活方式错在哪里

究竟是什么样的原因造成了当今社会癌症的流行和爆发？所谓"病从口入"，当人们罹患癌症时，同于娟一样，比较容易联想到自己的生活方式和饮食习惯也许是问题的根源。

一、生活方式的代价

现代社会科技发达、商业繁荣，为我们带来的是一种貌似丰富、实则混乱的生活。我们每天都要面对无数选择，经受种种诱惑，多数人都是活在一种躁动和混乱的状态中，无法自控。很多人甚至丧失了休息的能力，每天不停地忙碌着，忙着工作，忙着家庭，忙着娱乐。当这种忙碌一旦形成强大的惯性，就无法让自己安静下来了，并且这种生活方式多是以牺牲身心健康为代价的。这种代价是如此沉重，往往当我们发现时，就已经覆水难收了。

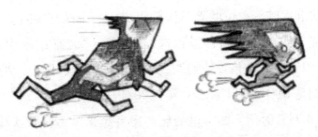

从流行病学角度看，不良的生活方式约占癌症成因的三分之二。人们生活方式的改变、生态环境的恶化等多种致癌因素，其实已经在这场悲剧性大幕背后隐约浮现。

中国癌症基金会副理事长、中国医学科学院肿瘤医院原院长董志伟教授说，饮食不合理也是癌症发生的重要诱因。于娟用瞎吃八吃、视荤如命、暴饮暴食，总结了自己的不良饮食习惯。

那么，癌症和肉食究竟是一种什么样的关系？医学分析的结果显示：癌症的罹患率升高，与肉食的食用量增长有明显关系，跟饮食结构的改变密切相连。

我们不妨思考一下，改革开放以后，我国各方面各领域各层面都发生了翻天覆地的变化，中国居民膳食结构发生了明显的"西方化"趋势，饮食结构最显著的变化就是，动物性食物（鱼、肉、奶等）的比例显著上升，植物性食物比例明显下降。

想想二三十年前，中国农民一年也就只能在逢年过节时吃一两回肉，城市一个人一个月也就半斤肉的供应量。而现在，中国人吃肉量之巨大为世界瞩目。据联合国卫生组织和粮农组织统计，在 1988 至 1998 年的 10 年里，中国肉食消费水平增长了整整一倍，达到了人均 46 千克，其增长速度在世界上名列前茅。1998 年，中国的肉食消费水平是发展中国家平均值的近两倍，超过了韩国和日本等高收入的亚洲国家，成为亚洲肉食消费水平最高的国家之一，接近法国、美国、阿根廷和巴西等世界上肉食消耗最大的国家。

二、肉食与癌症有正相关

北京协和医院等单位的著名医师组成的一个医疗委员会调查显示：肉食与癌症有正相关。调查报告这样写道："北京市癌症发病情况，1996 年是 1955 年 5.2 倍。我们调查了城区的医院、居民，20 世纪大肠癌患病比例是 10/10 万以下，80 年代 20/10 万，90 年代 24/10 万，2001 年 60.45/10 万。为什么城市里的癌症患者越来越多？跟饮食有关，吃肉多了，不吃粗粮，纤维素少了……癌症的增长率跟肉食的增长率曲线相似……"

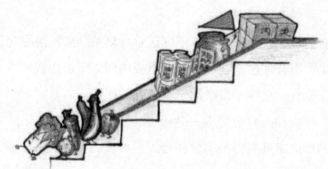

另一个医学调查小组的报告说："我国原是大肠癌的低发区，不足 10/10 万，可近二三十年来，随着食物结构的改变，肉食量的增加，发病率不断上升，达到了 24.31/10 万，相当于国际上中等发病水平。据研究估计，上海地区大肠癌死亡率，从 1972 年到 1989 年增加了 75%，2000 年以后，大肠癌发病人数比 80 年代高出 1.45 倍。

北京市肿瘤防治研究所徐光炜教授说："根据北京市的调查，粮、薯、豆类在食物结构中的比例已从 1962 年的 66.3% 降到 1992 年的 34.9%；而动物及油脂类在此 30 年期间却相应地明显增加，即从 2.8% 升到 23.1%。城市与农村不同的乳腺癌及结肠癌发病率，以及城市中这两种癌症发病的迅速升高显然均与此有关。"

过去人们没有吃那么好，吃的都是植物性的食物，慢性病没有那么多；现在经济发展了，开始大量摄取肉食，不吃粗粮，纤维素摄入也少了，结果就造成了癌症等慢性病的上升。

2007年，英国医学研究委员会营养学研究所的专家们在《癌症研究》杂志上发表论文，提醒人们平时不要吃太多红肉，否则很容易患上结肠癌，他们已经找到了多吃红肉诱发这一病症的原因。

该研究所专家希拉·宾汉姆表示，欧洲"癌症与影响前瞻性调查项目"小组的研究员们曾花10年时间，对欧洲各国50万人进行广泛调查。发现每天摄取两份红肉，每份超过80克的人，与每星期只吃一份红肉的人相比，患结肠癌的风险高出1/3。通过分析他们的饮食结构与健康状况后发现，多吃红肉会使人大肠细胞上一种混合物含量增多。这种混合物附着于DNA上，它一旦达到一定的数目，就可能改变DNA的结构，从而增加了人体患上结肠癌的可能性。宾汉姆还表示，经常过量食用红肉也会提高人体患脑部肿瘤和前列腺癌的概率。

实际上，欧洲国家已经从饮食上控制肉食来防治癌症了。欧盟委员会于2003年6月16日在米兰"欧洲肿瘤研究所"公布了最近制定的一份防治癌症文件。这份文件确定了2015年前将欧盟的癌症死亡率减少20%的目标。此目标如能实现，每年将挽救30万人的性命。

第五节 《中国健康调查报告》解读

致癌物是因，得癌症是果，吃肉是缘。有因没有缘，不会得癌症。坎贝尔教授通过严谨的科学实验，总结出来的癌症发展模式，与我们中国人讲的因果关系不谋而合。

一、癌症的表达

《中国健康调查报告》是一本震撼人心的书。书中关于膳食与疾病关系的一条条结论，深深地触动了我们。其中最令我们震惊的就是牛奶中的酪蛋白具有极强的促癌作用，它能促使各阶段癌的发展；动物蛋白对人体害处极大。

我们不是一直在宣传一杯牛奶强壮一个民族吗？我们不是一直在说日本人因为喝牛奶就增加了身高吗？

我们对此不免会产生疑问，但是坎贝尔博士数十年的科学研究、实验数据以及调查报告，不容我们怀疑。

《中国健康调查报告》一书，由世界权威营养学家、被誉为"世界营养学界爱因斯坦"的美国康奈尔大学终身教授 T·柯林·坎贝尔教授所著。他所领导的"中国健康调查"是有史以来规模最为庞大的关于膳食、生活方式与疾病死亡率的流行病学研究，由此延伸的著作《中国健康调查报告》被《纽约时报》誉为流行病学研究的巅峰之作。

在书中，坎贝尔教授用大量的科学证据与事实，向我们揭示了饮食与癌症的关系：动物蛋白（尤其是牛奶蛋白）能显著增加癌症、心脏病、糖尿病、高血压、骨质增生等疾病的患病概率。坎贝尔说，印度科学家的实验启发了他，令他发觉膳食促癌物比黄曲霉素致癌物更具主导作用。坎贝尔说："当时，我留意到一份来自印度的研究报告，其中提到了一些惊人的引起争论的相关结果。印度的研究者对两组大鼠进行了对比实验。给其中一组投以致癌的黄曲霉毒素，同时饲以含 20% 蛋白质饲料（试验中使用的都是酪蛋白，这种蛋白占牛奶蛋白的 87%，而非植物蛋白）。20% 的蛋白质比例，大致相当于西方人膳食中摄入的蛋白质比例。给另一组大鼠投以同样剂量的黄曲霉毒素，但饲料中的蛋白质含量只有 5%。令人难以置信的是，饲以含 20% 蛋白质饲料的这组大鼠后来都出现了肝癌的发病迹象；而饲料中含 5% 蛋白质的这一组大鼠，没有任何一只患上肝癌。肝癌发病率之比为 100:0。坎贝尔认为，这一结果无可辩驳地证明了：在控制癌症发病方面，营养比化学致癌物，甚至比极强的致癌物的影响更大。"

在通过鼠群进行的肿瘤实验中，坎贝尔将引发癌症的诸多因素，高度概括为致癌物和促癌物的关系。他把癌症发病分为启动期、促进期和进展期三个阶段，致癌物在启动期起着主导作用，是难以逆转的；促癌物在促进期和进展期起到主导作用，是可以调控和逆转的。在黄曲霉素等致癌物和动物性蛋白促癌物相结合的物质平台上，其他因素起着加成的放大作用。

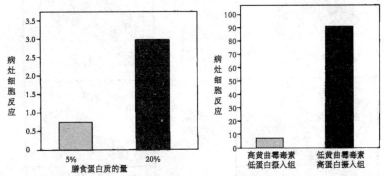

膳食蛋白质与病灶细胞的形成　致癌物摄入量与蛋白质摄入量的关系

坎贝尔说，我们还发现：不是所有的蛋白质都有这样的效果。那么，哪些蛋白质有比较强的促癌效果呢？一个是酪蛋白，这种蛋白质占牛奶蛋白组成的87%。这种蛋白质促进各阶段的癌症。那么哪些蛋白质，即使摄入量很高，也不会诱发癌症呢？安全的蛋白质来自植物，包括小麦和豆类。当这些研究结果浮出水面时，我长久以来一直信奉的一些饮食观念受到了重大挑战，并最终被粉碎了。

这些实验动物研究并没有就此结束。在此基础上，坎贝尔继续去指导生物医学研究史上规模最大、最全面、以人为研究对象的膳食、生活方式与疾病之间关系的研究项目——中国健康调查。这是由康奈尔大学、牛津大学以及中国预防医学科学院联合开展的一项规模空前的调研项目。《纽约时报》将其称为"流行病学研究的巅峰之作"。该调查项目考察了中国农村（包括台湾省在内）中大量的疾病与膳食及生活方式因素之间的关系，一共得到8000多项具有统计学意义的显著性相关数据结论。

这个项目真正与众不同之处在于，在疾病与膳食的8000多项关系中，许多关系都指向同一个发现：动物性食物摄入最多的人，慢性疾病最多。即使摄入的动物性蛋白的量相对比较少，也会造成一定程度上的不良后果。而那些以植物性食物为主的人群身体最健康，容易避免慢性疾病的发生，这些结果不容忽视。

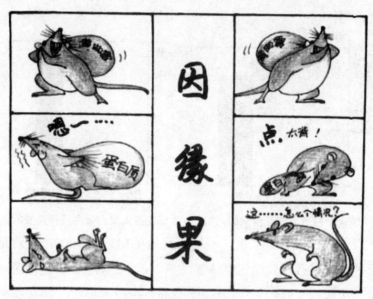

二、癌症发展模式与因果关系不谋而合

坎贝尔教授说："我认识到以植物性食物为主的膳食能给我们带来更多、更深远、也更为有益的影响。这些好处是任何手术和药物治疗所不能比拟的。心脏病、癌症、糖尿病以及各种各样的其他慢性病大部分都可以通过膳食预防。"尤其令人吃惊的是，所有这些疾病都可以通过调整饮食来进行控制和治疗。中国向来以植物性食物为主的传统饮食习惯，反而是更加"科学"，更加有利于健康的。

在当今中国饮食习惯日益西化的形势下，《中国健康调查报告》颠覆性的结论无疑令人深思。震惊之余，我们不禁要问：长期以来我们视为天经地义的饮食观念，多少人信誓旦旦地以科学的名义向我们灌输的这些信条，怎么一夜之间就变成了错误的理念、疾病的祸首？"科学"的食谱怎么会如此不科学？难道过去的科学家和医生们都没有发现这些错误吗？为什么十几年前在中国进行的研究结果，对我们的健康如此关系重大，我们自己却都不知道？

坎贝尔在书中讲述了他是如何克服重重障碍才将这些珍贵的真理向大众传播的。他指出："整个社会体系，有一部分政府、科学界、医疗界、工业界、媒体都将利益置于健康之上。"为了各自的利益，他们会非常默契地合作，试图将真相隐藏起来。我们不能对学界过分相信，因为今天，世界各国堪称的产学研一体化，往往导致共谋分赃。

坎贝尔说，少部分医学教育与药品公司因为受到医学院的学生、驻院医生长期受到药品行业和医药代表的影响，对药物和设备的依赖程度远远超出了必要。因此，我们对于医生的建议也要分析，不能迷信。"你不应该先入为主地认为，医生比你的邻居或同事有更多的营养学知识，对食物与健康的关系懂得更多。现实情况是，医生对营养学的无知给患者带来的恶果实际上是非常令人震惊的。"

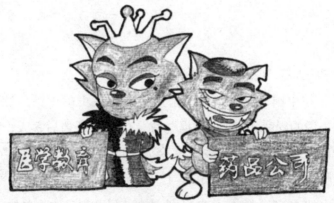

必须说明的是，《中国健康调查》所关心的中心议题，是在西方已经逐渐成为热点的肥胖、糖尿病与常见癌症。而报告所研究的中国人群，他们生活在上世纪80年代，在当时的中国，在那个生活条件与物质条件相对清贫的时代，中国的肥胖、糖尿病发病率非常低。

但是耐人寻味的是，正当美国人吃够了荤食的苦头，开始往素食偏转时，我国正好开始改革开放，经济迅速发展，人民终于开始能大口吃肉食鱼嚼蛋了，大家以十倍的努力甚至百倍的干劲来弥补计划经济物质短缺下失去的东西。于是中国走上了美国几十年前走过的老路，成为了不折不扣的癌症和糖尿病的大国。

由此可见，任何事物的生长，都需要因和缘配合一致，才会有结果。致癌物是因，得癌症是果，吃肉是缘。有因没有缘，不会得癌症。坎贝尔教授通过严密的科学实验，总结出来的癌症发展模式，与我们中国人所讲的因果关系不谋而合。

那么怎样来阻止癌症生成的果？如果从因上下手，没有人能保证自己一辈子不接触到致癌物，只有从缘上下手，少吃甚至不吃动物性膳食，将这个缘降低到零，就等于说没有机会得癌症了。

第六节　舌尖上的癌症

"不了解食物的人怎能知悉疾病？"

——西方医学之父希波克拉底

一、中国人的"吃"，博大精深

2012 年在中国，没有一部纪录片像《舌尖上的中国》这样火爆，到了人人争说的程度。"淘宝数据"称，仅节目开播后 5 天，584 万多人上淘宝网找零食特产，成交 729 余万笔，其中，最"受宠"的是云南诺邓火腿，5 天内成交量增长了 17 倍。一家淘宝网上的诺邓火腿店近一月卖出的 45 件火腿中，有 44 件是在节目开播后才下单的。

中国人历来都是非常重视吃喝饮食，强调吃啥补啥的。《礼记》："饮食男女，人之大欲存焉。"《汉书》："民以食为天。"在这里，"天"的意思是至高至大，"吃"是生活的第一需要。

中国人有四大菜系八大风味：川菜、粤菜、湘菜、齐鲁菜、淮扬菜、东北菜乃至上海本邦菜……中国人的勇敢尤其体现在饮食方面——这是一个几乎什么都敢吃的民族。中国的食文化博大精深。中国的菜谱

（从线装的手抄本到铅字印刷品）若堆砌起来，绝对厚重，在美食家眼中，是可以当诗歌来读的。从古至今人们津津乐道，苏轼讲烧猪肉（东坡肉）的秘诀、袁枚写的《随园食单》等，此外还有许多残忍的吃或野蛮的吃，譬如活吃猴脑、拼死吃河豚、食胎盘等。古老的中国，就像一只巨大的胃：除了五谷杂粮，里面还填充着燕窝、鱼翅、熊掌、海参、虎骨……这是一只消化能力惊人的胃，整整蠕动了几千年。中国人的胃口真是太大了，太好了。

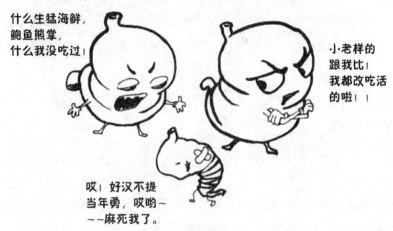

表现在现代社会，一方面，城市里"吃的文化"极度蓬勃，成千上万的饭馆遍布各处，人满为患。人们在"吃"上花样翻新，一掷千金。另一方面，"吃"的高额利润，诱使食品制造者毫无道德地以假冒真、以次充好，甚至任意添加化学毒素，以至于出现了苏丹红、三聚氰胺、地沟油、瘦肉精、氯霉素大闸蟹等一系列食品安全问题。

而人为什么喜欢吃肉，医学研究显示，吃肉时所产生的快感，一是肝在紧急状况下，设法排除过量的蛋白质所产生的错觉；二是肉类含有新陈代谢的毒素，其中之一是黄嘌呤，其性质非常接近咖啡和烟内所含的生物碱（具有兴奋性、刺激性和成瘾性）。正像吸毒者是海洛因上瘾者，吸烟者是尼古丁上瘾者，荤食者就是激素上瘾者。

有人觉得肉香，其实是一种误区。本质上讲肉就是一种尸体。为什么人们觉得肉是香的？是因为人类发明了上千种的植物调料——花椒、桂皮、姜等这些植物香料，然后用这些芳香来掩盖肉本来的味道。事实上，我们赞叹的美味，是来自于植物香料，而不是肉的本身。我们被舌头欺骗了，我们被嗅觉欺骗了。

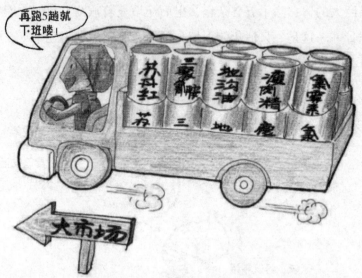

不仅如此，有专家概括道：人吃进肚子的肉，至少隐藏 5 种以上的毒素。也就是说，肉类食品"五毒俱全"。

毒素之一：现代的饲养场为节省成本，动物都被关在狭小的空间中。恶劣的环境让动物从生理和心理上都处于不正常的成长状态，身体内已经开始分泌有毒物质了。

毒素之二：为了缩短养殖过程、降低死亡率，动物被迫食用或者注射开胃药、抗生素、镇静剂、化学混合饲料、成长激素等，这些化学物质大量残留在体内产生新的毒素。

毒素之三：动物在被剥夺生命的极度痛苦时刻，由于愤怒、绝望等"负面情绪"而刺激身体细胞产生毒素，会迅速进入到动物的血液中，再随血液流经身体的每个部位。

毒素之四：动物被屠宰而死亡后，细胞即刻停止工作，蛋白质开始凝结而分泌出用于自我分解的酵素，使肌肉腐烂，产生毒性，称为

"尸毒"，而且即使经过烹饪处理也无法去除。

毒素之五：等待出售的肉类，不管是生是熟，为了在储存期间避免变质，难免被加入化学防腐剂，也是有可能致癌的亚硝酸盐等强烈毒素。

二、敢吃中国大闸蟹的人，是最勇敢的人

此外，这几年愈演愈烈的食品安全问题，对中国人各种怪病、难治疾病的爆发和流行也起了推波助澜的作用。

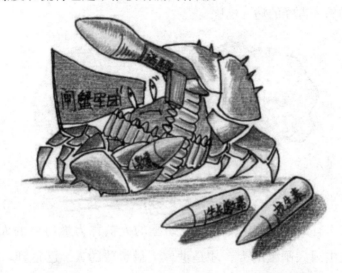

香港某刊物曾报道说："香港人喜欢吃大闸蟹，蟹价越来越便宜，几乎成为市民家常便菜。大闸蟹卖得愈便宜，市民吃得愈凶。"大闸蟹怎么越卖越便宜，是大丰收吗？该刊记者专程到江苏省的蟹场采访，结果发现，那些大闸蟹都是用激素快速养成的。湖里自然生长的大闸蟹一般至少两年才能长到二两左右，但江苏某养殖场的大闸蟹，使用激素之后，都是一年蟹：当年下苗，当年养成上市。记者把从江苏某蟹场买回的螃蟹送到香港"标准及检定中心"化验发现，蟹肉里不仅有生长激素，还有多种对人体有害的抗生素及其他化学物质。

香港记者在江苏某蟹场看到，工人将药物掺进饲料后站在船上撒，犹如天女散花。江苏的大闸蟹，多数销往香港、广东，而且都是飞机运

输，当晚捞蟹，次日上午就运到香港、深圳，下午就上市，晚上人们就吃到嘴里了。

以上的报道，可以得出两个非常重要的结论：

第一，不仅大闸蟹是用极其有害、剧毒的方式养殖出来的，而且由此透露出许多其他养殖场的"潜规则"。正如某场长直率地说："现在的水产、家禽、家畜养殖业，哪有不喂药的！你不这样干，别人照干，你还能做生意吗？"我们认真思考一下，经常大量吃下去这样的东西，不得各种稀奇古怪的病才怪呢。

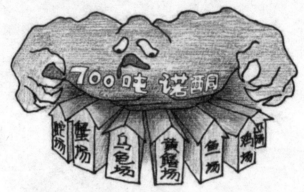

第二，有人说，当年第一个吃螃蟹的人被称为最勇敢的人，但今天，敢吃中国大闸蟹的人，才是世界上最勇敢的人，已达到"一不怕苦，二不怕死"的境界。

广州某报刊报道，中国每年生产700吨诺酮类药（一种抗生素），其中一多半被蟹场、蛇场、乌龟场、黄鳝场、渔场、虾场、鸡场、鸭场、猪场及牛羊等养殖业用掉。再加上其他种类的抗生素，不知总数有多少吨，最后全部转运到了香港、广东，全国各地人的肚子里，不知就这样慢性杀死了多少国人。这些毒螃蟹、毒蛇、毒黄鳝、毒乌龟、毒鱼虾、毒鸡鸭、毒油、毒肉等，只是当今掺毒食品巨大冰山的一角而已。当了解到现代养殖场的事实真相后，我们还敢吃如此剧毒污秽的动物肉吗？

疯牛病、口蹄疫、禽流感、赤潮引起的鱼中毒、SARS是地球上处于弱势的动物们联合起来报复人类对它们的食用，还是人类自己由于贪恋口腹之欲而亲手酿下的苦果？

第七节　越营养，越危险

为什么我们国家的癌症患者会更少地存活、更多更快地死去？是我们这些癌症患者讳疾忌医吗？或者是特别舍不得花钱？是我们国家癌症治疗技术特别落后吗？是我们没有特效药吗？是我们独有的中西医结合彻底失败吗？是种族遗传基因让我们中国人特别禁不起癌细胞的折腾吗？

——一位癌症患者的疑问

一、癌症患者"5 年存活率"很低

多少年来，动物蛋白意味着健康、强壮、进步乃至文明和希望，这一"迷思"早已深入人心，根深蒂固，成为天经地义的常识。而中国癌症治疗界对癌症食疗的建议，更是加大动物性食品的比例。患者的食谱中除了加大鱼肉蛋奶禽等一般性动物性膳食的比例外，还要加上有些中医认为的治癌食物，比如鸭子、鸽子、黄鳝、黑鱼、虾，又如海参、海龟、鲨鱼、牡蛎、螃蟹、泥鳅、田螺、蛇肉等，认为这些食物既含有高蛋白营养，又能滋阴补血，祛瘀消肿。

可是在中国，大部分癌症患者仍然在 3 年内死去，能够活过 5 年的只有 20% 左右（根据不同的报告，我国肿瘤患者的"5 年存活率"在 10% ~30% 之间）。这不仅大大低于美国同一情况的比例，也低于世界平均水平。以上海市为例，上海与美国的癌症发病率接近，但在 5 年的存活率上，上海为 30%，而美国却是 70% ~80%。

就在 2013 年 1 月，《2012 中国肿瘤登记年报》公布一周之后，美国癌症学会公布了该国的年度癌症统计报告。报告称，美国 2009 年的总体癌症死亡率173.1/10万，比1991年最高峰时的215.1/10万下降了约20%。报告认为，美国的癌症发病率总体呈下降趋势，这些数据"令人鼓舞"。

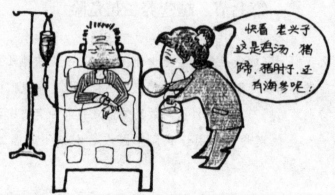

那么为什么中美癌症患者的存活率差距如此之大？为什么我们国家癌症中晚期患者的"5年存活率"，在过去30年中，几乎没有提高？这或许是由多种原因造成的，如癌症发现较晚、患者精神恐惧、过度治疗等，但是饮食因素绝对不可忽略。

1956年，美国政府公布的一份全民饮食建议，主要内容是建议美国人：饮食必须以高糖、高脂、高蛋白、低纤维为主，并以肉类、奶、蛋为主食。随之而来的是这种饮食方式带来的疾病谱的变化，即心脏血管疾病、高血压、糖尿病等的大幅增高。

半个世纪以来，美国人反思了以肉食为主的饮食习惯，开始往素食转变。1992年4月28日，美国政府公布一份新的饮食建议：理想的饮食当中，应以蔬菜、水果、五谷、豆类、坚果为主，宜占9/10以上，而肉、奶、蛋的比例则应小于1/10。并且美国癌症患者在治疗期间，摄入比平时更少的蛋白质，特别是动物性蛋白，从平均值15%降到10%，约减少1/3。

而我国的癌症患者绝大多数人，却在治疗期间，比平时摄入更多的蛋白质，尤其是动物性蛋白，根本无视"蛋白质占到总热量摄入的10%"的医学规则。"十个癌症九个埋，治好一个不是癌。"此话有些夸张了，或许大部分癌症患者死亡的真正原因在于自己的无知和贪荤，而且在癌症治疗期间，变本加厉地摄入动物性膳食。

营养学家博尔西说："人们是不会因为缺乏蛋白质而死的，只会因为营养失调而死亡。人体内缺乏蛋白质实在是极为罕见的事儿，因此这根本就不是什么问题。"

也许有人说，现代养殖场的甲鱼、黄鳝和泥鳅等带有许多毒性物质，野生的还是有很大的补血作用的，而且几乎没有什么化学毒性。但是肿瘤治疗专家、上海中医药大学何裕民教授讲过这样一则案例：

> 林某，70多岁，好食荤肉，患胰头癌，中医保守治疗为主，未行手术、放化疗，3年多非常稳定。女儿带回一只1.2千克的野生甲鱼，以为野生甲鱼很"补"，想让老爸好好补一补。当晚蒸熟后，老人一口气独自吃下。晚9点多，老人感到剧烈胃痛，急忙送到附近医院。第二天，老人出现黄疸，终至不救而亡。

在何教授的行医经历中，胰腺癌、肝癌、胆囊癌、肠癌等康复期患者，贪食甲鱼、螃蟹等，以致不测或不救的，他亲历的不下十余例。难道这些都是巧合吗？

二、乳癌扭曲的血管好似螃蟹的脚

有些癌症患者也许会说，现在的鱼肉蛋奶等荤菜中有生长激素和抗生素等毒素，可是蔬菜水果米面中也有农药和化学物质，我们吃荤吃素都不可避免要患上癌症的。但是科学家曾经针对3种人体内的农药残留做过考察，分析结果令人吃惊：肉食者、蛋奶素食者、严格素食者体内农药残留浓度的比例居然是15:5.5:1。也就是说血液里农药的残留量，肉食者是蛋奶素食者的2.7倍，是严格素食者的15倍。

在《治愈癌症救命疗法》一书中，作者举了央视播音员罗京淋巴癌治疗案例，或许可以说明素补、荤补之不同，结果却相差甚远。作者说他78岁的母亲罹患了非霍奇氏淋巴瘤，属弥漫性大B细胞淋巴瘤，发现时已到了癌症晚期，与之前去世的"国嘴"罗京患同样的淋巴癌。与罗京对照，罗京48岁年富力强，作者母亲已78岁，年老体衰；罗京在全国最好的肿瘤医院，由最著名的专家使用世界最先进的药物和技术来治疗，这些都不是作者母亲所能相比的。

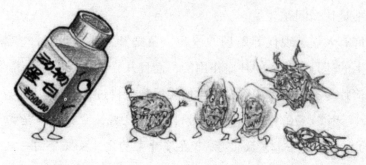

但是罗京做了9次化疗，后来出现严重耐药，白细胞降到零（无免疫能力）、肿瘤迅速扩散等情况，最后不得不做"造血干细胞异体移植手术"。回光返照几个月后，癌症又复发，最终死于心力衰竭。而作者的母亲自从接受普通化疗后，淋巴瘤明显缩小；4次化疗后CT检查的结果是，除左颈还有一个不明显的肿块外，其他部位的恶性淋巴瘤全部消失；第5次化疗过后一个月，CT报告单显示："颈部未见肿大淋巴结。"左颈的淋巴瘤也完全消失了。

因为对于治疗淋巴癌而言，化疗是首选的治疗方案，但是患者化疗后常常会造成白细胞降低。为了使白细胞提升起来，化疗能够进行下去，主流医疗有两个办法：一个药物提升，一个食补提升。但是，究竟是采用以动物为主的食补，还是药物和食补并举，这几乎是所有化疗患者都要面对的难题。

作者认为母亲病情好转的最重要原因是，在第4次化疗后，他们接触了《中国健康调查报告》、《新世纪健康饮食》等书籍和光盘，幸运地了解了肉食与疾病密切相关的这一理念。作者母亲采取了严格的天然素食方案，杜绝了一切肉食甚至蛋奶，第5次化疗后，肿瘤消失不见了。而从临床上看，罗京不是素食者，在化疗期间会和一般癌症患者一样，摄入更多的动物性食品来补血，所以其化疗效果不好甚至很差。

各方面条件都占优势的罗京，治疗 9 个月后英年早逝，而各方面条件都占劣势的作者母亲，治疗 5 个月后却迅速康复了。这个案例非常值得我们深思。

据说，远在公元前 400 年，西方医学之父希波克拉底就曾描述过某些乳癌向外伸展、扭曲的血管，就好似螃蟹的脚一样，因此把这类病症命名为 "Karkinoma"（希腊文意为癌症）；后来这个字又演变为拉丁文的 "Cancer"（癌症），与十二星座中的巨蟹座同名。

如今，国际抗癌联盟和包括中国抗癌协会在内的几乎世界上所有国家抗癌组织的会徽，都把一把利剑勇猛地刺穿螃蟹作为攻克癌症的标志。

希波克拉底说："不了解食物的人怎能知悉疾病？"人们正是经常大量地吃含有剧毒的体外"螃蟹"（泛指一切动物性膳食），他们才会罹患体内和体表的"螃蟹"（恶性肿瘤），这种癌细胞就像螃蟹一样不按常规出牌，横行霸道。

因此，攻克癌症的根本之道，就是不去吃那些体外的"剧毒螃蟹"，而不是吃"外螃蟹"长出"内螃蟹"后，再用手术、放疗和化疗等高科技含量的利剑来刺杀"螃蟹"。

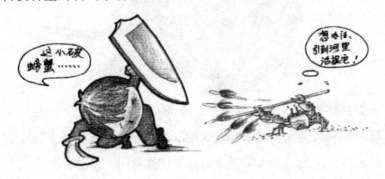

第八节 植物救命，素食有理

其实，根治癌症的灵丹妙药、绝招奇术，不在手术刀、放射线和中西药上，而在患者每天所吃的五颜六色的植物上，以素食为药物才是无毒治癌的最高境界。

一、解决健康问题的捷径在餐桌上

《这样吃最健康》一书的作者、台湾姜淑慧医师说："若说20世纪，人类医学史的革命，是因为维生素的发现——这些微量营养成分的存在价值，克服许多顽固慢性病的发生。那么21世纪，人类的健康医疗改革，应当就是'蔬果革命'了。何以如此说呢？因为当癌症的传统治疗法，如开刀切除、化疗和放射线电疗，进行了50年后，几乎已走入瓶颈，无法再提升或改善癌症的命运时，却让许多科学家发现'植物性来源'的食物，所含防癌有效成分的重大秘密。"

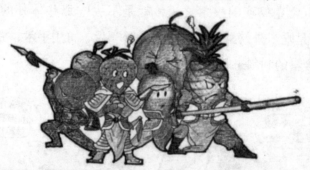

人类自然的饮食是五谷杂粮、蔬果、豆类、种子、坚果等天然食物，这可以从人类无爪的手和较弱的颚、唾液的酸度，肠子长于背脊骨的7倍看出。因此，当人类遵守自然规律饮食时，身体能健康长寿，若违反自然，则多病短命。

解决健康问题的捷径，并不在医疗上，而是在餐桌上，因为我们吃错了！我们身体健康的秘诀，并不在医药的发明、新药的发明或者是高科技医学仪器的发明,而就在我们的餐桌上!我们吃进去的每一口菜,都决定着我们的健康。正确的膳食可以预防疾病,减少病症的风险和罹患疾病的痛苦。

在一篇题为《新鲜蔬果为什么能防癌》的文章中也指出,世界癌症研究基金会和美国癌症研究所等组织在报告里说:"新鲜蔬菜和水果已被公认为最佳的防癌食物。"

那么为何水果蔬菜可以抗癌?

大量科学研究表明,水果、蔬菜在癌症发生、启动和发展的三个阶段,都具有抗癌作用。其防癌作用如下:

(1)果蔬让小鼠肿瘤变小了。

(2)果蔬诱导肿瘤细胞凋亡。

(3)果蔬发出细胞凋亡信号。

(4)果蔬壮大了体内"禁卫军"。

(5)果蔬有防基因突变能力。

(6)植物化学物是癌症克星。

(7)果蔬抗癌是支天然联合大军。

(8)果蔬提高癌症患者寿命。

美国医学家在广泛实验研究的基础上得出结论:几乎在癌症发展的每个阶段,都可以在蔬菜和水果中找到一种或多种能减缓、阻止甚至消灭癌症的植物化学物质。基因突变是导致癌症发生的诱因,抗突变可降低癌症发生的危险性。

根据文献资料,蔬菜、水果、五谷的防癌功能可概括为如下几种:

(1)提升人体免疫功能。

(2)诱导癌细胞良性分化。

(3)抑制癌的新血管生成。

(4)促进癌细胞凋零。

(5)抗氧化(自由基)的作用。

（6）抑制癌细胞成长讯息传递。

二、纯素食疗就是天然的化学疗法

有一位科学家曾对 24 种水果和 34 种蔬菜进行抗突变研究，发现 68% 的水果和 73% 的蔬菜具有抗突变活性。美国国家癌症学会的 Gladys Block 教授在美国营养师学会的一次会议中指出，在 99 项研究中，有 89 项能证明多食用水果及蔬菜能防止癌症的发生。更重要的是，长期素食者其体内白细胞抗肿瘤的能力比长期荤食者强过两倍。

水果防癌——世界卫生组织、美国农业部以及国际上对癌症的研究，指出每天至少摄取五份蔬菜、水果，就可以降低 20% 的患癌症风险。研究表明，有十几种水果可以起到有效地降低患癌症概率的作用。这些水果包括：草莓、橙子、橘子、苹果、哈密瓜、奇异果、西瓜、柠檬、葡萄、葡萄柚、菠萝、猕猴桃等。它们中的一些特殊成分在预防结肠癌、乳腺癌、前列腺癌、胃癌等方面，具有其他食品难以替代的益处。

蔬菜防癌——日本国立癌症预防研究所经过大量研究和实验，筛选出 20 种对癌症有显著抑制作用的蔬菜，排在第一位的是熟红薯。其次，还有芦笋、卷心菜、甜椒、胡萝卜等。研究指出，蔬菜中的营养成分和某些植物化学物质，能对致癌物质和促癌因子起到明显抑制作用。

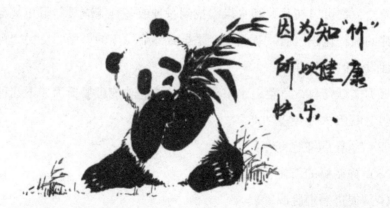

其他植物抗癌——除了蔬菜、水果具有天然的防治癌症的作用，还

有一些不属于蔬果类的植物也具有突出的抗癌功效。

第一，小麦草。小麦草就是用小麦种子培育成的小麦苗，然后榨成汁液，既可内服又可外敷，既可口服又可灌肠。它具有如下功效：

（1）富含叶绿素，被称为绿色血液。

（2）具有高浓度营养，被称为"矿物质的宝库"。

（3）是强抑癌剂。

（4）能有效排解体内毒素。

（5）高效地抑菌消炎。

（6）迅速恢复体能。

（7）具有抗辐射性。

（8）具有高含氧量。

第二，咖啡灌肠。为了恢复人体正常的解毒功能，美国格森医生发明了咖啡灌肠法。认为此灌肠法能够有效降低血清中有毒物质的数量，有助于癌细胞分解的有毒物质通过肝脏迅速排解，也使得血液中分解的有毒物质通过直肠壁排出体外，还可以排除细胞液中的有毒物质，从而帮助细胞维持最佳生理状态。

美国生化博士雷久南说："所有病的起因，都是慢性中毒或是营养不够，缺乏矿物质，癌症也不例外，它也是一种慢性中毒。所以治疗癌症就如同治疗其他慢性病一样，先排毒，再补充身体所需养分。在癌症的食疗上，灌肠扮演很重要的角色，因为它有排毒的作用。咖啡灌肠或小麦草汁灌肠都可以。"

许多蔬菜和水果等植物，不仅能预防癌症的发生，而且能在相当程度上治疗癌症。纯素食疗特别是植物疗法，对于恶性肿瘤患者而言，就是天然的化学疗法、手术疗法、靶向治疗和中医疗法，几乎没有什么毒副反应和不良影响。这真可谓：回归天然，纯粹植物，清气除秽，正本驱邪。

第二章　中医对癌症的认识与治疗

第一节　中医对癌症的命名

人们通常所说的癌症或肿瘤是泛指一切恶性肿瘤而言。恶性肿瘤是严重危害人类健康和生命的常见病多发病。关于恶性肿瘤的研究，在现代医学中只有100余年的历史，但从有关症状及治疗来看，祖国医学对于肿瘤的认识渊源久远——早在殷墟甲骨文上就记有"瘤"的病名。从《内经》开始，到其后的历代文献中，皆有关于肿瘤的记载，但对其记述不一，命名繁多，现简要归纳如下：

一、瘿瘤

宋代陈无择《三因方》曰："瘿多著于肩项，瘤则随气凝结，此等皆年数深远，寝大寝长，坚硬不可移者，名曰石瘿；皮色不变，即名肉瘿，筋脉亦不可决溃。"其指甲状腺肿及甲状腺的良恶性肿瘤。"瘤则有六：骨瘤、脂瘤、肉瘤、气瘤、血瘤、脓瘤"。此大部属于良性肿瘤，如脂肪瘤、纤维瘤、平滑肌瘤及骨瘤、血管瘤等。

二、茧唇、舌菌

对茧唇的发生发展，《医宗金鉴》中指出："初起如豆粒，渐长若蚕茧，坚硬疼痛……溃后如翻花。"对舌菌的描述，"状如鸡冠，舌本短缩，不能伸舒，妨碍饮食言语……崩裂出血不止。久久延及项颈"。相当于唇舌部位肿瘤，如唇癌、舌癌。

三、失荣

《医宗金鉴》指出："失荣症生于耳之前后及肩项，其症初起状如痰核，推之不动，坚硬如石，皮色如常，日渐长大……终为败症。"《疡科心得集》亦谓："失荣者……生于耳后及项间，初起形如粒子，顶突根收如虚疾疬瘤之状，按之石硬无情，推之不肯移动，如钉着肌肉是也。不寒热，不疼痛，渐渐肿大，后渐隐隐疼痛，痛着肌肉，渐渐破溃，但流血水。无脓，渐渐口大肉腐，形如潮石凹进凸出，期时痛甚彻心胸烦躁。"相当于颈部之肿瘤，如恶性淋巴癌、腮腺癌及淋巴转移癌等。

四、癌（岩）

《诸病源候论》曰："其肿结确实，至牢有根，核皮相亲，不甚热，微痛……鞕如石。"陈言明《妇人良方》亦说："初起内结小核，或如鳖棋子，不赤不痛，积之岁月渐大，巉岩崩破如熟石榴，或内溃深洞，血水滴沥……名曰乳岩。"此多指乳腺癌。

五、噎膈、反胃

《灵枢·上膈篇》曰："气为上膈者食入而还出。"在《灵枢·四时气篇》中亦指出："饮食不下，膈塞不通，邪在胃脘。"《景岳全书》中说："盖反胃者，食犹能入，入而反出，故曰反胃。噎膈者，膈塞不通，食不能下，故曰噎膈。"在《医宗金鉴》中曾指出："贲门干枯，则纳入水谷之道路狭隘，故食不能下，为噎食也，幽门干枯，则放出腐化之道路狭隘，故食入反出，为反胃也。"多指食管及胃部之肿瘤，如食管癌、贲门癌及胃癌。

六、积聚、暴症、伏梁

积聚始见于《灵枢·五变篇》，其后《难经》指出："气之所积名曰积，气之所聚名曰聚，故积者五脏所生，聚者六腑所成也。"宋代《全生指迷方》亦提出："若腹中成形作块，按之不移，推之不动，动辄微喘……渐渐羸瘦，久不治之，多变成虚劳。"《外台秘要》谓暴症："腹中有物坚如石。痛如刺，昼夜啼呼，不疗之百日死。"《济生方》说："伏梁之状起于脐下，其大如臂，上至心下……其则吐血，令人食少肌瘦。"皆指腹腔内肿瘤，包括胃癌、肠癌、肝癌、胰腺癌等。

七、癥瘕

《诸病源候论》曰："妇人血脉孪急，小腹里急支满，胸胁腰背相引，四肢酸痛，饮食不调，结牢恶血不除，月水不时，或月前月后，因生积聚……甚者害小便，瀺瀺而痛，淋漓，面黄黑成病，则不复生子。"又云："癥者，聚结在内渐生成块段，盘牢不移动者，是癥也……若积引岁月，人即柴瘦，腹转大，遂致死。"多指妇女生殖器官的肿瘤。

八、其他

如"肠覃"、"石瘕"、"交肠"、"五十倒行经"，则包括肠道、子宫及附件肿瘤。而"肾岩"指阴茎癌，"肠风"包括直肠癌，"骨疽"包括骨肿瘤，"肺痈"包括肺癌，"肺积、息贲"也与肺癌相近，"黑疔"可能指黑色素瘤，"翻花疮"、"石疔"等多指皮肤癌。

根据以上文献所述，如肿块坚硬如石，推之不移，或翻花溃烂久不愈合，日久贫血，消瘦或进食困难，食后呕吐，以及乳房肿块，核皮相亲内溃深洞等，可知前人对恶性肿瘤的认识与现代医学是基本相符的，并已能对不同部位的肿瘤分别予以命名。同时，前人对恶性肿瘤的认识也在不断加深，如对噎膈发病机理的认识，到清代已提出："食管确系有形之物阻扼其间。"明确了形成食管狭窄的主要病因。

第二节　中医对癌症病因的认识

中医对癌症发病原因的认识，主要分为内因及外因两个方面：内因指人体气血亏虚、七情太过及脏腑气血功能失常；外因指邪毒入侵，蕴聚经络、脏腑，而致气滞、血瘀、痰凝、食积等所致。但外邪入侵必须在脏腑功能失常，真气耗损时，始能乘机而入，进而发展为病患，如《中藏经》曰："积聚癥瘕，皆五脏六腑真气失而邪气并，遂乃生焉。"《诸病源候论》亦云："癥瘕者，皆由寒湿不调，饮食不化，与脏气相搏结而生也。"《医宗必读》亦指出："积之成者，正气不足，而后邪气踞之。"说明了只有在机体正气不足，阴阳失调，抗邪能力低下时，外邪始能乘虚而入，才易发生肿瘤，亦即"邪之所凑，其气必虚"。其他如高龄体弱，饮食不节，劳倦伤身及持久的不良习惯等，也都是导致机体失调而致发生肿瘤的重要诱因，但主要与气、血、痰、食等失常，造成内虚而"邪气踞之"有关。

一、气

气是人体生命活动的基本物质，也是推动机体各种生理功能的动力，《灵枢·刺节真邪篇》说：气是"所受于天与谷气并而充身者也"。气在人体中，升降出入，流畅运行，以维持人体的新陈代谢，抵抗外邪而保证人体的动态平衡，即所谓"人之有生，全赖此气"。如果气的正常运行受到干扰，则气机不利，流行不畅则气滞，升降失调则气道或气陷；衰而不足则气虚等，皆可日久成疾。引起气病的原因主要有两个方面：一是七情内伤，如严用和说："忧思喜怒之气，人之所不能无者，过则伤乎五脏，逆于四时，传克不行乃留结而为五积。"张子和说："积之成者，或因喜、悲、思、恐之气"等。二是外邪所伤，如《灵枢·百病始生篇》说："积之始生，得寒乃生。"可知气病蕴久乃成肿块、积聚、癥瘕等症。正如《医宗金鉴》所说："乳癌有肝脾两伤，气郁凝结而成。"肺癌、胃癌的发病也多偏重于气。

二、血

血源于中焦，由水谷精微所化生，即所谓"中焦受气取汁，变化而赤是谓血"。血依靠气的推动而流行全身，营养脏腑、四肢、百骸，即"血主濡之"。气为血帅，血随气行，气滞则血凝。因此气机不利常可引起血的瘀滞。气血瘀滞，蕴结日久则可形成癥瘕，正如《医林改错》所云："肚腹结块，必有形之血"。说明腹内有形包块肿物，多由瘀血而引起，如临床所见之腹腔肿瘤及妇女生殖器官肿瘤多与瘀血有关。

三、痰

痰是由津液凝聚变化而成，主要关系到肺、脾、肾三脏，若三脏功能失调，加之寒，热，气、火等因素，使津液不能正常输布运行，则聚而成痰。痰可随气流行，无处不到，古人认为"顽痰生百病"。临床亦证实，痰热在肺则喘咳痰多（包括肺癌症状），在胃则呕恶痰涎，饮食难进（如贲门癌、胃癌），流窜经络及皮下则结成痰核，瘰疬、瘿瘤等（如恶性淋巴瘤，淋巴结转移癌等）。

四、湿

脾肾阳虚，不能运化水湿，聚蓄体内而致病，即"诸湿肿满，皆属于脾"（《素问·至真要大论》）。湿毒积于肠而下注，可致腹泻，重者便血，呈无痛性便血，色紫暗，多为结肠癌。如里急后重，粪细而扁，时流臭水，伴腹痛便血，则为直肠或肛管癌。湿毒流注，郁于肌肤、筋脉而成下肢溃疡。"阴疽"即根脚漫肿，色紫青暗，溃破后久不收口，易癌变为体表癌等。

五、食

胃为后天之本，生命依靠水谷精微而生存，若饮食失调，脾胃受损，影响运化则可伤食而致病，如《灵枢·五变篇》曰："人之善病肠中积聚者……由于肠胃恶，恶则邪气留止积聚。"《卫生宝鉴》亦云："凡人脾胃虚弱或饮食过常，或生冷过度，不能克化，致成积聚结块。"宋《济生方》指出："过餐五味，鱼腥乳酪，强食生冷果菜，停蓄胃脘……久则积聚为癥瘕。"《医碥》中云："酒客多噎膈，好热酒者尤多，以热伤津液，咽管干涩，食不得入也。"指出了积聚、癥瘕及噎膈等症皆与饮食失调有着密切的关系。饮食失调一般包括三种情况：

（1）进食不洁（致癌物质进入体内），过食生冷。

（2）暴饮暴食，膏粱厚味。

（3）偏食及饮酒（热饮）无度等。

饮食失调伤及脾胃可致食积、积久不解又可生热、生痰、生湿而百病丛生。如过食厚味则生湿热而化生痰涎；偏食辛燥，嗜酒过度可使肠胃积热，津液枯耗，气血郁滞而形成气结、痰凝、瘀血等进而引致噎膈、反胃、积聚及癥瘕等症。食滞也可与外邪相搏而致积聚，如张景岳说："不知饮食之滞，非寒未必成积，而风寒之邪，非食未必成形，故必以食遇寒，以寒遇食……邪食相搏，而痰斯成矣。"说明积聚形成是由于寒气与食滞积渐日久，寒食相并，痰湿互结所致。一般消化道肿瘤，多认为与饮食失调有关。

六、邪毒

毒邪入侵，蕴结于内，日久不解，多生结聚，出现内溃深洞，外呈翻花，皮肉腐黑，脓血臭秽之症。由于"邪毒"留著，病情险恶，故又称之为"恶疮"。如《医宗金鉴》在叙述痈疽恶疮（包括体表癌、乳癌等）的发病机理时指出："皆有毒气闭塞经络，营卫壅滞之故。"说明了邪毒为患，是造成肿瘤等恶性病变的主要原因。《千金方》亦说："崩中漏下，赤白清黑，腐臭不可近，令人面黑无颜色，皮骨相连，月经失调，经来无常，小腹弦急或若绞痛……"此多指子宫癌。《外科正宗》谓乳癌："……日后肿如堆栗或如复碗，色紫气秽，疼痛连心，出血作臭，其时五脏俱衰。"详细描述了毒邪所致恶疮的症状，毒邪入侵虽可诱发多种肿瘤，但与体表癌关系尤为密切。若邪毒积聚，日久郁而化热，临床出现毒热炽盛表现者，往往提示肿瘤急剧进展之象。

七、正虚

正气的盛衰是决定形成肿瘤的重要内在因素之一，正气充沛，虽有邪毒入侵也不致为病，而在正虚（抗病能力低下）时，由于正不胜邪而易于发病。所以说内在因素（正虚）则比外来致病因子更具有重要意义。亦即"邪之所凑，其气必虚"，这里所指的"邪"即致癌因素。在"正虚"即抗癌能力低下时，由于正不胜邪，邪气留滞，进而使气滞血瘀，痰凝毒聚，相互胶结，蕴结而成积聚，导致肿瘤形成。正如张洁古所说："壮人无积，虚人刚有之，脾胃虚弱，气血两衰，四时有感，皆能成积。"

根据现代医学理论，"正气"可理解为机体的细胞、神经、体液，内分泌及免疫功能状态。关于"免疫"一词，祖国医学中早有记载，如清代之《免疫类方》中指出，免疫即是"免除疫疠"之疾，亦即指机体抵御外邪及不正之气的功能。如果人体的细胞结构与功能正常，免疫机制良好，神经体液健全，则阴阳平衡，气血通调，虽处于癌之高发地区也安然无恙，所谓"正气存内，邪不可干"。因此，扶正固本，增强免疫功能，乃是防治肿瘤的有效措施。

总之，祖国医学认为肿瘤的发病，是在体内外各种因素的影响下，使机体平衡失调，脏腑经络功能异常，抗癌功能低下而造成的气、血、痰、食的郁结积聚而成。由于肿瘤的病因不同，其病理生理变化也各有所偏，如肺癌，胃癌多偏于"气"，妇女生殖器官肿瘤（癥瘕）多偏于"血"，颈项瘿瘤多偏于"痰"，消化道肿瘤多偏于"食"，体表癌多偏于"邪毒"等。以上所述只是一般情况，但肿瘤的发生绝非单一的、固定的因素，而是多方面的，正如《医宗金鉴》所说："五积六聚乃痰饮、食积、气血搏结而成。"由于患者的病因、病理类型、发病部位，病程长短及个体差异等不同情况，故病情表现错综复杂，临床还需根据具体情况审证求因，辨证分析。

第三节 癌症的中医治则

一、正确处理局部与整体的辩证关系

局部与整体，个性与共性是对立统一的辩证关系，病灶虽在局部，可它会影响到整体，引起全身性功能失调和形态变化；反之，全身整体状况的好坏又往往能左右治疗的成败及局部治疗的效果。判断一个癌症患者整体情况的好坏对于局部病灶的正确治疗显得十分重要。全身情况好，局部病灶好转消散就快，在用药上就以攻为主。而一些晚期癌症患者，全身衰弱，或者肿瘤负荷很大，或者已广泛转移，或者出现恶病质时，则必须侧重整体功能的维护，应以扶正为主，特别是要调整脾胃，补气养血，以保"后天之本"，增强抗病能力。若一味追求肿块体积的缩小，患者在经受手术或放疗、化疗等治疗后，一方面要忍受治疗所带来的痛苦，另一方面生存质量、存活时间并未得到明显改善。这一类患者，治疗的重点在于延长其带瘤生存时间，缓解症状，减轻痛苦，提高其生存质量，有望使部分癌症患者死里逃生，这也正是中医药治疗的优势所在。若只注意整体条件，而忽略局部癌症的状况，如大小、种类、性质、发展浸润情况等，攻伐力度不当，可使某些早期患者失去根治性治疗的机会，或者忍受一些不必要的痛苦。掌握局部与整体的辩证关系，对于指导临床和提高疗效意义重大。

二、八纲、脏腑、气血三大辨证互参

恶性肿瘤中医诊断最常用的是八纲、脏腑、气血三大辨证方法。首先，要分清阴阳、虚实、寒热。其次，要确定病位，即属哪一脏腑。再者，要辨证在气、在血。只有这三种辨证方法互参而得出的症候，才是正确施治的依据。

三、分清轻重缓急，灵活变通施治

肿瘤患者在临床表现上错综复杂，特别是晚期癌症患者，肿瘤原发部位的症状，浸润、转移症状及并发症掺合在一起，给审证辨治带来很大的困难。必须根据具体情况，分清标本、缓急。急则治其标，缓则治其本。抓住根本，采用正治、反治、同病异治、异病同治等不同方法，并因时、因地、因人制宜，辨证与辨病相结合，灵活变通施治，只有这样，才能收到较好的治疗效果。

第四节 中医治疗癌症的主要方法

一、扶正培本法

恶性肿瘤是机体全身性疾病的局部表现，中医学对肿瘤的认识更重视整体性。《内经》记载："正气存内，邪不可干……邪之所凑，其气必虚。"《医宗必读》记载："积之由也，正气不足而后邪气踞之。"《外源医案》更明确指出，"正气虚则成岩"。癌症的发生与发展，是一个邪正相争的过程。患者整体多表现为正虚，而病灶局部则多表现为邪实。各种外因多在人体正虚的情况下，侵袭机体而发病。运用扶正培本法治疗肿瘤，是中医学的一大特色。它是用扶持正气，培植本元的方法来调节人体阴阳气血、脏腑经络的生理功能，提高人体抗病能力，增强免疫功能。临床上应用扶正培本法可提高癌症患者生存时间，减轻放疗、化疗的不良反应，提高手术效果，预防肿瘤和治疗癌前病变。其作用原理可归纳为以下几点：①增强机体的免疫功能。②改善骨髓造血功能。③提高内分泌及体液调节功能。④调节细胞内环磷腺苷（cAMP）含量及其与环磷鸟苷（cGMP）之比值，有利于抑制癌细胞的生长。⑤调节机体物质代谢。⑥有些扶正固本方药抑制肿瘤的浸润和转移，同时有可能预防肿瘤和治疗癌前病变。

二、清热解毒法

热毒是恶性肿瘤的主要病因病理之一，恶性肿瘤患者常有邪热瘀毒蕴结体内；临床上表现为邪热壅盛，特别是一些中、晚期癌症患者，常伴有局部肿块灼热疼痛，发热或五心烦热，口渴尿赤，便秘或便溏泄泻，舌苔黄腻等热性症候。治疗应以清热解毒之法。目前，治疗肿瘤的中草药，以清热解毒药比例最大。由于炎症是促进肿瘤发展和病情恶化的因素之一，而清热解毒药能控制和清除肿瘤及其周围的炎症水肿，所以能减轻症状并能起到一定程度的控制肿瘤发展的作用。

目前，通过药理研究和临床疗效筛选证明，大多数清热解毒药均有较强的抗癌活性，且已从中分离提取出有效成分（部分成分已能人工合成），做成制剂提供临床应用。例如，喜树碱、羟喜树碱、野百合碱、山豆根生物碱、长春碱、长春新碱、三尖杉总碱、三尖杉酯碱、穿心莲内酯和靛玉红等。临床上常用的清热解毒抗肿瘤药物有白英、半枝莲、野百合、喜树、龙葵、山豆根、鸦胆子、石上柏、三尖杉、穿心莲、长春花、肿节风、蚤休、白花蛇舌草、金银花、青黛等。现代药理研究证实，许多清热解毒抗肿瘤药对机体免疫功能能产生较大影响。其中能增强机体非特异性免疫功能的清热解毒药有肿节风、白花蛇舌草、紫草、山栀子、鱼腥草、金银花、大青叶、野菊花、黄连、黄芩、穿心莲、白英、夏枯草、青黛等；增强机体细胞免疫功能的清热解毒药有山豆根、喜树、青黛、紫花地丁、蒲公英、漏芦等；增强机体体液免疫功能的清热解毒药物有金银花、黄柏、蜀羊泉等。另外，鸦胆子油乳剂对造血干细胞有促进作用，能增加白细胞数，白茅根、甘草亦具有升高白细胞作用，龙胆草对干扰素的诱生具有一定的促进作用。总之，清热解毒药可以从多方面增强机体的免疫功能，尤其是提高巨噬细胞吞噬功能，从而更好地发挥其抑菌、抗肿瘤作用。

在中医辨证论治中，根据疾病不同的性质，清热解毒药也常与其他治疗法则和药物相结合，如热邪炽盛，耗损津液时，清热解毒药分别与养阴生津药及滋阴凉血药合并应用；如热盛迫血妄行时，则应与凉血止血药合并应用。癌症患者一般体质较差，还应注意与扶正药物有机配合。另外，根据毒热蕴结的不同部位和不同表现，选择恰当的清热解毒药物，如黄芩清上焦肺热，黄连清胃肠热，黄柏清下焦热，山栀子清三焦热，龙胆草泻肝胆之湿热，大黄泻肠胃之腑热等。同时，清热法常与祛湿法，解毒法常与化瘀散结法等同时应用。所以，根据疾病性质，辨证地应用清热解毒药，可使之在治疗肿瘤中发挥更好的作用。

三、活血化瘀法

活血化瘀法是中医学应用活血化瘀药物治疗瘀血证的一种方法。早在 2000 多年前的《内经》中就有"恶血"的记载，并提出了"血实者决之"的治疗原则。汉代张仲景在《伤寒论》、《金匮要略》中就提出了"瘀血"、"干血"、"蓄血"等病名，并创造活血化瘀方剂。中医学对肿瘤病因、病理的认识，瘀血为其中之一。历代医家多指出，癥积、石瘕、痞癖、噎嗝及肚腹结块等与瘀血有关。如《医林改错》明确指出，"肚腹结块者，必有形之血"。故活血化瘀法是治疗肿瘤的重要法则之一。在病因上，许多因素可导致瘀血，气滞可以形成血瘀；气虚也能形成血瘀；外邪入侵，伤及脉络，血溢络外，停留经脉，脏腑组织之间形成瘀血，瘀血凝聚形成肿块。肿瘤患者在临床上有如下症状之一者，可认为是有瘀血之证：①体内或体表肿块经久不消，坚硬如石，凹凸不平。②唇舌青紫或舌体、舌边及舌下有青紫斑点或静脉怒张。③皮肤黧黑，有斑块，粗糙，肌肤甲错。④局部疼痛（刺痛），痛有定处，日轻夜重，脉涩滞等。

瘀血的治疗原则是活血化瘀，通过活血化瘀，疏通血脉，破瘀散结，祛瘀生新等治疗，能达到活血止痛，祛瘀消肿，恢复正常气血的运行。活血化瘀法不但能消瘤散结治疗肿瘤，而且对于由瘀血引起的发热，瘀血阻络引起的出血，血瘀经络所致的疼痛等，分别结合清热活血、活血止血、化瘀止痛诸法治疗，能收到一定效果。值得提出的是，肿瘤患者由于长期受癌细胞的侵蚀。机体功能下降，临床上以气虚血瘀为表现的并不少见，给予益气培本、活血化瘀相结合的治疗法则，可促进患者机体功能恢复，提高机体免疫力，增强消癌散结能力，常能取得满意的疗效。

目前，经药理学研究证实，多种活血化瘀药物均具有抗肿瘤作用，如川芎、当归、丹参、莪术、三七、大黄、斑蝥、郁金、桃仁、红花、赤芍、延胡索、乳香、没药、山栀子、水蛭、虻虫、全蝎、土鳖虫、三棱、鸡血藤、茜草、苏木、牡丹皮、泽兰等，并可调节机体的免疫功能。其中，当归、赤芍、莪术、丹参、大黄、牡丹皮、蒲黄等，能促进单核巨噬细胞系统功能，由于巨噬细胞吞噬活动对癌细胞的生长扩散起遏止作用，从而发挥活血化瘀药物的抗肿瘤能力。此外，丹参、降香尚有一定程度的诱生干扰素作用；当归、鸡血藤、莪术、茜草、川芎等具有升高外周血液白细胞的作用。

经临床血液流变学证明，癌症患者血液高黏状态是比较严重的，而引起恶病质的消化道癌症及血供丰富的肝癌、肺癌等，以及癌转移者，血液高黏状态更为严重，以活血化瘀药芎龙汤（川芎、地龙、葛根、三棱、延胡素、益母草、牛膝等）治疗后有一定疗效，有效率为 $55.6\% \sim 66.7\%$。活血化瘀药物，如赤芍、丹参、红花、川芎、益母草、当归、姜黄、毛冬青等具有降低血小板表面活性，抑制血小板凝集，提高纤维蛋白溶酶活性，可改善癌症患者血液的高血凝、高黏状态。实验室研究还证实，活血化瘀药对小鼠肠系膜实验性微循环屏障有改善作用，作用最好的药物为红花、莪术、刘寄奴、延胡索、五灵脂；其次为川芎、益母草、牡丹皮、没药、山楂、苏木。临床应用活血化瘀药作为放疗、化疗增敏剂，可收到一定的效果，可能与活血化瘀药改善微循环，增加血流供给的作用有关。

活血化瘀药具有能改善结缔组织代谢作用，可使瘢痕疙瘩的皮肤软化。研究表明，当归、赤芍的提取成分，如阿魏酸钠、赤芍总苷、赤芍精和毛冬青甲素在体内外对血栓素 A_2（TXA_2）的活性有抑制作用，丹参中含丹参酮 $TE-2$ 可竞争性抑制前列腺素（PG）F_2 的作用，表明活血化瘀药可通过前列腺素的拮抗作用而发挥其抗炎作用，从而可抑制胶原纤维的生物合成与结缔组织的增生。因此，在临床上，活血化瘀药合并放射疗法，除可增强放疗的敏感性外，对肺部肿瘤放疗后的并发症——放射性肺炎及纤维化亦有一定疗效。

活血化瘀法在肿瘤临床上的作用，应根据中医理论辨证施治，有瘀血证或有一些瘀血证的客观指标异常（如血液流变学异常，舌及甲皱微循环的改变，结缔组织纤维化改变等）时就可以应用。达到止痛效果是本法的主要作用之一，特别是胃癌疼痛，更可大胆使用活血化瘀药。但在肝癌剧烈疼痛时，如过多地使用活血化瘀药，可能促进肝破裂，出现大出血等；肺癌患者过多使用活血化瘀药，也会造成咳血或大咯血等不良反应，这是值得引以为戒的。没有瘀血证的患者如果滥用活血化瘀药或活血破瘀药，不仅可能伤正气，导致免疫力低下，且很有可能造成癌细胞的转移。另外，因为活血化瘀法仅是治疗肿瘤的一个法则，应结合扶正、清热解毒、软坚散结等多种法则治疗，才能更有效地发挥活血化瘀类中药的效应，也才有可能避免"促进转移"的不良影响。

四、软坚散结法

肿瘤质硬如石者称坚，质软者称结，使硬块消散的治法称为软坚散结法。《内经》中早已指出，"坚者削之，结者散之，客者除之"。所以，对肿瘤的治疗，多用软坚散结法。根据中医药理论及临床经验，一般认为味咸之中药能软化坚块，常用的药物有硇砂、硼砂、牡蛎、鳖甲、龟板、土鳖虫、瓦楞子、海藻、昆布、海螵蛸、海浮石、青黛、地龙、五倍子、夏枯草、山慈姑、猫爪草、穿山甲、鸡内金等。至于散结则常通过治疗产生聚结的原因而达到散的目的，常用消痰散结法治疗痰结，药用瓜蒌、海浮石、大贝、川贝、白芥子、半夏、胆南星、薏苡仁、皂角刺、山慈姑、黄药子、茯苓、天竺黄、杏仁等；理气散结法治疗气结，药用八月札、木香、乌药、沉香、降香、丁香、陈皮、青皮、砂仁、枳壳、香附等；温化散结法治疗寒结，药用干姜、高良姜、山茱萸、艾叶、荔枝核、小茴香、川椒、棉花根、铁树叶等。此外，还有如解毒散结法治疗毒结，清热散结法治疗热结，化瘀散结法治疗血结，消导散结法治疗食结等。本法药物现已普遍使用于肿瘤临床，与其他疗法相结合，可增强消瘤除块的效果。

软坚散结法在临床上虽然应用很多，但单独作为主要治则进行临床观察者却很少，虽有个别病例曾以此法治疗为主，但常合并其他治疗肿瘤法则和方药应用。以药物作用来说，具有软坚散结作用的中草药，有的经过筛选也有抗肿瘤作用，如僵蚕对 S_{180} 有抑制作用，并在体外可抑制人体肝癌细胞；牡蛎及海藻提取物对肿瘤细胞有抑制作用；夏枯草对 S_{180} 有抑制作用。体外实验证明，土鳖虫对抑制肝癌、胃癌、慢性淋巴细胞性白血病细胞有效。总之，软坚散结方药多与其他攻邪药合用，可以增强治疗肿瘤效果，目前这方面研究不多，有待进一步开发研究。

五、化痰祛湿法

痰湿均为人体内的病理产物，又是致病原因。中医学认为，许多肿瘤与痰凝湿聚有关，如元代医家朱丹溪说："凡人身上中下有块者多是痰。"清代医家高锦庭也说："癌瘤者……及五脏瘀血浊气痰滞而成。"此外，湿毒为患，可浸润生疮，流脓流水或因肿瘤而出现水肿、胸腔积液和腹水等。通过化瘀祛湿法，不但可以减轻症状，某些肿瘤亦可得到有效控制。因此，中医化痰祛湿法在肿瘤治疗中具有一定的重要性。通过现代实验研究及药物筛选，更进一步证明某些化痰、祛痰药物本身就有抗肿瘤作用，如化痰药半夏、天南星、皂角刺、瓜蒌、天花粉、昆布、黄药子等；清热燥湿药苦参、黄连、黄芩、黄柏；利水渗湿药白术、茯苓、猪苓、薏苡仁、竹叶、木通、泽泻、泽漆、金钱草和瞿麦等；逐水药物如大戟、芫花、半边莲、商陆、胡芦巴等。所以，结合中医辨证施治原则，合理地运用化痰祛湿法，将能提高肿瘤的治疗效果。

中医所谓"痰"和"湿"，除了表现为咳之可出的有形之痰外，更主要的是由于水液代谢和脏腑功能失调，如脾不健运或肝气横逆致湿痰凝聚经络而生的痰核、瘰疬等症。此时须用化痰散结法，如与理气药合用则称理气化痰法；与清热药合用或用有清热作用的化痰药，称清热化痰法；与温热药或有温热作用的药物合用称温化寒痰法；与软坚散结药合用，称化痰散结法；与通经活络药合用，称化痰通络法。

湿作为病邪与病因有内湿和外湿之分，在肿瘤临床上较为常见。湿性重浊而黏腻，阻滞气机运行，阻碍脾胃运化。湿邪有内外之分。外湿是感受外界湿邪，如气候潮湿，久居湿地或涉水淋雨等所致，且常与风邪、寒邪并见。治疗可用祛风除湿法，常用药物如独活、秦艽、威灵仙、徐长卿、穿山龙、木瓜、菝葜、海风藤、桑枝、寻骨风、络石藤等。内湿是由于脾肾阳虚，不能运化水湿或水湿停聚于内，形成有形之水湿，治当祛湿利水。还应注意的是，临床上常见到无形之湿引起的全身各部位功能紊乱，内湿可表现为头胀头沉，胸脘痞闷，口淡而黏，食欲缺乏，口渴而不欲饮，四肢沉重，大便稀，白带多，苔腻脉濡等，特有的体征有苔腻脉滑等，可根据湿邪所在部位的不同，分别以芳香化湿（三仁汤），温化水湿（苓桂术甘汤），健脾利湿（实脾饮）等法治之。

虽然化痰祛湿法在肿瘤临床上运用较广，但系统观察研究很少。有个别用化痰法为主治疗肿瘤的说法，但缺乏深入、系统的临床观察和实验研究。化痰或祛湿有效方药的研究则更少，有待进一步探索。

六、以毒攻毒法

癌症之成，不论是由于气滞血瘀，或痰凝湿聚，或热毒内聚，或正气亏虚，久之均能瘀积邪毒。邪毒与正气相搏，表现为肿瘤患者的各种症候，但尽管病情变化错综复杂，邪毒结于病体都是本病根本之一。历代医家及民间流传许多治疗癌症的方法及药物有不少都是以攻毒为目的的。毒陷邪深，非攻不克，常用一些有毒之品，性峻力猛，即所谓"以毒攻毒"之法。金元四大家之一的张子和善用攻法，他说："夫病之一物，非人身素有之也；或自外而入，或由内而生，皆邪气也。邪气加诸身，速攻之可也，速去之可也。"此处所指之邪当为实邪。肿瘤是邪毒瘀积于内，大多表现为阴邪之毒，因此攻毒祛邪多用辛温大热有毒之品，取开结拔毒之效。实验研究证明，这些药物大多对癌细胞有直接的细胞毒作用。过去，一些有毒之品多作局部外用，但掌握了它的适应症和用法后还是可以内服的，如现在已将有毒的蟾酥制成注射液静脉注射。

以毒攻毒法应该与药物的不良反应相区别。例如，通常是无毒药物，有时用到一定量时也能变成有毒的，如马兜铃，一般10～15克，无任何反应，如加至30～45克，则可出现心律失常等。另外，一些以毒攻毒药物的特点是有效剂量与中毒剂量很接近，因此必须慎重地掌握有效剂量，并适可而止，即中医谓将邪毒衰其大半之后，继之使用小毒或无毒药物以扶正祛邪，逐步消灭残余之癌细胞。正如《素问·五常政大论》所记载："大毒治病，十去其六；常毒治病，十去其七；小毒治病，十去其八；无毒治病，十去其九；谷肉果菜，食养尽之。无使过之，伤其正也。"

中药以毒攻毒的药物较多，应用于肿瘤临床的有以下几类：动物类药物中有全蝎、蜈蚣、斑蝥、红娘子、守宫、河豚油、蟾蜍、土鳖虫、蜣螂、水蛭。金石矿物类药物有雄黄、硇砂、砒石、轻粉。本草植物类药物有藤黄、藜芦、常山、毛茛、狼毒、蛇莓、蓖麻、马钱子、蛇六谷、巴豆、干漆、洋金花、石胡荽、生半夏、生南星、生附子、急性子、雪上一枝蒿、乌头、钩吻、六方藤、八角莲、独角莲、芫花、大戟等。

近十余年来，运用有毒类药物，以毒攻毒治疗肿瘤，各地进行了一些临床与实验研究，但还不够系统和全面。以毒攻毒类中成药制剂有蓖麻毒蛋白、鸦胆子乳剂、狼毒制剂及毛茛、独角莲等，正在临床试用，有待进一步研究。

第五节　抗癌中药的分类

现代研究表明，许多中药具有抗肿瘤作用，按照药物的功用可分为：清热解毒类药物、活血祛痰类药物、软坚散结类药物、化痰散结类药物、镇惊息风类药物、利水渗湿类药物、泻下类药物、扶正类药物等。现分别介绍如下：

一、清热解毒类药物

凡药性寒凉，具有清除邪热、消毒散肿之功者，称为清热解毒药。

清热解毒药物一般都具有广谱抗菌作用，能抑制病毒，提高机体非特异性免疫功能，因之具有杀菌、消炎、排毒和退热作用，同时其对动物移植性肿瘤有抑制作用。

清热解毒药适用于各种肿瘤伴有壮热、烦渴、溲赤便秘、舌质红、苔黄、脉数等热毒壅盛之症者。本类药物可配伍其他药物应用，如热甚伤津则须加养阴之品，出血严重可配合凉血止血药，兼见虚证可与补益扶正药同用。

应用清热药时须注意以下两点：①应区别热之表里，有表证时应先解表，然后清里，或表里双解，气分热兼血分热者，宜气血两清。②清热药物性多寒凉，应用过量易损伤阳气，故对中阳不足，脾胃虚弱，食少便溏者应用宜慎重，一旦热解则应调整用药。

常用的清热解毒类中药有：半枝莲、白花蛇舌草、七叶一枝花、拳参、山豆根、北豆根、白英、苦参、冬凌草、墓头回、紫草、淡竹叶、青黛、射干、农吉利等。

二、活血祛瘀类药物

凡能疏通脉络，消散瘀血而治疗血分瘀滞的药物，称之为活血祛瘀药。由于瘀血凝滞是肿瘤形成的病机之一，故活血祛瘀类药物是治疗肿瘤的常用药。本类药物适用于各种肿瘤伴有肿块坚硬、刺痛、局部充血、面黯唇紫、舌有瘀点、脉涩等瘀血症状者。

活血祛瘀药物中作用缓和者称行血药，作用较猛烈者称破瘀药。由于血瘀常与气滞有关，故与理气散结药同用可增强抗癌疗效。本类药物如与止痛药同用可活血止痛，与利尿药同用能化瘀利水。

由于本类药物能促进血液运行，作用峻烈，故对血虚、有出血倾向、月经过多及孕妇均应慎重。

常用的活血祛瘀类中药有：莪术、三棱、斑蝥、急性子、石见穿、汉三七、丹参、小蓟、大蓟、王不留行、水蛭、穿山甲、露蜂房、蟅螂等。

三、软坚散结类药物

凡能消瘤散结，软化肿块的药物称软坚散结药。肿瘤质硬者称坚，须软坚药物治疗，肿瘤质软者称结，则应散结药物治疗，亦即"坚者削之"、"结者散之"。

本类药物一般适用于瘿瘤、瘰疬、痰核及癥瘕积聚等症。其中夏枯草尚能消肝泻火，又能降压，海藻清热化痰功兼利水，山慈姑清热解毒，牡蛎敛汗固精等，可因不同之病症而选用之。

软坚散结药多与化痰药配合应用以增强其疗效。

常用的软坚散结类中药有：夏枯草、山慈姑、海藻、昆布、牡蛎等。

四、化痰散结类药物

凡有消除痰涎、散结消肿之功效者，称为化痰散结药。因药性不同可分为温化寒痰、清化热痰及化痰平喘三类：

温化寒痰药，适用于寒湿蕴肺，痰液清冷稀薄者，可与温散寒邪药物配用以增强疗效。

清化热痰药，适用于咯痰不利，吐痰黏稠之磷热壅盛者，经配清热药物其功效始优。

化痰平喘药，主要用于咳嗽痰多而气喘之肺部病变。

化痰类药物主要用于痰多咳嗽，痰饮气喘，咯痰困难以及由痰引起的瘰疬、瘿瘤、痰核及流注等症。化痰类药物除各具化痰散结之作用外，尚各有不同之功效，如瓜蒌可通胸膈之痹塞，南星能疗经络之风痰，黄药子消肿解毒而凉血止血，皂角刺活血消肿而通乳排脓，半夏有降逆止呕之功，硇砂有消积去瘀之力等，可根据临床不同之病情而选用之。

常用的化痰散结类中药有：瓜蒌、天花粉、黄药子、皂角刺、天南星、半夏、百合、硇砂等。

五、镇惊息风类药物

凡是具有平降肝阳，止息肝风而能清肝，潜阳，止痉的药物称镇惊息风药。本类药物对肝阳上亢，头目眩晕及肝风内动，惊痫抽搐等病症有一定疗效。

本类药物多用于神经系统肿瘤，及其他肿瘤伴有惊痫抽搐者。同时因药性不同可区别使用，如蜈蚣可解毒消肿，僵蚕可化痰散结，天龙能化痰，抗风湿又治结核，地龙可平喘、利尿而能消肿。可分别根据症情而选用之。

镇惊息风药的应用要根据辨证原则而予不同配伍，如因热引起的则与清热泻火药同用，因风痰引起的可与化痰药同用，因阴虚引起的应与滋阴药物同用，因血虚引起的则与养血药同用。

本类药物有偏凉偏燥之别，应针对病情区别使用，如地龙性寒，脾虚者非宜，全虫偏燥，血虚阴伤者则应慎用。

常用的镇惊息风类中药有：蜈蚣、全蝎、僵蚕、蚕蛹、天龙等。

六、利水渗湿类药物

凡以通利水道，渗除水湿为主要功能的药物，称利水渗湿药。用本类药物后能使小便通畅，尿量增多。

利水渗湿类药物适用于癌性胸腹水及水肿的患者，同时对于癌症伴有水湿停蓄体内所产生的小便不利，淋沥涩痛，脚气水肿，以及湿热内聚而产生的腹泻、黄疸、湿温及痰瘤等皆有疗效。

对于水湿内停而致的痰饮，湿邪与风邪夹杂而成的风湿，虽需运用化痰药或祛风湿药物治疗，但往往配合利水渗湿药物同用以增强效果。利水渗湿药对阴亏津少的病症慎重应用。

常用的利水渗湿类中药有：半边莲、猪苓、茯苓、瞿麦、土茯苓、粉防己、木通、过路黄等。

七、泻下类药物

凡以引起腹泻或滑利大便，促使排便为主要作用的药物称为泻

下药,

本类药物可用于癌瘤伴有里实的患者,以清除肠中的宿食、燥屎及其他有害物质,并对体内热毒或寒积,也可通过泻下而缓解或消除。

对于热结里实者,可用大黄攻积导滞,泻火凉血;有寒积便实者可用巴豆祛寒通便。

由于本品作用峻猛而易伤正,故对年老体虚及胎前产后者不宜使用。

常用的泻下类药有:大黄、土大黄、巴豆等。

八、扶正类药物

扶正类药物的主要作用有两个方而:一是增强体质及抗肿瘤能力,提高机体免疫力和支持祛邪药物的足量应用,以达到祛邪而不伤正的目的;二是用于手术,放疗、化疗后的患者,可以改善虚弱状况,使机体早日恢复。

虚证,一般可分气虚、血虚、阴虚,阳虚等方面,扶正药亦有补气、补血、补阴、助阳等类。临床可根据虚证的不同性质选用相应的药物而施治,如气虚者补气,血虚者则养血,阴虚者滋阴,阳虚者则助阳。

在人体生命过程中,气血阴阳是密切联系的,一般阳虚多兼气虚,而气虚亦常导致阳虚,气虚和阳虚都是表示机体机能衰减的;阴虚多兼血虚,血虚亦可导致阴虚,阴虚和血虚都是表示体内物质耗损的,因此,补气和助阳,补血和养阴往往相须为用。同时气和血、阴和阳既对立又统一,所以也常有气血两亏、阴阳俱虚的症候。扶正药的使用则又须兼筹并顾,灵活掌握,采用气血双补或阴阳并补的方法。

使用扶正药物应该注意以下几点:

①实邪未尽的病症,不宜过早使用,以免留邪,但如病邪未消而正气已虚者,则可祛邪药物中加入补益药,以扶助正气,增强机体祛邪之力。

②扶正类药物宜稍佐行气健胃药，以防气滞腹胀之弊。

③阴虚津亏者，忌用温补药；脾胃功能差者，慎用滋补药，必要时可配健胃温中药用之。

常用的扶正类中药有：人参、黄芪、白术、何首乌、鸡血藤、天门冬、沙参、龟板、鳖甲、薏苡仁、冬虫夏草、补骨脂、紫河车、棉花根、甘草等。

九、其他类药物

以上所列各种药物虽都具有抗癌作用，但其性味不同，功效亦异，有的性味苦寒，功主消肿散结，有的则性味甘凉，有收敛止血之功；有的则性温味辛，功主驱寒除湿；亦有的功专行气止痛等。以外用及丸散为主的药物为多，临床应根据证情选取相应的药物而用之。其中尚有部分药物性能峻猛，应严格掌握剂量及炮制方法，以免中毒。

常见的这类中药有：瑞香狼毒、狼毒大戟、仙鹤草、白及、威灵仙、柴胡、马钱子、鸦胆子、蟾蜍、藤黄等。

第六节　抗癌中药的主要化学成分

每种中药都含有许多种化学成分，临床抗癌有效的中药，必然含有一种或一种以上的有效成分。过去曾认为生理作用较弱，常被作为杂质除去的成分，如蛋白质、多糖类及无机盐等，目前发现其中的某些也有着一定的抗癌作用，属于有效成分。因此，必须明确抗癌中药所含的化学成分及其作用，才能有助于阐明中药治疗肿瘤的原理，并进一步解决合理用药的问题。现将抗癌中药的主要化学成分简介如下：

一、生物碱类

生物碱也称"赝碱"、"有机碱"、"植物碱"，是一类含有氮环核，具有碱性的天然有机物，（也有少数例外）大多为无色晶体，味苦，有旋光性。由于生物碱是碱性，故能与酸生成盐。生物碱易溶于氯仿、醚等有机溶剂，而不溶于水，但与酸化合成盐就易溶于水而难溶于氯仿。

生物碱广泛分布于植物体内，目前发现含有生物碱的植物已达 100 多科，多存在于植物的叶、茎、根、皮等组织中，为植物新陈代谢的产物。

一种植物可含有数种乃至数十种结构相似的生物碱，例如长春花中已发现 70 余种生物碱，其中有抗癌作用的就有 6 种。而在不同科的植物中，也可能含有相同的生物碱，例如：小檗科、毛茛科、防己科、罂粟科、芸香科等植物都含有小叶碱。

生物碱用于人体多能引起强烈的生理作用，有的有明显的抗癌作用，如吲哚类生物碱之长春新碱在组织培养中能使人细胞有丝分裂停于中期，影响核分裂过程中纺锤体的形成而失去合成 DNA 的能力，故可用于白血病及恶性淋巴瘤的治疗。喜树碱具有抗白血病 L1210，大鼠癌 W256 和腺癌 CA755 的活力，临床用于消化道癌。秋水仙碱有抑制细胞有丝分裂的作用，可用于乳腺癌、宫颈癌等。羽扇之质（喹啉联啶）生物碱如山豆根及苦参中的苦参碱，氧化苦参碱对肉瘤 S－180，白血病 L1210 及黑色素瘤有中等抑制活力。唐松草碱对白血病 L1210 细胞及大鼠癌 W250 有抑制作用，能与 DNA 结合抑制蛋白质的合成。美登碱对 S－180，大鼠癌 W256 及黑色素瘤均有明显的抑制活性等。

有抗癌作用的药物含生物碱者有山慈姑、喜树碱、山豆根、美登木、七叶一枝花、半枝莲、白英、龙葵等，还有玫瑰树碱、光花椒碱，吐根碱及三尖杉类脂碱等都有良好的抗癌活性，是有希望的抗肿瘤生物碱。

二、甙类

甙也称"糖甙"、"配糖体"、"糖杂体"等。甙多存在于植物的根、茎、皮、叶、花及种子中，是一种与醣相结合的复杂成分，一般凡是化合物经水解后能产生糖和非糖成分者称作甙。从化学结构分析，甙即是由糖分子中环状半缩醛上的羟基与非糖化合物分子中的羟基（或酚基），失水缩合生成的环状缩醛衍生物。

甙大多数为无色、无臭，具有苦涩味的晶体，有旋光性，无还原性。甙的溶解度随甙元的结构及连接糖的数目不同而有显著的差别，甙元上极性基因少或连接糖分子数目少的甙类，其脂溶性较大，能溶于含水的乙醚、乙酸、乙酯和含醇的氯仿中，反之水溶性较大，易溶于水，甲醇或乙醇。

甙又可分为强心甙、黄酮甙、皂甙、蒽醌甙、香豆精甙、氰甙、酸甙及含硫甙等，甙类的一般生理作用，多用于强心、利尿、止咳、祛痰及抗菌等，但也有的甙类具有抗癌作用，如皂甙、黄酮、蒽醌甙等，现分述如下；

1. 皂甙

是甙类的一种，因其水溶液振荡时可发生大量的持久性蜂窝状泡沫，与肥皂水相似，故称之为皂甙，也有称"皂素"、"碱皂体"、"石碱素"、"肥皂草素"等。

皂甙多为白色无定形粉末，少数为结晶，味苦，多具有吸湿性，一般可溶于水，热甲醇及热乙醇。皂甙按其水解后生成皂甙元的化学结构可分为三甙皂甙及甾体皂甙两类。

皂甙广泛分布于各种植物体内，存在于根、茎、叶、种子等部。皂甙有刺激黏膜作用，多用于祛痰或利尿，大量则催吐。皂甙水溶液大多能破坏红细胞，故有溶血作用，含皂甙的抗癌药物有瓜蒌、急性子、王不留行、七叶一枝花、夏枯草、龙葵、沙参、人参及三七等。

据资料显示，皂甙类化合物一般对大鼠癌 W256 和肉瘤 S-180 呈现活性，自龙舌兰的丁醇提取物分离到的四种皂甙，其中 Gitogenin 对大鼠癌 W256 有抑制作用。从梣叶槭的乙醇提取物中分得的 Acer 皂甙 P 和 Q 对肉瘤 S-180 及大鼠癌 W256 有明显的抑制作用，皂甙 P 中的亲电性的不饱和酯有重要的抗肿瘤作用。

2. 黄酮类

是广泛存在于植物体内的一类黄色素，在植物中多与糖结合为黄酮甙类，也有与鞣质结合的或以游离状态存在的。黄酮类多为黄色结晶，常含有结晶水，失水后溶点升高，有旋光性，多为左旋。一般易溶于热水、甲醇、乙醇、吡啶、乙酸乙酯及稀碱溶液中。

黄酮类的基本结构是 α - 苯基色原酮，由比基本骨架可衍生出很多不同的黄酮化合物。

黄酮类主要分布在芸香科、石南科、唇形科、豆科及伞形科等植物中，含有黄酮类的抗癌药如半边莲、半枝莲、瑞香狼毒，核桃枝、猫眼草等。有人对 60 种黄酮化合物作抗癌试验，发现其中 10 种有抗癌活性。而以牡荆黄素、桑黄素、儿茶素较强。在蔓荆子、山楂和酸模属植物中含牡荆黄素、桑木、渡罗密。巴西黄木中含桑黄素。中药儿茶中含儿茶素。

3. 蒽醌类

蒽醌类与糖结合成的物质叫蒽醌甙类，还有与树脂结合及游离状态的蒽醌类。

蒽醌甙类大多是黄色或橙红色的晶体，在冷水中溶解度较小，易溶于热水、甲醇、乙醇、碱溶液、冰醋酸及吡啶等溶剂。

大黄、番泻叶、芦荟等皆含有蒽醌甙类，大黄中结合状态的蒽醌甙有大黄酚甙、大黄酸甙、大黄素甲醚甙等。从大黄中分离出的有大黄酚、大黄素、大黄素甲醚、芦荟大黄素及大黄酸等，这些都是游离的蒽醌甙。据动物实验，大黄酸及大黄素对大鼠黑色素瘤有明显抑制作用，大黄素对小鼠乳腺癌，大黄酸对艾氏腹水癌等有抑制作用。含蒽醌类有抗癌作用的药物除大黄以外还有土大黄等。

三、有机酸

有机酸是含有羟基的一类有机化合物，多存在于植物的花、茎、根各部及未成熟果实内。药物中的有机酸多与钙、钾等结合成盐，而游离者较少。天然的有机酸可分 8 类。

1. 脂肪族

因结构不同又可分为：

（1）脂肪族一元酸：包括饱和与不饱和酸，如月桂酸、结页草酸、一烯酸、二烯酸、三烯酸、四烯酸等（如油酸，亚麻仁油酸等）。

（2）羧基脂肪族一元酸：包括饱和或不饱和酸，如羟基酯酸、蓖麻油酸等。

（3）酮基脂肪族一元酸：如乙酰丙酸。

（4）脂肪族二元酸：包括饱和或不饱和酸，如琥珀酸、延胡索酸等。

（5）羟基脂肪族二元酸：如酒石酸。

（6）脂肪族三元酸：包括饱和或不饱和酸，如丙三羧酸、乌头酸等。

（7）羟基脂肪族三元酸：如柠檬酸。

（8）环状脂肪酸：如大风子油酸。

2. 芳香族

因结构不同又可分为：

（1）羧基联接于芳香环上的酸类：包括含酚基与不含酚基，如原儿茶酸、苯甲酸等。

（2）羧基不直接联于芳香环上的酸类；包括饱和与不饱和酸，如尿黑酸，桂皮酸、芳香二元酸等。

3. 萜类

有机酸对人体可发生一定的药理作用。含有机酸的抗癌中药有白花蛇草、瓜蒌、草河车、夏枯草、核桃树皮、天南星等。

相关资料显示，马兜铃酸具有抗腺癌活性成分，存在于马兜铃属多种植物中。桦木素、桦木酸，对大鼠癌 WK256 有活性，该成分存在于槐花、枣仁、柿蒂、石榴皮及仙人掌等植物中。

四、鞣质

鞣质也称"鞣酸"、"树皮酸"、"单宁"，为结构复杂的多元酚类，能与蛋白质结合，生成不溶于水的化合物。其在化学上不是单一的化学成分，但有共同特性，如多为非晶形固体，有收敛性和涩味等。可溶于乙醚和乙醇的混合液及乙酸乙酯，多不溶于无水乙醚、氯仿、苯及石油醚等。溶于水或乙醇中，生成胶状溶液，其水溶液加入明胶溶液时，立即产生沉淀，可用于定性检查，大多数鞣质可为矿酸所沉淀。

鞣质广布于植物界，种类很多，命名时往往冠以植物的名称，如"五倍子鞣酸"、"大黄鞣酸"、"咖啡鞣酸"等。

鞣质的生理作用，主要为收敛、止泻、止血等。又因其能使"生物碱"及重金属等形成沉淀，故可作为上述药品中毒时的解毒剂。含有鞣质成分的抗癌药有葵树子、核桃树枝，诃子，草河车、大黄等。

据资料显示，蓼科酸模属的一些植物中的鞣质对肉瘤有一定的抑制活性。有人观察，鞣质对小鼠腺癌 755，小鼠肺癌 LL，小鼠肉瘤 S-180），大鼠癌 WK256 等均有活性，但认为本品毒性大，化学性质不稳定，易氧化并聚合，故不必制成纯品。

五、挥发油

挥发油也称"精油"，其具有挥发性，能随水蒸气蒸馏的油状液体，常温下可逐渐挥发，滴于纸上不留油迹。油中芳香族及萜类的含氧化合物（如芳香酯、芳香醇等）具有香味，但其单萜烃，倍半萜烃则可在空气中氧化变质，而有臭味。挥发油易溶于石油醚、乙醚、二硫化碳等有机溶剂，不溶于水。

挥发油是由多种不同化学性质的成分所组成的一类复杂的混合物。其基本组成为脂肪族（如正庚烷、正葵醛、正十单醇等），芳香族（如苯乙烯、桂皮醛、水杨酸甲酯等），四萜类（如月桂烯、柠檬烯、侧柏醇等）及倍半萜类（如橙花叔醇、姜烯、β-丁香烯，按叶醇及檀香烯等），也包含一些含氧及含硫的化合物（如芥子油、大蒜素等）。

挥发油多用于防腐、驱寒、矫味、清凉、止泻及祛痰等。含有挥发油的药物经过煎煮，常致散逸而降低疗效，即使"后下"也仍能耗损有效成分，故最好用作散剂。如用蒸馏法或以有机溶剂浸出，则功效自较确实。含有挥发油的抗癌药物有墓头回，白术、漏芦、莪术、瑞香狼毒等。据实验观察，以白术挥发油作用于 109 食管癌细胞株，有明显的抑制作用。其对艾氏腹水癌也有一定作用。

六、内酯类

内酯类属于含氧的杂环衍生物，由羟基酸分子内脱水所生成的环酯。中草药中存在的内酯类成分多为五环内酯和六环内酯，但也有些是大环衍生物，由于任何有机化合物的分子中，只要带有 1:4 或 1:5 位的羟基和羧基都容易内脂化，所以内脂类植物成分的结构形成可能是多种多样的，分布在植物界非常广泛，如缴形科、芳香科、菊科、豆科、桑科、苦木科及唇形科等植物中常含内酯。

植物内酯类成分中，有的是脂肪族衍生物，也有芳香族衍生物，多数的内酯环内带有双键，且多与羰基间的双键成共轭体系，有的是游离状态存在的，也有和糖缩合成甙而存在的。

一般植物中的内酯多为芳香性液体或低熔点的结晶体，能随水蒸气挥发，内酯易溶于甲醇、乙醇、氯仿、苯等有机溶剂，不溶或难溶于水。在氢氧化钠等碱性溶液中，尤其在加温的情况下，内酯开环，生成羟基酸盐而溶解，酸化则重新环合而析出内酯。

中药中含有内酯结构的成分者，多具有抗癌，抗菌、抗凝血及驱虫等作用。含有内酯类的抗癌药物有凤尾草、天葵子、补骨脂、薏苡仁等。

据资料显示，从泽兰中得到的泽兰素、泽兰内酯对人表皮样喉癌具有抑制活性，另一种倍半萜内酯具有抗白血病的活力。从斑鸠属植物得到两种新型的 Elemanolide 双内酯成分 Vernolepin 和 Veromepin，前者有抗大鼠癌 WK256 的活性。对菊科植物 Elephantopus elatus Bertol 的细胞毒成分的研究，分离得出二个新型的具抗癌作用的 Germecranolide 双内醋成分 Elephantin 和 Elephatopin，对小鼠淋巴细胞白血病和大鼠癌

WK256 有明显抑制作用。同时，苦木科提供了具有高度抗动物白血病的一些新的苦木内酯（苦木素）类化合物。Kupchan 氏等从鸦胆子属植物 Brucea antidy senterica 中分到一些新的化合物，如鸦胆丁（Bruceantin），对淋巴细胞白血病 P398、小鼠肺癌 LL、小鼠淋巴样白血病 L1210 和小鼠黑色素瘤 B16 等瘤株均有活性。

七、蛋白质及氨基酸

蛋白质是高分子量的化合物，由 α - 氨基酸通过肽键等形式结合组成，即一分子氨基酸的羧基与另一分子氨基酸的氨基以酰胺状结合所成的多聚物，蛋白质一般都含有 10 多种或更多的不同的氨基酸，按一定比例和顺序组合而成，蛋白质水解后可产生组成它的各种氨基酸。

蛋白质不溶于水，有的需在弱酸、弱碱性溶液或盐类溶液中才能溶解，且多呈胶状，蛋白质都不稳定，在酸、碱、热以及某些试剂作用下，会发生变性反应，如将含蛋白质的溶液加热或加乙醇、丙酮等溶剂后，蛋白质可凝固沉出。

氨基酸多为无色结晶体，大多易溶于水，根据分子结构的不同，其水溶液可呈中性（如甘氨酸）、酸性（如谷氨酸），或碱性（如赖氨酸），氨基酸大多有旋光性。

蛋白质在制备中草药制剂或提取有效成分时，常被作为杂质而除去，但有时则须把药物中的蛋白质分离出来以重点研究，如天花粉（含天花粉素，为蛋白质）对小鼠内瘤 S - 180，小鼠艾氏腹水癌（EAC）有抑制作用，并能抑制绒毛膜促性腺激素而治疗恶性葡萄胎及绒膜上皮癌。

含有蛋白质或氨基酸的抗癌药物有石见穿、海藻、薏苡仁、天花粉、半夏、蜂房、僵蚕及蜈蚣等。

几年来已从几种植物中分离得一些具有活性的蛋白质类物质，其中有些推断是简单的蛋白质，有些是配糖蛋白质。从云实植物中分离得一收率高，活性较强的蛋白质，经纯化后为 Cesalin 对大鼠癌 WK256 有很强的活性，蓖麻毒蛋白，相思豆毒蛋白也具有抗癌活性。

八、糖类

糖类包括单糖类、低聚多糖类及多糖类 8 种。多糖类是指通式为 $(CH_2O)_a$ 的多羟基醛或酮的化合物，天然单糖中 n = 5 ~ 7，即五碳糖、六碳糖、七碳糖。单糖类多为结晶形，有甜味，易溶于水，可溶于乙醇，具有旋光性，中药中的天然单糖有醛糖、酮糖和去氧糖等。

低聚多糖类是指自 2 ~ 10 分子单糖所组成的多糖，单糖之间是以缩醛链结合的化合物。低聚多糖可看成是糖与糖相结合的甙，仍易溶于水，味甜，但不溶于乙醇等有机溶剂。

多糖类是由 10 个分子以上或更多的单糖缩合而成的化合物，已失去糖类的一般性质，植物中的大分子的多糖主要有淀粉、菊糖、树胶、果胶、粘液质以及纤维素等。多糖结构复杂，为了研究某一多糖，一般可以用水解方法使其成为最基本的单糖而加以鉴定。

某些天然多糖对实验动物的肿瘤有抑制作用，这类化合物毒性小或无毒性，抗癌原因可能是提高了宿主机体的抗力。含糖类的抗癌药物有猪苓、竹叶、山葡萄、猫爪草等。

据资料显示，从白木耳中分得 8 种多糖化合物具有抑制肉瘤 S - 180 的活力，茯苓中含有茯苓糖，经除去侧链的产物对肉瘤 S - 180 具有很高的抑制活性，而以猪苓水溶性葡聚糖对肉瘤 S - 180 最为有效，抑制率可达 99.5% 。

竹叶和山白竹属的多种植物叶中的多糖化合物，也具有抗艾氏腹水癌和肉瘤 S - 180 活力。麦秸中的半纤维素 B，具有抗肉瘤 S - 180 活力，此外，甘蔗、稻草、葵花盘、葵花杆及玉米芯等中的半纤维素也有同样效果。其他从蘑菇中提取的蘑菇多糖对实验动物的肿瘤也有明显的抑制作用。

九、无机盐类

无机盐在动物、植物、矿物中都有存在，如硫酸、磷酸、矽酸、盐酸及钠、钾、钙、镁、铁、碘、汞、铜、铅等。无机盐成分对人体的作用一般是两方面：其一是促进机体代谢和维持生理功能，当体内缺乏时就会引起疾病，如缺钙可引起佝偻病，缺铁可致贫血，缺碘则引起甲状腺肿等，须予补偿；其二是有局部腐蚀、消毒、收敛，吸收及制酸等作用，如汞、铜、铅、锌等多具有此种作用。

无机盐类对于抗癌的药理作用可分为两种：一种为局部作用，如紫硇砂，其主要成分是氯化钠和少量铁盐、镁盐及硫等，具有"破积血、去恶肉"去腐生新的作用，属于细胞毒药物，可外用于体表癌，内服对食管癌有开道作用。另一种为全身作用，如牡蛎，药中80%～90%的无机成分如碳酸钙、磷酸钙、硫酸钙及镁、铝、硅等，该药经药敏试验对肿瘤细胞具有抑制作用。

含有无机盐成分的抗癌药物有蜂房、龟板、牡蛎、海藻、硇砂及草河车等。

十、微量元素

人体微量元素具有生理功能及其临床意义，体内的微量元素含量有一个最佳配比，含量的或高或低都会引起疾病，而硒、锌、钢、铁4种元素与肿瘤的发生更有着密切的关系。通过实验研究已证明硒能抑制动物的自发性、移植性及病毒诱发性癌症，并且可抑制或减轻化学致癌剂的诱发作用，硒对癌症发生的启动和促进阶段均有抑制。硒对肝癌具有逆向调节作用，体外经硒处理后的癌细胞，致癌作用下降60%，硒还能刺激免疫球蛋白及抗体的产生。硒是一种半金属元素，有2价、4价、6价3种，在元素周期表第四周期第六族第34位，处于人体必需或可能必需的微量元素的系列中。缺硒小鼠T细胞和Nk细胞对肿瘤细胞的杀伤力严重降低，充硒能增强Nk细胞介导的对肿瘤细胞的杀伤作用，如饲料中含有适量的硒，能提高小鼠对羊红细胞的免疫性，其血凝抗体IgG和IgM上升。肿瘤的发生与机体免疫功能低下有关，而微量元素对机体免疫功能有着重要的影响，铁、锌、铜、硒等微量元素缺乏，均可导致细胞免疫功能障碍，缺铁大鼠胸腺重量及胸腺指数明显降低，T细胞减少50%，缺铁性患者淋巴细胞数量减少，电镜下可见淋巴细胞形态异常，线粒体膨胀并有空泡形成。体内锌量减少时，肠道淋巴组织、脾、胸腺及淋巴结机能不全，严重者发展为实质萎缩，免疫反应明显下降，这些改变可由补锌而得以纠正。缺锌小鼠产生的抗红细胞 IgG 抗体明显低于正常和补锌小鼠。小鼠以缺铜饲料喂养后，脾细胞产生的抗体仅为正常的50%。

中药中除了含有有机成分和宏量元素等以外，几乎所有中药都含有数种乃至十数种微量元素。且其所含微量元素与药效有着一定关系，中药除其本身所含的有效成分产生药效外，其中的微量元素也起着中医整体的治疗作用。含硒的中药有黄芪、猪苓、黄柏、青黛及瑞香狼毒等。含锌的中药如人参、丹参、白花蛇舌草、瑞香狼毒、黄芪、何首乌、莪术等。含铁的中药有王不留行、牡蛎、当归、红花、瑞香狼毒、白花蛇舌草、何首乌、莪术、枸杞等。含铜的中药如大黄、红花、补骨脂、夏枯草、白术、瑞香狼毒、莪术、青黛、黄连等。

上述诸药对动物移植性肿瘤多有明显的抑制作用。补益中成药如六味地黄丸，也含有丰富的微量元素锌、铣、铜、锰等，而服用该药已证实可明显降低食管癌的发病率。

第三章　经络穴位实用知识图解

第一节　经络穴位基础知识

一、经络是什么

经络是人体内气血运行的通道，包括经脉和络脉。"经"，有路径的含义，为直行的主干，以上下纵行为主，是经络的主体部分；"络"，有网络的含义，为经脉中分出的侧行分支，是经络的辅助部分。

经脉和络脉相互联系、彼此衔接而构成了经络系统，其中有经气的运行活动。经络系统又将人体的组织器官、四肢百骸联络成一个有机的整体，并通过经气的活动调节全身各部的机能，运行气血、协调阴阳，从而使人体保持相对平衡的状态。

二、经络调理疾患的原理和特点

经络有联络脏腑和肢体的作用，它沟通表里、联络人体各部的组织器官，使之保持相对的协调和统一。另外，经络的传导功能可以将体表感受到的病邪和各种刺激传导至脏腑，脏腑功能失常也可反映于体表。所以，身体上有哪一处不舒服了，在经络上都能找到敏感点，或有酸、麻、胀、痛之感。

三、使用经络的方法及注意事项

一般情况下，我们可用按揉、敲打等方法来使用经络。这两种方法最简单、最易操作，针对一些慢性病有着保健的作用。除此之外，还有以下几种方法：

1. 针刺法

应请专业的针灸医师来操作，过度饥饿、疲劳、紧张时不宜针刺。孕妇不宜针刺腹部、腰骶部及通经活血的俞穴。有出血症状者及皮肤有感染、溃疡、瘢痕，或者长有肿瘤的部位不宜针刺。

2. 灸法

属实热证、阴虚发热者一般不宜灸疗。颜面、五官和有大血管的部位以及关节活动部位，不宜采用瘢痕灸。孕妇的腹部和腰骶部不宜施灸。

3. 拔罐法

拔罐时要注意保暖、避风，室内温度不宜过低。应选择肌肉丰满、皮肤平整的部位，根据部位的面积大小选择大小适宜的罐。用火罐时应注意勿灼伤或烫伤皮肤。皮肤有过敏、溃疡、水肿者不宜拔罐。此外，在心脏、大血管分布部位，不宜拔罐。另外，高热抽搐者，以及孕妇的腹部、腰骶部位，也不宜拔罐。

4. 刮痧法

刮痧时应注意保暖、避风，室内温度不宜过低。孕妇、心脏病人、患有肿瘤等重症患者慎用此法。

四、穴位定位法

1. 以痛为俞的取穴原则

初学者如果不能准确地找到穴位，可以采用"以痛为俞"的原则，沿穴位所在的经络周围触摸、按压，找到有明显胀痛感的点，对其进行按揉、温灸等，离穴不离经，这是最简单、有效的取穴方法。

2. 固定标志定位

这是指利用五官、毛发、爪甲、乳头、肚脐和骨节凸起、凹陷及肌肉隆起等固定标志来取穴的方法。如两乳头连线中点为膻中穴，肚脐中间为神阙穴，鼻尖正中为素穴等。

3. 活动标志定位

这种方法是指利用关节、肌肉、皮肤随活动而出现的孔隙、凹陷、皱纹等活动标志来取穴。

比如说，两臂平举时肩膀上出现两个凹陷，前方的凹陷为肩髃穴，后方为肩髎穴；咬紧牙齿时脸颊上肌肉隆起的最高点为颊车穴；张口时，耳朵前出现的凹陷处为听宫穴；脚向内蜷缩时脚心出现的凹陷为涌泉穴。

4. 手指同身寸法

中指同身寸：本人的中指弯曲时内侧两横纹之间为 1 寸。

拇指同身寸：本人拇指指关节的宽度为 1 寸。

横指同身寸：本人除拇指外的四指并拢，以中指中节横纹为准，四指的宽度为 3 寸。

5. 简便取穴法

这种方法是指在取穴时结合一些简便的活动标志来取穴的方法。常用的简便取穴有以下几种：

合谷：以一手的拇指关节横纹放在另一手拇指、食指间的皮肤边缘上，拇指尖下即是。

列缺：两手虎口自然平直交叉，上面的手的食指指尖下凹陷中即是。

劳宫：握拳，中指指尖所指的掌心位置即是。

百会：两耳朵耳尖直上的头顶处即是。

风市：双手自然下垂贴于大腿外侧，中指指尖下即是。

第二节　肺经及其经上的穴位介绍

1. 肺经简介

肺经起于胸前壁外上方的中府穴，止于拇指末端内侧的少商穴，主要经过前胸、手臂内侧和手掌内侧。肺经上的穴位对于它所过经脏腑，及其循行经过部位产生的疾病都有很好的调治效果。凌晨 3 点到 5 点，肺经的经气最盛。

2. 肺经主要调理以下疾患

呼吸系统疾患：咳嗽，气喘，气短，咳血，伤风，胸部憋闷，咽喉肿痛，失音。

经脉循行部位疾患：缺盆部（锁骨窝）及手臂内侧前缘痛。

其他：肩背部寒冷、疼痛。

3. 肺经上的重要穴位

穴位	位置	主治及功效
云门	在胸前壁外上方，肩胛骨喙突上方，锁骨下窝凹陷处，距前正中线 6 寸。	咳嗽，气喘，胸部和肩膀疼痛。
中府	在胸外侧部，云门下 1 寸，平第一肋间隙处，距前正中线 6 寸。	咳嗽，气喘，肺胀满，胸痛，肩背痛。
天府	臂内侧面，肱二头肌桡侧缘，腋前纹头下 3 寸处。	流鼻血，咳嗽，气喘，肩膀和手臂疼痛。
侠白	在臂内侧面，肱二头肌桡侧缘，腋前纹头下 4 寸处，或肘横纹上 5 寸处。	咳嗽，气喘，手臂内侧酸痛。
尺泽	在肘横纹中，肱二头肌腱桡侧凹陷处。	咳嗽，气喘，咳血，潮热，胸部胀满，咽喉肿痛，小儿惊风，吐泻，肘臂挛痛。
孔最	在前臂掌面桡侧，尺泽与太渊连线上，腕横纹上 7 寸处。	咳嗽，气喘，咳血，咽喉肿痛，肘臂挛痛，痔疾。
列缺	在前臂桡侧缘，桡骨茎突上方，腕横纹上 1.5 寸，肱桡肌与拇长展肌腱之间。	伤风，头痛，项强，咳嗽，气喘，咽喉肿痛，口眼歪斜，牙疼。

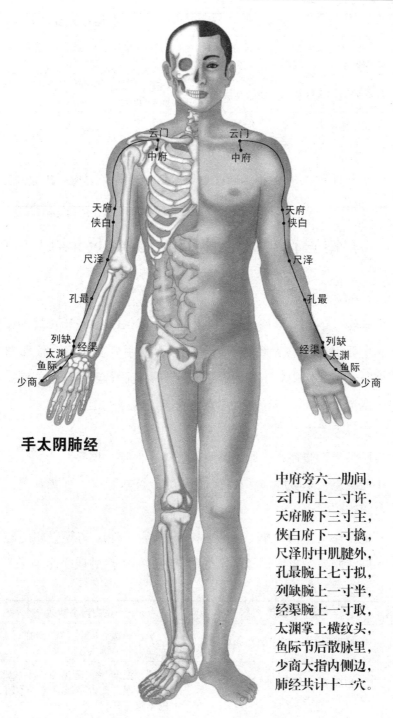

手太阴肺经

中府旁六一肋间，
云门府上一寸许，
天府腋下三寸主，
侠白府下一寸擒，
尺泽肘中肌腱外，
孔最腕上七寸拟，
列缺腕上一寸半，
经渠腕上一寸取，
太渊掌上横纹头，
鱼际节后散脉里，
少商大指内侧边，
肺经共计十一穴。

穴位	位置	主治及功效
经渠	前臂掌面桡侧，桡骨茎突与桡动脉之间凹陷一处，腕横纹上1寸。	感冒，咳嗽，气喘，咽喉肿痛，胸痛，手腕、手臂疼痛。
太渊	在腕掌侧横纹桡侧，桡动脉搏动处。	咳嗽；气喘，咳血，胸痛，咽喉肿痛，腕臂痛，无脉症。
鱼际	在手拇指本节（第1掌指关节）后凹陷处，约在第1掌骨中点桡侧，赤白肉际处。	咳嗽，咳血，咽喉肿痛，失音，发热。
少商	在手拇指末节桡侧，距指甲角0.1寸。	咽喉肿痛，咳嗽，鼻衄，发热，昏迷。

第三节　大肠经及其经上的穴位介绍

1. 大肠经简介

大肠经这条经络很长，起于食指末端的商阳穴，止于鼻翼外缘的迎香穴，主要经过肺、大肠、下齿和咽喉，从手到胸、肩、颈部和头面部。大肠经上的穴位对于它所经过脏腑，及其循行经过部位的疾病都有很好的调治效果。凌晨5点到7点，大肠经的经气最盛。

2. 大肠经主要调理以下疾患

胃肠疾患：腹痛，腹胀，肠鸣，腹泻，便秘，痢疾。

头面疾患：咽喉肿痛，牙疼（下齿），目赤肿痛，耳聋耳鸣，鼻出血，口眼歪斜。

其他：还可主治热病、皮肤病、妇科病、神志病等。如闭经，难产，水肿，胆道蛔虫症，经络循行部位的疼痛、热肿或寒冷等症。

3. 大肠经上的重要穴位

穴位	位置	主治及功效
迎香	在鼻翼外缘中点旁，鼻唇沟中间。	鼻塞，鼻流清涕或鼻腔出血，口歪，面痒，胆道蛔虫症。
口禾髎	在上唇部，鼻孔外缘直下，平水沟穴。	鼻塞，流清涕，流鼻血；中风之后，口角歪斜，或者中风时牙关紧闭，嘴巴不能张开。

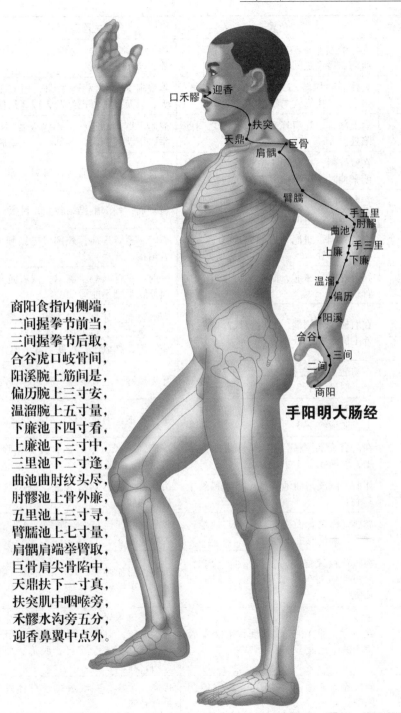

口禾髎　迎香
扶突
天鼎　巨骨
肩髃
臂臑
手五里
肘髎
曲池
上廉　手三里
下廉
温溜
偏历
阳溪
合谷
三间
二间
商阳

手阳明大肠经

商阳食指内侧端，
二间握拳节前当，
三间握拳节后取，
合谷虎口岐骨间，
阳溪腕上筋间是，
偏历腕上三寸安，
温溜腕上五寸量，
下廉池下四寸看，
上廉池下三寸中，
三里池下二寸逢，
曲池曲肘纹头尽，
肘髎池上骨外廉，
五里池上三寸寻，
臂臑池上七寸量，
肩髃肩端举臂取，
巨骨肩尖骨陷中，
天鼎扶下一寸真，
扶突肌中咽喉旁，
禾髎水沟旁五分，
迎香鼻翼中点外。

穴位	位置	主治及功效
扶突	人体的颈外侧部，结喉旁，胸锁乳突肌前、后缘之间。	甲状腺肿大，突发性失语，咽喉肿痛，咳嗽，气喘。
天鼎	人体的颈外侧部，胸锁乳突肌后缘，结喉旁，扶突穴与缺盆穴连线中点。	咽喉肿痛，突发性失语，甲状腺肿大，以及颈部淋巴结肿大或者结核。
巨骨	肩上部，锁骨肩峰端与肩胛冈之间凹陷处。	肩膀手臂运动不畅，疼痛或者不能抬举；甲状腺肿大，颈部淋巴结结肿。
肩髃	在臂外侧，三角肌上，臂外展，或向前平伸时，肩峰前下方向凹陷处。	肩臂挛痛不遂，肩痛，肩周炎等。
臂臑	在臂外侧，三角肌止点处，曲池与肩髃连线上，曲池上 7 寸处。	肩臂痛，颈部淋巴结肿大，目疾。
手五里	在臂外侧，曲池与肩髃穴连线上，曲池上 3 寸处。	肩膀、手臂疼痛；颈部淋巴结肿大或者结核。
肘髎	在臂外侧，屈肘，曲池上方 1 寸，肱骨边缘处。	手肘、手臂酸痛、麻木，或者觉得筋肉筋膜紧绷不能运动。
曲池	在肘横纹外侧端，屈肘，尺泽与肱骨外上髁连线中点。	咽喉肿痛，牙疼，目赤痛，头痛，眩晕，热病，上肢不遂，手臂肿痛，腹痛吐泻，高血压，皮肤瘙痒、瘾疹。
手三里	在前臂背面桡侧，阳溪与曲池连线上，肘横纹下 2 寸处。	牙疼颊肿，上肢不遂，腹痛，腹泻。
上廉	在前臂背面桡侧，阳溪与曲池连线上，肘横纹下 3 寸处。	手臂麻木，上肢不遂，肩膀酸痛。
下廉	在前臂背面桡侧，阳溪与曲池连线上，肘横纹下 4 寸处。	头痛，眩晕，眼睛痛，腹胀，腹痛，肘臂痛。
温溜	屈肘，阳溪与曲池连线上，腕横纹上 5 寸处。	头痛，面肿，咽喉肿痛，肠鸣腹痛，肩背酸痛。
偏历	屈肘，前臂背面桡侧，阳溪与曲池连线上，腕横纹上 3 寸。	眼睛发红，流鼻血，喉痛，水肿，手臂酸痛。
阳溪	在腕背横纹桡侧，手拇指向上翘时，拇短伸肌腱与拇长伸肌腱之间的凹陷中。	头痛，目赤肿痛，耳鸣，牙疼，咽喉肿痛，手腕痛。
合谷	在手背，第 1、2 掌骨间，第 2 掌骨桡侧的中点处。	头痛，目赤肿痛，鼻腔出血，牙疼，牙关紧闭，口眼歪斜，痄腮，咽喉肿痛，热病无汗，多汗，腹痛，便秘，经闭，滞产。
三间	微握拳，在食指掌指关节后桡侧凹陷中。	目痛，牙疼，咽喉肿痛，身体发热，手背肿痛。

穴位	位置	主治及功效
二间	微握拳，在食指掌指关节前桡侧凹陷中。	咽喉肿痛，牙疼，目痛，流鼻血，发烧。
商阳	在手食指末节桡侧，距指甲角0.1寸。	牙疼，咽喉肿痛，颌肿，手指麻木，热病，昏迷。

第四节　胃经及其经上的穴位介绍

1. 胃经简介

胃经起于目下的承泣穴，止于第二脚趾末端的厉兑穴，主要经过胃、脾，从头到胸、腹、大腿、膝盖、小腿，最后直达脚部。胃经上的穴位对于它所经过脏腑，及其循行经过部位的疾病都有很好的调治效果。上午7点到9点，胃经的经气最盛。

2. 胃经主要调理以下疾患

胃肠疾患：腹泻，胃胀，胃痛，胃下垂，急性胃痉挛，胃炎，胃神经官能症，胃及十二指肠溃疡，消化不良，食欲不振，便秘，泄泻，痢疾，胃肠蠕动过慢。

头面疾患：痤疮，黄褐斑，头痛，眼痛，牙疼，面神经麻痹，腮腺炎，咽炎。

其他：中风后遗症，慢性阑尾炎，乳腺增生，经脉所经过的关节肌肉病。

3. 胃经上的重要穴位

穴位	位置	主治及功效
头维	位于头侧部，当额角发际上0.5寸，头正中线旁开4.5寸。	头痛，眩晕，眼睛痛，迎风流泪，眼皮跳动不止。
承泣	眼睛正视前方，瞳孔直下。眼球和眶下缘之间。	眼疾，比如近视、白内障、夜盲、泪流不止等；眼皮跳而不止；口角歪斜，面瘫。

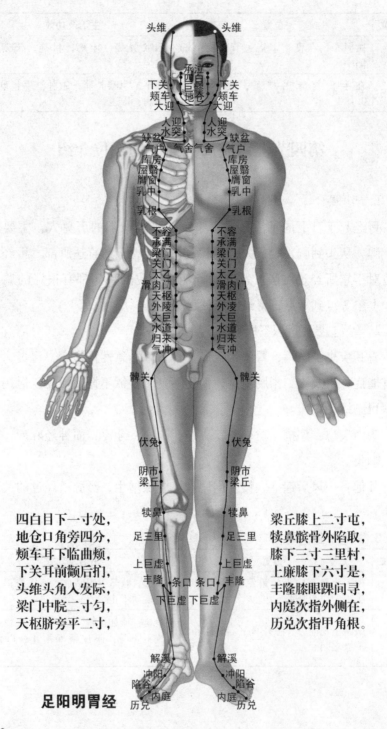

头维　头维

承泣

四白

下关　巨髎　下关

颊车　地仓　颊车

大迎　　大迎

人迎　　人迎

水突　水突

缺盆　气舍　缺盆

气户　气舍　气户

库房　库房

屋翳　屋翳

膺窗　膺窗

乳中　乳中

乳根　乳根

不容　不容

承满　承满

梁门　梁门

关门　关门

太乙　太乙

滑肉门　滑肉门

天枢　天枢

外陵　外陵

大巨　大巨

水道　水道

归来　归来

气冲　气冲

髀关　　髀关

伏兔　　伏兔

阴市　　阴市

梁丘　梁丘

犊鼻　犊鼻

足三里　足三里

上巨虚　上巨虚

丰隆　丰隆

条口　条口

下巨虚　下巨虚

解溪　解溪

冲阳　冲阳

陷谷　陷谷

内庭　内庭

历兑　历兑

足阳明胃经

四白目下一寸处，
地仓口角旁四分，
颊车耳下临曲颊，
下关耳前颧后扪，
头维头角入发际，
梁门中脘二寸匀，
天枢脐旁平二寸，

梁丘膝上二寸屯，
犊鼻髌骨外陷取，
膝下三寸三里村，
上廉膝下六寸是，
丰隆膝眼踝间寻，
内庭次指外侧在，
历兑次指甲角根。

穴位	位置	主治及功效
四白	人体面部，正视，瞳孔直下，眶下孔凹陷处。	眼疾，眼睛红肿疼痛，白内障，近视，眼皮跳动不止；脸部疼痛；口角歪斜；胆道蛔虫病；头痛，眩晕。
下关	面部耳前方，颧弓下方的凹陷中。	耳鸣，耳内流脓；牙疼，面颊疼痛；口角歪斜。
巨髎	人体的面部，正视，瞳孔直下，平鼻翼下缘处，鼻唇沟外侧。	中风之后，口角歪斜；脸部疼痛；牙疼；流鼻血；嘴唇面颊肿；眼皮跳动不止。
地仓	人体的面部，口角外侧，上直对瞳孔。	中风之后，口角歪斜，流口水不止；眼皮跳动不止。
颊车	面颊部，下颌角前上方约1横指（中指），咀嚼时咬肌隆起，按之凹陷处。	中风后口角歪斜，面颊肿，牙疼，中风时牙关紧闭、不能张口。
大迎	下颌角前方，咬紧牙关时肌肉隆起的前端，约面动脉搏动处。	面颊肿，牙疼；中风后，牙关紧闭，不能张口；中风后口角歪斜。
人迎	在颈部喉结旁，胸锁乳突肌的前缘，颈总动脉搏动处。	咽喉肿痛，胸满喘息，高血压眩晕，头痛，甲状腺肿大，颈部淋巴结肿大或者结核。
水突	人体的颈部，胸锁乳突肌的前缘，人迎穴与气舍穴连线的中点。	咳嗽，哮喘，咽喉肿痛，甲状腺肿大，颈部淋巴结肿大或者结核。
气舍	颈部，锁骨内侧端上缘，胸锁乳突肌的胸骨头和锁骨头之间。	咳嗽，哮喘，打嗝不止，咽喉肿痛；甲状腺肿大，以及颈部淋巴结肿大或者结核；脖子僵硬疼痛。
缺盆	人体的锁骨上窝中央，距前正中线4寸。	咳嗽、哮喘；咽喉肿痛，颈部淋巴结肿大或者结核，脖子肿。
气户	人体的胸部，锁骨中点下缘，距前正中线4寸。	咳嗽，哮喘，呃逆，胸部感到胀满，呼吸困难。
库房	人体的胸部，第1肋间隙，距前正中线4寸。	咳嗽，哮喘，咳出的痰有脓血；胸部感到胀满，呼吸困难；乳痈。
屋翳	人体的胸部，第2肋间隙，距前正中线4寸。	咳嗽，哮喘，咳出的痰有脓血；胸部感到胀满，呼吸困难；乳痈。
膺窗	人体的胸部，第3肋间隙，距前正中线4寸。	咳嗽，哮喘，咳出的痰有脓血；胸部感到胀满，呼吸困难；乳痈。
乳中	人体的胸部，第4肋间隙，距前正中线4寸，即乳头的中央。	与乳房有关的疾病，但不可针灸。
乳根	在胸部，乳头直下，乳房根部，第5肋间隙，距前正中线4寸。	咳嗽，气喘，呃逆，胸痛，乳痈，乳汁少。

穴位	位置	主治及功效
不容	上腹部，脐中上 6 寸，距前正中线 2 寸。	呕吐，胃痛，腹胀，食欲不振。
承满	上腹部，脐中上 5 寸，距前正中线 2 寸。	胃痛，腹胀，食欲不振，吐血。
梁门	上腹部，脐中上 4 寸，距前正中线 2 寸。	胃痛，呕吐，食欲不振，腹胀，泄泻。
关门	上腹部，脐中上 3 寸，距前正中线 2 寸。	腹痛，腹胀，肠鸣，泄泻，水肿。
太乙	上腹部，脐中上 2 寸，距前正中线 2 寸。	胃痛，心烦。
滑肉门	上腹部，脐中上 1 寸，距前正中线 2 寸。	胃痛，呕吐。
天枢	在腹中部，平脐中，距脐中 2 寸。	腹胀肠鸣，绕脐痛，便秘，泄泻，痢疾，月经不调。
外陵	下腹部，脐中下 1 寸，距前正中线 2 寸。	腹痛，痛经，疝气。
大巨	下腹部，脐中下 2 寸，距前正中线 2 寸。	小腹胀，小便不利，疝气，遗精，早泄。
水道	下腹部，脐中下 3 寸，距前正中线 2 寸。	水肿，小便不利，小腹胀满，痛经，不孕，疝气。
归来	下腹部，脐中下 4 寸，距前正中线 2 寸。	腹痛，疝气，闭经，月经不调，阴挺，带下。
气冲	在腹股沟稍上方，脐中下 5 寸，距前正中线 2 寸。	腹痛，阳痿，女子外阴肿，疝气，月经不调，不孕。
髀关	在大腿前面，髂前上棘与髌底外侧端的连线上，屈髋时，平会阴，居缝匠肌外侧凹陷处。	腰痛膝冷，痿痹，腹痛。
伏兔	在大腿前面，髂前上棘与髌底外侧端的连线上，髌底上 6 寸。	腰膝冷痛，下肢无力、行走不便或疼痛，脚气，疝气。
阴市	在大腿前面，髂前上棘与髌底外侧端连线上，髌底上 3 寸。	腹胀，腹痛，下肢无力，行走不便或疼痛，屈伸不利。
梁丘	屈膝，大腿前面，髂前上棘与髌底外侧端的连线上，髌底上 2 寸。	膝肿痛，下肢不遂，急性胃痛，乳痛，血尿。
犊鼻	屈膝，在膝部，髌骨与髌韧带外侧凹陷中。	膝痛，下肢麻痹，屈伸不利，脚气。

穴位	位置	主治及功效
足三里	外膝眼下 3 寸，距胫骨前缘 1 横指，当胫骨前肌上。胫骨前缘就是腿前缘能够摸到的骨头。	胃痛，呕吐，腹胀，腹痛，肠鸣，消化不良，腹泻，便秘，痢疾，乳痈，虚劳瘦弱，咳嗽气喘，心悸气短，头晕，失眠，膝痛，下肢无力、行走不便或疼痛，脚气，水肿。
上巨虚	在小腿前外侧，犊鼻下 6 寸，距胫骨前缘 1 横指（中指）。	肠鸣，腹痛，泄泻，便秘，肠痈，下肢痿痹，脚气。
条口	在小腿前外侧，犊鼻下 8 寸，距胫骨前缘 1 横指。	下肢无力、行走不便或疼痛，脚踝肿、腿上抽筋、颤抖，肩膀、手臂疼痛。
丰隆	在小腿前外侧，外踝尖上 8 寸，条口外，距胫骨前缘 2 横指（中指）。	头痛，眩晕，痰多咳嗽，哮喘，呕吐，水肿，下肢痿痹。
下巨虚	在小腿前外侧，犊鼻下 9 寸，距胫骨前缘 1 横指（中指）。	小腹痛，泄泻，痢疾，乳痈，下肢痿痹。
解溪	足背踝关节横纹中央凹陷处，拇长伸肌腱与趾长伸肌腱之间。	头痛，眩晕，腹胀，便秘，下肢无力、行走不便或疼痛，脚踝肿痛。
冲阳	足背最高处，拇长伸肌腱和趾长伸肌腱之间，足背动脉搏动处。	胃痛，腹胀、中风后口角歪斜、面肿、牙疼，脚背肿痛、脚部无力、酸软。
陷谷	足背上，第 2、3 跖骨结合部前方凹陷处。	眼睛红肿疼痛，面部浮肿；脚背肿痛，脚部无力、酸软。
内庭	在足背第 2、3 趾间，趾蹼缘后方赤白肉际处。	牙疼，咽喉肿病，口歪，鼻衄，胃病吐酸，腹胀，泄泻，痢疾，便秘，热病，足背肿痛。
厉兑	足第二趾末节外侧，距趾甲角 0.1 寸。	牙疼，口角歪斜，咽喉肿痛，流鼻血，发热，脚背肿痛。

第五节　脾经及其经上的穴位介绍

1. 脾经简介

脾经起于足大趾内侧末端的隐白穴，止于侧胸部腋中线上的大包穴，主要经过胃、脾和心脏从足到小腿内侧前缘、腹部、胸部、咽部，最后联系到舌。脾经上的穴位对于它所经过脏腑，及其循行经过部位的疾病都有很好的调治效果。上午 9 点到 11 点，脾经的经气最盛。

2. 脾经主要调理以下疾患

胃肠疾患：胃痛，呕吐，打嗝，大便稀溏，便秘，肠鸣腹胀。

妇科疾患：月经过多，月经不调，痛经，崩漏，白带异常，不孕，难产，子宫脱垂。

泌尿生殖系统疾患：尿血，遗精，阳痿，遗尿。

其他：心悸，失眠，高血压，黄疸，身重无力，水肿，舌根发硬疼痛，下肢内侧部位肿胀、冰冷等经脉所经过的关节肌肉病。

3. 脾经上的重要穴位

穴位	位置	主治及功效
周荣	胸外侧部，第 2 肋间隙，距前正中线 6 寸。	咳嗽，不思饮食，胸胁胀满、疼痛。
胸乡	胸外侧部，第 3 肋间隙，距前正中线 6 寸。	胸胁胀痛。
天溪	胸外侧部，第 4 肋间隙，距前正中线 6 寸。	胸胁疼痛，咳嗽，乳痈，乳汁少。
食窦	胸外侧部，第 5 肋间隙，距前正中线 6 寸。	腹胀，食入即吐，水肿，胸胁胀痛。
大包	在侧胸部，腋中线上，第 6 肋间隙处。	气喘，胸胁病，全身疼痛，四肢无力。
腹哀	上腹部，脐中上 3 寸，距前正中线 4 寸。	腹痛，便秘，泄泻，消化不良。
大横	腹中部，距脐中 4 寸。	泄泻，便秘，腹痛。
腹结	下腹部，大横穴下 1.3 寸，距前正中线 4 寸。	腹痛，便秘，腹泻，疝气。
府舍	下腹部，脐中下 4 寸，距前正中线 4 寸。	腹痛，积聚，疝气。
冲门	在腹股沟外侧，距耻骨联合上缘中点 3.5 寸，髂外动脉搏动处的外侧。府舍穴下 0.7 寸。	腹痛，崩漏，带下，疝气。
箕门	大腿内侧，血海穴与冲门穴连线上，血海穴上 6 寸。	小便不通，遗尿，腹股沟肿痛。
血海	屈膝，在大腿内侧，髌底内侧端上 2 寸，股四头肌内侧头的隆起处。	月经不调，崩漏，经闭，瘾疹，湿疹，丹毒。

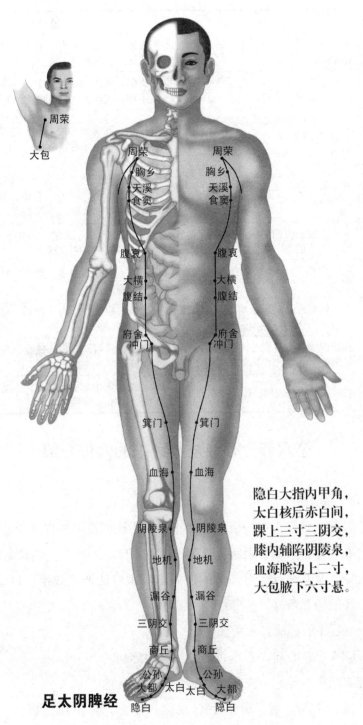

周荣

大包

周荣
胸乡
天溪
食窦

周荣
胸乡
天溪
食窦

腹哀

腹哀

大横
腹结

大横
腹结

府舍
冲门

府舍
冲门

箕门

箕门

血海

血海

隐白大指内甲角，
太白核后赤白间，
踝上三寸三阴交，
膝内辅陷阴陵泉，
血海膑边上二寸，
大包腋下六寸悬。

阴陵泉

阴陵泉

地机

地机

漏谷

漏谷

三阴交

三阴交

商丘

商丘

公孙

公孙

大都 太白

太白 大都

足太阴脾经

隐白

隐白

穴位	位置	主治及功效
阴陵泉	在小腿内侧，胫骨内侧髁后下方凹陷处。	腹胀，泄泻，水肿，黄疸，小便不利或失禁，阴茎痛，遗精，带下，膝痛。
地机	在小腿内侧，内踝尖与阴陵泉的连线上，阴陵泉下3寸。	腹痛，泄泻，小便不利，水肿，月经不调，痛经，遗精，腰痛，下肢痿痹。
漏谷	小腿内侧，内踝尖与阴陵泉穴的连线上，距内踝尖6寸，胫骨内侧缘后方。	腹胀，肠鸣，小便不利，遗精，下肢乏力、行走不便或疼痛。
三阴交	在小腿内侧，足内踝尖上3寸，胫骨内侧缘后方。	肠鸣腹胀，泄泻，月经不调，带下，阴挺，不孕，滞产，遗精，阳痿，遗尿，疝气，失眠，下肢痿痹，脚气。
商丘	足内踝前下方凹陷中，舟骨结节与内踝尖连线的中点处。	腹胀，泄泻，便秘，痔疮，脚踝肿痛，舌头痛、不灵活。
公孙	在足内侧缘，第1跖骨基底部的前下方。	胃痛，呕吐，腹痛，泄泻，痢疾，心痛，胸闷。
太白	在足内侧缘，足大趾本节（第1跖骨关节）后下方赤白肉际凹陷处。	胃痛，腹胀，肠鸣，泄泻，便秘，痔漏，脚气。
大都	在足内侧缘，足大趾本节（第1跖趾关节）前下方赤白肉际凹陷处。	腹胀，胃痛，腹泻，便秘，发热身上无汗。
隐白	在足大趾末节内侧，距趾甲角0.1寸。	腹胀，便血，尿血，月经过多，崩漏，多梦，惊风。

第六节　心经及其经上的穴位介绍

1. 心经简介

心经起于腋窝正中的极泉穴，止于小指桡侧指甲根脚的少冲穴，主要经过心、肺、咽喉、眼睛，从胸部走到手掌。心经上的穴位对于它所经过脏腑，及其循行经过部位的疾病都有很好的调治效果。11点到13点，心经的经气最盛。

2. 心经主要调理以下疾患

心胸疾患：心痛，心悸，心烦，胸胁疼痛。

神志疾患：健忘，失眠，癫病，惊悸，昏迷。

其他：手腕、肘、臂、手心发热，吐血，鼻出血，盗汗，咽干，口渴。

3. 心经上的重要穴位

穴位	位置	主治及功效
极泉	在腋窝顶点，腋动脉搏动处。	心痛，心悸，胁肋疼痛，瘰疬，肩臂疼痛。
青灵	臂内侧，极泉与少海的连线上，肘横纹上3寸，肱二头肌的内侧沟中。	头痛，胁痛，肩臂疼痛，眼睛视物模糊。
少海	屈肘，肘横纹内侧端与肱骨内上髁连线的中点处。	心痛，肘臂挛痛，瘰疬，头项痛，腋胁痛。
灵道	腕横纹上1.5寸，尺侧腕屈肌腱的桡侧缘。	心痛，干呕，心悸，突发性失声，胳膊肘坚硬、疼痛，手指麻木。
通里	前臂掌侧，尺侧腕屈肌腱的桡侧缘，腕横纹上1寸。	心悸，怔忡，暴喑，舌强不语，腕臂痛。
阴郄	前臂掌侧，尺侧腕屈肌腱的桡侧缘，腕横纹上0.5寸。	心痛，惊悸，骨蒸盗汗，吐血、衄血。
神门	在腕部，腕掌侧横纹尺侧端，尺侧腕屈肌腱的桡侧凹陷处。	心病，心烦，惊悸，怔忡，健忘，失眠，胸胁痛。
少府	在手掌面，第4、5掌骨之间，握拳时，小指指尖处。	心悸，胸痛，小便不利，遗尿，阴痒痛，小指挛痛。
少冲	在小指末节桡侧，距指甲角0.1寸。	心悸，心痛，胸胁痛，热病，昏迷。

第七节　小肠经及其经上的穴位介绍

1. 小肠经简介

小肠经起于小指尺侧指甲根脚的少泽穴，止于耳前的听宫穴，主要经过心、小肠和胃，从手臂外侧后缘绕行肩胛部，内行向下联系心、小肠、胃和咽部，上行至眼睛和耳朵。小肠经上的穴位对于它所经过脏腑，及其循行经过部位的疾病都有很好的调治效果。13点到15点，小肠经的经气最盛。

2. 小肠经主要调理以下疾患

头面五官疾患：头痛，颈部僵硬，咽喉肿痛，脸颊肿，耳鸣，目黄，白内障，牙疼。

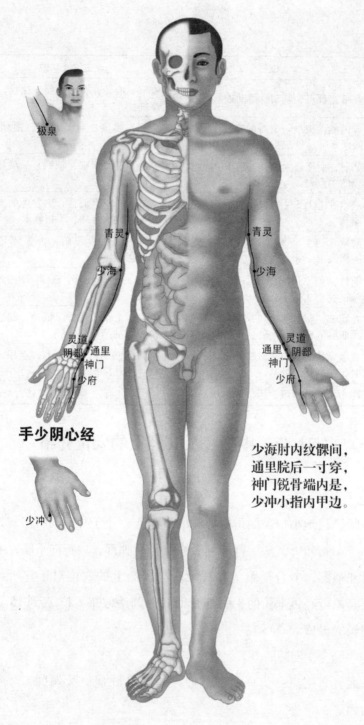

极泉

青灵　　　青灵

少海　　　少海

灵道　　　灵道
阴郄　通里　通里　阴郄
神门　　　神门
少府　　　少府

手少阴心经

少冲

少海肘内纹髁间，
通里腕后一寸穿，
神门锐骨端内是，
少冲小指内甲边。

神志疾患：昏迷。

其他：乳汁少，小腹痛，腰脊痛，手指、肩臂外侧后缘痛等症。

3. 小肠经上的重要穴位

穴位	位置	主治及功效
听宫	在面部，耳屏前，下颌骨髁状突的后方，张口时呈凹陷处。	耳鸣，齿痛。
颧髎	在面部，目外眦直下，颧骨下缘凹陷处。	口眼歪斜，眼睑瞤动，牙疼，颊肿。
天容	下颌角后，胸锁乳突肌前缘。	耳鸣，咽喉肿痛，突发性失声，颈部肿痛。
天窗	颈外侧部，胸锁乳突肌的后缘，扶突穴后，与喉结相平。	耳鸣，咽喉肿痛，突发性失声，脖子僵硬，动则疼痛。
肩中俞	在背部，第 7 颈椎棘突下，旁开 2 寸。	咳嗽，气喘；吐出的唾液中带血；肩背疼痛；视物模糊。
肩外俞	在背部，第 1 胸椎棘突下，旁开 3 寸。	肩背疼痛，脖子僵硬不能活动。
曲垣	在肩胛部，冈上窝内侧端，臑俞与第 2 胸椎棘突连线的中点处。	肩胛疼痛，后背和颈部疼痛。
秉风	肩胛部，肩胛冈上窝中央，天宗直上，举臂有凹陷处。	肩胛疼痛，手臂酸麻。
天宗	肩胛骨冈下窝中央凹陷处，与第 4 胸椎相平。	肩胛疼痛，乳痈，气喘。
臑俞	肩部，腋后纹头直上，肩胛冈下缘凹陷中。	肩臂疼痛，颈部淋巴结肿大或者结核。
肩贞	在肩关节后下方，臂内收时，腋后纹头上 1 寸。	肩臂疼痛，上肢不遂，瘰疬，耳鸣。
小海	在肘内侧，尺骨鹰嘴与肱骨内上髁之间凹陷处。	肘臂疼痛。
支正	前臂背面尺侧，阳谷穴和小海穴连线上，腕背横纹上 5 寸。	头痛，目眩；发热；脖子僵硬；手臂和手肘酸痛。
养老	前臂背面尺侧，尺骨小头近端桡侧凹陷中。	目视不明，头疼，脸痛；肩部、背部、肘部、手臂酸痛；急性腰痛，脖子痛。
阳谷	手腕尺侧，尺骨茎突与三角骨之间的凹陷中。	头痛，目眩，耳鸣，发热，手腕和手臂痛。

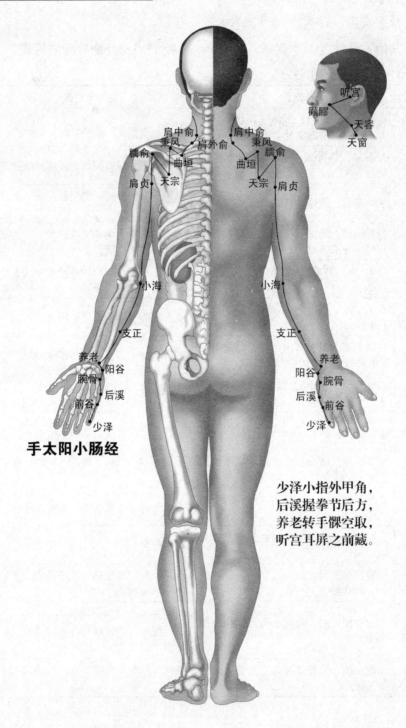

听宫
颧髎
天容
天窗

肩中俞
秉风
肩外俞
肩中俞
秉风
臑俞
曲垣
曲垣
臑俞
肩贞
天宗
天宗
肩贞

小海
小海

支正
支正

养老
阳谷
腕骨
前谷
后溪
少泽
养老
阳谷
腕骨
后溪
前谷
少泽

手太阳小肠经

少泽小指外甲角，
后溪握拳节后方，
养老转手髁空取，
听宫耳屏之前藏。

穴位	位置	主治及功效
腕骨	在手掌尺侧，第5掌骨基底与钩骨之间的赤白肉际凹陷处。	头项强痛，耳鸣，目翳，黄疸，热病，疟疾，指挛腕痛。
后溪	在手掌尺侧，微握拳，小指本节（第5指掌关节）后的远侧掌横纹头赤白肉际。	头项强痛，目赤，咽喉肿痛，腰背痛，疟疾，手指及肘臂挛痛。
前谷	手掌尺侧，微握拳，小指本节（第5指掌关节）前的掌指横纹头赤白肉际。	头痛，眼睛痛，耳鸣，咽喉肿痛，发热，乳汁少。
少泽	在小指末节尺侧，距指甲角0.1寸。	头痛，目翳，咽喉肿痛，乳痈，乳汁少，昏迷，热病。

第八节　膀胱经及其经上的穴位介绍

1. 膀胱经简介

膀胱经这条经络很长，而且在背部循行时，它分成了两条并行的经脉，起于内眼角的睛明穴，止于足小趾外侧的至阴穴，主要经过目、鼻、脑、肾和膀胱，从头到背部的脊柱两侧、大腿、腘窝、小腿后侧，最后达到脚部。膀胱经上的穴位对于它所经过脏腑，及其循行经过部位的疾病都有很好的调治效果。15点到17点，膀胱经的经气最盛。

2. 膀胱经主要调理以下疾患

头面五官疾患：目痛，迎风流泪，头晕，近视，夜盲，鼻塞多涕，流鼻血，头痛，口眼歪斜。

神志疾患：发狂。

其他：背俞穴相应的脏腑病症，疟疾，颈部、背、腰、臀部以及下肢后侧本经循行部位疼痛等症。

3. 膀胱经上的重要穴位

穴位	位置	主治及功效
睛明	在面部，目内眦角稍上方凹陷处。	目赤肿痛，流泪，视物不明，目眩，近视，夜盲，色盲。

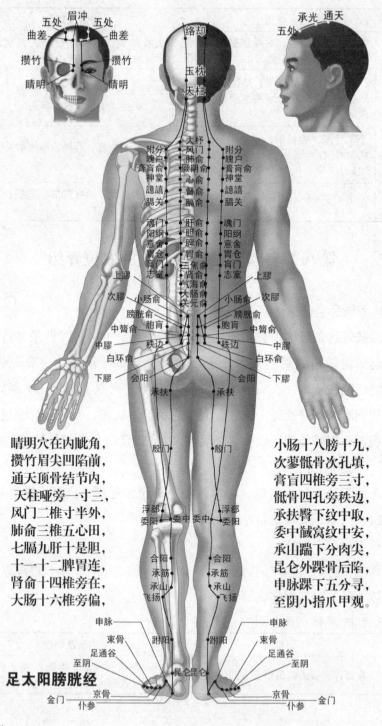

晴明穴在内眦角，
攒竹眉尖凹陷前，
通天顶骨结节内，
天柱哑旁一寸三，
风门二椎寸半外，
肺俞三椎五心田，
七膈九肝十是胆，
十一十二脾胃连，
肾俞十四椎旁在，
大肠十六椎旁偏，

小肠十八膀十九，
次髎骶骨次孔填，
膏肓四椎旁三寸，
骶骨四孔旁秩边，
承扶臀下纹中取，
委中腘窝纹中安，
承山踹下分肉尖，
昆仑外踝骨后陷，
申脉踝下五分寻，
至阴小指爪甲观。

足太阳膀胱经

穴位	位置	主治及功效
攒竹	在面部，眉头陷中，眶上切迹处。	头痛，口眼歪斜，目视不明，流泪，目赤肿痛，眼睑瞤动，眉棱骨痛，眼睑下垂。
曲差	在头部，前发际正中直上 0.5 寸，旁开 1.5 寸。	头痛，目视不明，鼻塞，流鼻血。
五处	在头部，前发际正中直上 1 寸，旁开 1.5 寸。	头痛，目眩，目视不明。
眉冲	在头部，攒竹穴往上入发际 0.5 寸，神庭与曲差连线之间。	头痛，目视不明，鼻塞，流鼻血。
承光	在头部，前发际正中直上 2.5 寸，旁开 1.5 寸。	头痛，眩晕，目视不明，鼻塞。
通天	在头部，前发际正中直上 4 寸，旁开 1.5 寸。	鼻塞，鼻流黄涕或者白色黏稠的鼻涕，鼻子出血，头痛，眩晕。
络却	在头部，前发际正中直上 5.5 寸，旁开 1.5 寸。	头晕，耳鸣，鼻塞，目视不明。
玉枕	在后头部，前发际正中直上 2.5 寸，旁开 1.3 寸，平枕外隆凸上缘凹陷处。	头和颈部疼痛，眼睛痛，目视不明，鼻塞。
天柱	在项部大筋（斜方肌）外缘之后发际凹陷中，约在后发际正中旁开 1.3 寸。	头痛，项强，鼻塞，肩背病，热病。
大杼	在背部，第 1 胸椎棘突下，旁开 1.5 寸。	咳嗽，发热，肩背痛。
风门	在背部，第 2 胸椎棘突下，旁开 1.5 寸。	伤风，咳嗽，发热头痛，胸背痛。
附分	在背部，第 2 胸椎棘突下，旁开 3 寸处。	颈项僵硬，疼痛，肩背不能够伸展，酸痛，手臂、胳膊肘麻木。
魄户	在背部，第 3 胸椎棘突下，旁开 3 寸处。	咳嗽，气喘，咳血，肩背痛，脖子僵硬。
肺俞	在背部，第 3 胸椎棘突下，旁开 1.5 寸。	咳嗽，气喘，吐血，骨蒸，潮热，盗汗，鼻塞。
膏肓俞	在背部，第 4 胸椎棘突下，旁开 3 寸。	咳嗽，气喘，健忘，遗精，完谷不化。
厥阴俞	在背部，第 4 胸椎棘突下，旁开 1.5 寸处。	心痛，心悸，咳嗽，胸闷，呕吐。

穴位	位置	主治及功效
神堂	在背部，第5胸椎棘突下，旁开3寸处。	心痛，心悸，咳嗽，气喘，胸闷，背痛。
心俞	在背部，第5胸椎棘突下，旁开1.5寸。	心痛，惊悸，咳嗽，吐血，失眠，健忘，盗汗，梦遗。
譩譆	在背部，第6胸椎棘突下，旁开3寸处。	咳嗽，气喘，疟疾，热病，肩背痛。
督俞	在背部，第6胸椎棘突下，旁开1.5寸处。	心痛，胸闷，气喘，胃痛，腹痛，腹胀，呃逆。
膈关	在背部，第7胸椎棘突下，旁开3寸处。	呕吐，打嗝，嗳气，饮食不得下咽，脊背僵硬，运动不灵，疼痛。
膈俞	在背部，第7胸椎棘突下，旁开1.5寸。	呕吐，呃逆，气喘，咳嗽，吐血，潮热，盗汗。
魂门	在背部，第9胸椎棘突下，旁开3寸处。	胸胁痛，呕吐，泄泻，黄疸，背痛。
肝俞	在背部，第9胸椎棘突下，旁开1.5寸。	黄疸，胁痛，吐血，目赤，目眩，脊背痛。
阳纲	在背部，第10胸椎棘突下，旁开3寸处。	肠鸣，泄泻，腹痛，黄疸，消渴。
胆俞	在背部，第10胸椎棘突下，旁开1.5寸。	黄疸，口苦，肋痛，潮热。
意舍	在背部，第11胸椎棘突下，旁开3寸处。	腹胀，肠鸣，泄泻，呕吐。
脾俞	在背部，第11胸椎棘突下，旁开1.5寸。	腹胀，黄疸，呕吐，泄泻，痢疾，便血，水肿，背痛。
胃仓	在背部，第12胸椎棘突下，旁开3寸处。	胃脘痛，腹胀，小儿食积，水肿。
胃俞	在背部，第12胸椎棘突下，旁开1.5寸。	胸胁痛，胃脘痛，呕吐，腹胀，肠鸣。
肓门	在腰部，第1腰椎棘突下，旁开3寸处。	腹痛，腹部包块，便秘，乳房方面疾病。
三焦俞	在腰部，第1腰椎棘突下，旁开1.5寸处。	水肿，小便不利，腹胀，肠鸣，腹泻，痢疾，腰背僵硬，活动不利、疼痛。
志室	在腰部，第2腰椎棘突下，旁开3寸。	遗精，阳痿，小便不利，水肿，腰脊强痛。

穴位	位置	主治及功效
胞肓	在臀部，平第2骶后孔，骶正中崎旁开3寸。	小便不利，女性阴部肿，肠鸣，腹胀，便秘，腰脊僵硬，运动不灵活，甚至疼痛。
秩边	在臀部，第4骶后孔，骶正中崎旁开3寸。	小便不利，便秘，痔疾，腰骶痛，下肢痿痹。
肾俞	在腰部，第2腰椎棘突下，旁开1.5寸处。	遗尿，遗精，阳痿，月经不调，白带，水肿，耳鸣，腰痛。
气海俞	在腰部，第3腰椎棘突下，旁开1.5寸处。	腰痛，痛经，腹胀，肠鸣，痔疮。
大肠俞	在腰部，第4腰椎棘突下，旁开1.5寸处。	腹胀，泄泻，便秘，腰痛。
关元俞	在腰部，第5腰椎棘突下，旁开1.5寸处。	腹胀，腹泻，小便频数，小便不利，遗尿，腰痛。
小肠俞	在骶部，第1骶椎棘突下，旁开1.5寸处。	遗精，遗尿，尿血，带下，疝气，腹痛，腹泻，痢疾，腰痛。
膀胱俞	在骶部，骶正中崎旁1.5寸，平第2骶后孔。	小便不利，遗尿，泄泻，便秘，腰脊强痛。
中膂俞	在骶部，第3骶椎棘突下，旁开1.5寸处。	痢疾，疝气，腰部僵硬，运动不灵且疼痛。
白环俞	在骶部，第4骶椎棘突下，旁开1.5寸处。	遗精，带下，月经不调，遗尿，疝气。
上髎	在骶部，髂后上棘与后正中线之间，适对第1骶后孔处。	月经不调，带下，遗精，阳痿，阴挺，大小便不利，腰脊酸痛。
次髎	在骶部，髂后上棘内下方，适对第2骶后孔处。	疝气，月经不调，痛经，带下，小便不利，遗精，腰痛。
中髎	在骶部，次修下内方，适对第3骶后孔处。	月经不调，带下，小便不利，便秘，腹泻，腰痛。
下髎	在骶部，中谬下内方，适对第4骶后孔处。	小腹痛，腰骶痛，小便不利，带下，便秘。
会阳	在骶部，尾骨端旁开0.5寸处。	泄泻，痢疾，痔疮，阳痿，带下。
承扶	在大腿后面，臀下横纹的中点。	腰腿痛，下肢乏力或疼痛，行动不便，痔疮。
殷门	存大腿后面，承扶与委中的连线上承扶下6寸。	腰腿痛，下肢乏力或疼痛，行动不便。

穴位	位置	主治及功效
浮郄	在腘窝横纹外侧端，委阳上1寸，股二头肌腱的内侧。	膝关节、腘窝痛、麻木、抽筋、疼痛、便秘。
委阳	在腘窝横纹外侧端，当股二头肌的内侧。	腹满，水肿，小便不利，腰脊僵硬，运动不灵活甚至疼痛，下肢乏力或疼痛，行动不便。
委中	在腘窝横纹中点，股二头肌腱与半腱肌肌腱的中间。	腰痛，下肢痿痹，腹痛，吐泻，小便不利，遗尿，瘾疹，皮肤瘙痒。
合阳	在小腿后，当委中与承山的连线上，委中下2寸。	腰脊僵硬，运动不灵活甚至疼痛，下肢乏力或疼痛，行动不便，疝气，崩漏。
承筋	在小腿后面，委中与承山的连线上，委中下5寸。	痔疮，腰腿运动困难、疼痛。
承山	在小腿后面正中，委中与昆仑之间，伸直小腿或足跟上提时腓肠肌肌腹下出现的尖角凹陷处。	痔疾，脚气，便秘，腰腿拘急疼痛。
飞扬	在小腿后面，腓骨后缘，昆仑直上7寸，承山外下方1寸。	头痛，目眩，鼻塞，流鼻血，腰背疼痛，下肢乏力或疼痛，行动不便，痔疮。
跗阳	在小腿后面，外踝后，昆仑直上3寸。	头痛，头重，腰腿痛，下肢乏力或疼痛，行动不便，外脚踝肿痛。
昆仑	在足部外踝后方，外踝尖与跟腱之间的凹陷处。	头痛，目眩，难产，腰骶疼痛，脚跟肿痛。
申脉	在足外侧部，外踝直下方凹陷中。	头痛，眩晕，腰腿酸痛，目赤痛，失眠。
仆参	在足外侧，外踝后下方，昆仑直下，跟骨外赤白肉际处。	下肢乏力或疼痛，行动不便，脚跟痛。
金门	在足外侧，外踝前缘直下，骰骨下缘处。	头痛，小儿惊风，腰痛，下肢乏力或疼痛，行动不便，外踝肿痛。
京骨	在足外侧，第5跖骨粗隆下缘赤白肉际处。	头痛，脖子僵硬疼痛，运动不灵，腰腿痛。
束骨	在足外侧，第5跖趾关节后方赤白肉际处。	头痛，脖子僵硬疼痛，运动不灵，目眩，腰腿痛。
足通谷	在足外侧，第5跖趾关节前方赤白肉际处。	头痛，脖子僵硬疼痛，运动不灵，目眩，流鼻血。
至阴	在足小趾末节外侧，距趾甲角0.1寸。	头痛，目痛，鼻塞，胎位不正，难产。

第九节　肾经及其经上的穴位介绍

1. 肾经简介

肾经起于足心的涌泉穴，止于锁骨下缘的俞府穴，主要经过肾、膀胱、肝、肺、心，从足部到小腿、腘窝、大腿的内后侧上行穿过脊柱，分支上行经过腹部、胸部，止于锁骨下缘。肾经上的穴位对于它所经过脏腑，及其循行经过部位的疾病都有很好的调治效果。17点到19点，肾经的经气最盛。

2. 肾经主要调理以下疾患

妇科疾患：月经不调，外阴瘙痒，子宫脱垂，白带异常，崩漏。

生殖泌尿系统疾患：遗精，阳痿，小便不利。

其他：咳血，气喘，胸痛，舌干，咽喉肿痛，头痛，健忘，失眠，耳鸣水肿，胃痛，呕吐，便秘，腹泻，腰痛，四肢萎软无力，足心热等症。

3. 肾经上的重要穴位

穴位	位置	主治及功效
俞府	在胸部，锁骨下缘，前正中线旁开2寸。	咳嗽，气喘，胸痛，呕吐。
彧中	在胸部，第1肋间隙，前正中线旁开2寸。	咳嗽，气喘，胸胁胀满。
神藏	在胸部，第2肋间隙，前正中线旁开2寸。	咳嗽，气喘，胸痛，呕吐。
灵墟	在胸部，第3肋间隙，前正中线旁开2寸。	咳嗽，气喘，胸胁胀痛，乳痈，呕吐。
神封	在胸部，第4肋间隙，前正中线旁开2寸。	咳嗽，气喘，胸肋、胀痛，乳痈，呕吐。
步廊	在胸部，第5肋间隙，前正中线旁开2寸。	咳嗽，气喘，胸胁胀痛，呕吐。
幽门	上腹部，脐中上6寸，前正中线旁开0.5寸。	腹痛，腹胀，呕吐，泄泻。

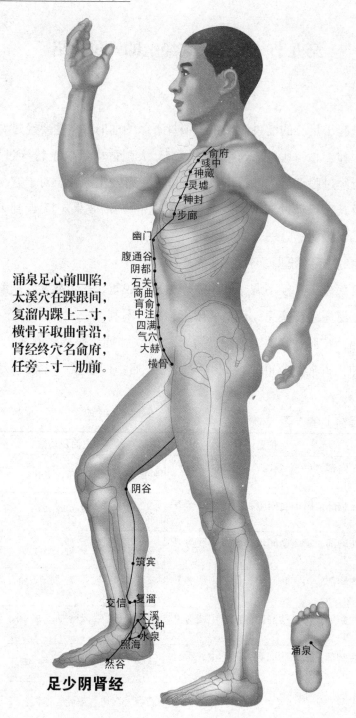

涌泉足心前凹陷，
太溪穴在踝跟间，
复溜内踝上二寸，
横骨平取曲骨沿，
肾经终穴名俞府，
任旁二寸一肋前。

俞府
彧中
神藏
灵墟
神封
步廊
幽门
腹通谷
阴都
石关
商曲
肓俞
中注
四满
气穴
大赫
横骨

阴谷

筑宾

交信　复溜
　　　太溪
　　　大钟
　　　水泉
照海
然谷

涌泉

足少阴肾经

穴位	位置	主治及功效
腹通谷	上腹部，脐中上 5 寸，前正中线旁开 0.5 寸。	腹痛，腹胀，呕吐，心痛，心悸。
阴都	上腹部，脐中上 4 寸，前正中线旁开 0.5 寸。	腹痛，腹胀，便秘，不孕。
石关	上腹部，脐中上 3 寸，前正中线旁开 0.5 寸。	呕吐，腹泻，便秘，不孕。
商曲	上腹部，脐中上 2 寸，前正中线旁开 0.5 寸。	腹痛，泄泻，便秘。
肓俞	腹中部，脐中旁开 0.5 寸。	腹痛，腹胀，呕吐，泄泻，便秘，月经不调，疝气，腰背、脊柱疼痛。
中注	下腹部，脐中下 1 寸，前正中线旁开 0.5 寸。	腹痛，便秘，泄泻，月经不调，痛经。
四满	下腹部，脐中下 2 寸，前正中线旁开 0.5 寸。	月经不调，带下病，遗精，遗尿，疝气，便秘，水肿，腹痛。
气穴	下腹部，脐中下 3 寸，前正中线旁开 0.5 寸。	月经不调，带下病，经闭，月经淋漓不尽或者大量流血不止，泄泻。
大赫	下腹部，脐中下 4 寸，前正中线旁开 0.5 寸。	遗精，阳痿，阴挺，带下。
横骨	下腹部，脐中下 5 寸，前正中线旁开 0.5 寸。	阴部痛，少腹痛，遗精，阳痿，遗尿，小便不通，疝气。
阴谷	在腘窝内侧，屈膝时，半腱肌肌腱与半膜肌肌腱之间。	阳痿，疝痛，月经不调，崩漏，小便难，阴中痛，膝股内侧痛。
筑宾	在小腿内侧，太溪与阴谷的连线上，太溪上 5 寸，腓肠肌肌腹的内下方。	呕吐，疝气，小腿疼痛。
交信	在小腿内侧，太溪直上 2 寸，复溜前 0.5 寸，胫骨内侧缘的后方。	月经不调，月经淋漓不尽或者大量流血不止，女性子宫脱垂，泄泻，便秘。
复溜	在小腿内侧，太溪直上 2 寸，跟腱的前方。	泄泻，肠鸣，水肿，腹胀，腿肿，足痿，盗汗，身热无汗，腰脊强痛。
照海	在足内侧，内踝尖下方凹陷处。	咽喉干燥，失眠，嗜卧，惊恐不宁，目赤肿痛，月经不调，痛经，赤白带下，阴挺，阴痒，疝气，小便频数，不寐，脚气。
水泉	在足内侧，内踝后下方，太溪直下 1 寸，跟骨结节的内侧凹陷处。	月经不调，痛经，女性子宫脱垂，小便不利。

穴位	位置	主治及功效
大钟	在足内侧，内踝下方，跟腱附着部的内侧前方凹陷处。	小便难以排出，膀胱胀痛；遗尿；便秘；气喘；嗜卧；足跟痛。
太溪	在足内侧，内踝后方，内踝尖与跟腱之间的凹陷处。	头痛目眩，咽喉肿痛，牙疼，耳鸣，咳嗽，气喘，胸痛咳血，消渴，月经不调，失眠，健忘，遗精，阳痿，小便频数，腰脊痛，下肢厥冷，内踝肿痛。
然谷	在足内侧缘，足舟骨粗隆下方赤白肉际。	月经不调，子宫脱垂，瘙痒，遗精，小便不利，消渴，泄泻，咽喉肿痛。
涌泉	在足底部，卷足时足前部凹陷处，约第2、3趾趾缝纹头端与足跟连线的前1/3与后2/3交点上。	头顶痛，头晕，眼花，咽喉痛，舌干，失音，小便不利，大便难，小儿惊风，足心热，癫疾，霍乱转筋，昏厥。

第十节　心包经及其经上的穴位介绍

1. 心包经简介

心包经起于乳头外侧的天池穴，止于中指尖端的中冲穴，主要经过心、胸和胃，从胸走至上肢内侧面的中间，入手掌止于中指端。心包经上的穴位对于它所经过脏腑，及其循行经过部位的疾病都有很好的调治效果。19点到21点，心包经的经气最盛。

2. 心包经主要调理以下疾患

心胸疾患：咳嗽，气喘，胸闷，胸痛，心痛，心悸，心烦。

神志疾患：发狂，昏厥。

其他：乳腺炎，胃痛，呕吐，中风，眩晕，胸背及肘臂肌肉紧张、抽动或疼痛，掌心发热等症。

3. 心包经上的重要穴位

穴位	位置	主治及功效
天池	在胸部，第4肋间隙，乳头外1寸，前正中线旁开5寸。	咳嗽，气喘，乳痛，乳汁少，胸闷，胁肋胀痛，颈部淋巴结肿大或者结核。

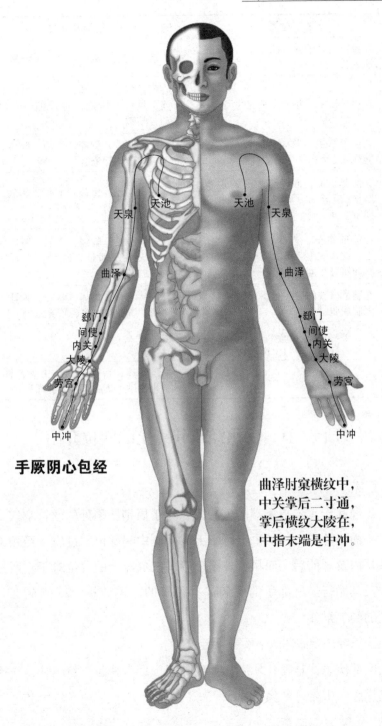

天池　天池

天泉　天泉

曲泽　曲泽

郄门　郄门

间使　间使

内关　内关

大陵　大陵

劳宫　劳宫

中冲　中冲

手厥阴心包经

曲泽肘窠横纹中，
中关掌后二寸通，
掌后横纹大陵在，
中指末端是中冲。

穴位	位置	主治及功效
天泉	在臂内侧，腋前纹头下2寸，肱二头肌的长、短头之间。	心痛，咳嗽，胸胁胀痛，手臂痛。
曲泽	在肘横纹中，肱二头肌腱的尺侧缘。	心痛，善惊，心悸，胃疼，呕吐，转筋，热病，烦躁，肘臂痛，上肢颤动，咳嗽。
郄门	在前臂掌侧，曲泽与大陵的连线上，腕横纹上5寸。	心痛，心悸，胸痛，心烦，咳血，呕血，衄血，疔疮。
间使	在前臂掌侧，曲泽与大陵的连线上，腕横纹上3寸，掌长肌腱与桡侧腕屈肌腱之间。	心痛，心悸，胃痛，呕吐，热病，烦躁，疟疾，肘挛，臂痛。
内关	在前臂掌侧，当曲泽与大陵的连线上，腕横纹上2寸，掌长肌腱与桡侧腕屈肌腱之间。	心痛，心悸，胸痛，胃痛，呕吐，呃逆，失眠，郁证，眩晕，中风，偏瘫，肘臂挛痛。
大陵	在腕掌横纹的中点处，掌长肌腱与桡侧腕屈肌腱之间。	心痛，心悸，胃痛，呕吐，惊悸，胸胁痛，腕关节疼痛，嬉笑悲恐。
劳宫	在手掌心，第2、3掌骨之间偏于第3掌骨，握拳屈指的中指尖处。	中风昏迷，中暑，心痛，口疮，口臭，鹅掌风。
中冲	在手中指末节尖端中央。	中风昏迷，舌强不语，中暑，昏厥，小儿惊风，热病，舌下肿痛。

第十一节　三焦经及其经上的穴位介绍

1. 三焦经简介

三焦经起于无名指末端的关冲穴，止于眉梢凹陷处的丝竹空穴，主要经过头面、耳、曰，从手上行于上肢外侧中间部位，过肩，经颈部上行联系耳内及耳前后、面颊、外眼角等。三焦经上的穴位对于它所经过脏腑，及其循行经过部位的疾病都有很好的调治效果。21点到23点，三焦经的经气最盛。

2. 三焦经主要调理以下疾患

头面部疾患：耳鸣，牙疼，咽喉肿痛，目赤肿痛，脸颊肿，头痛。

热疾患：中暑，疟疾。

其他：腹胀，水肿，遗尿，小便不畅，耳后、肩臂肘部外侧疼痛等症。

3. 三焦经上的重要穴位

穴位	位置	主治及功效
耳和髎	在头侧部，鬓发后缘，平耳廓根之前方，颞浅动脉的后缘。	头痛，耳鸣，牙关紧闭，口眼歪斜。
丝竹空	在面部，眉梢凹陷处。	头痛，目眩，目赤痛，眼睑跳动，牙疼。
耳门	在面部，耳屏上切迹的前方，下颌骨髁状突后缘，张口的凹陷处。	耳鸣，耳聋，牙疼，颈颌痛。
角孙	在头部，折耳廓向前，耳尖直上入发际处。	耳部肿痛，目赤肿痛，目翳，牙疼，唇燥，项强，头痛。
颅息	在头部，角孙与翳风之间，沿耳轮连线的上、中1/3的交点处。	小儿惊风，头痛，耳鸣。
瘛脉	在头部，耳后乳突中央，当角孙与翳风之间，沿耳轮连线的中、下1/3的交点处。	耳鸣，小儿惊风，头痛。
翳风	在耳垂后方，当乳突与下颌角之间的凹陷处。	耳鸣，口眼歪斜，牙关紧闭，颊肿，瘰疬。
天牖	在颈侧部，乳突的后下方，平下颌角，胸锁乳突肌的后缘。	头痛；脖子僵硬，活动不灵，疼痛；眼睛痛；颈部淋巴结肿大或者结核；脸部肿。
天髎	在肩胛部，肩井与曲垣的中间，肩胛骨上角处。	肩臂痛；脖子僵硬，活动不灵，疼痛。
肩髎	在肩部，肩髃后方，当臂外展时，于肩峰后下方呈现凹陷处。	臂痛，肩重不能举。
臑会	在臂外侧，肘尖与肩髎的连线上，肩髎下3寸，三角肌的后下缘。	甲状腺肿大；颈部淋巴结肿大或者结核；上肢乏力，握物无力，疼痛不能活动。
消泺	在臂外侧，清冷渊与臑会连线中点处。	头痛，脖子僵硬，牙疼，肩臂痛。
清冷渊	在臂外侧，屈肘时，肘尖直上2寸，即天井上1寸。	头痛，眼睛痛，胁痛，肩臂痛。
天井	在臂外侧，屈肘时，肘尖直上1寸凹陷处。	偏头痛，颈部淋巴结肿大或者结核，胳膊肘和手臂疼痛。

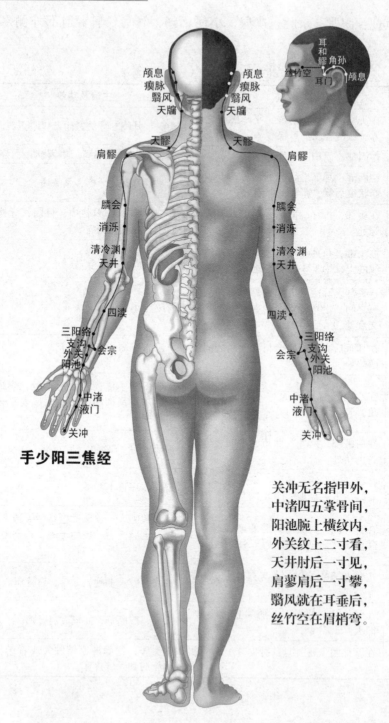

手少阳三焦经

关冲无名指甲外,
中渚四五掌骨间,
阳池腕上横纹内,
外关纹上二寸看,
天井肘后一寸见,
肩蓼肩后一寸攀,
翳风就在耳垂后,
丝竹空在眉梢弯。

穴位	位置	主治及功效
四渎	在前臂背侧，阳池与肘尖的连线上，肘尖下 5 寸，尺骨与桡骨之间。	突发性喉咙不能发出声音；牙疼；咽喉肿痛；偏头痛；上肢乏力，疼痛不能活动。
三阳络	在前臂背侧，腕背横纹上 4 寸，尺骨与桡骨之间。	突发性失语；牙疼；上肢乏力，握物无力，疼痛不能活动。
会宗	在前臂背侧，腕背横纹上 3 寸，支沟尺侧，尺骨的桡侧缘。	耳鸣；上肢乏力，握物无力，疼痛不能活动。
支沟	在前臂背侧，阳池与肘尖的连线上，腕背横纹上 3 寸，尺骨与桡骨之间。	暴喑，耳鸣，肩背酸痛，胁肋痛，呕吐，便秘，热病。
外关	在前臂背侧，阳池与肘尖的连线上，腕背横纹上 2 寸，尺骨与桡骨之间。	热病，头痛，颊痛，耳鸣，目赤肿痛，胁肋痛，肩背痛，肘臂屈伸不利，手指疼痛，手颤。
阳池	腕背横纹中，指总伸肌腱的尺侧缘凹陷处。	腕痛，肩臂痛，疟疾，消渴，口干，咽喉肿痛。
中渚	在手背部，环指本节（掌指关节）的后方，第 4、5 掌骨间凹陷处。	头痛，目眩，目赤，目痛，耳鸣，喉痹，肩背肘臂酸痛，手指不能屈伸，脊膂痛，热病。
液门	在手背部，第 4、5 指间，指蹼缘后方赤白肉际处。	头痛，眼睛红，咽喉肿痛，疟疾。
关冲	在手环指末节尺侧，距指甲角 0.1 寸。	头痛，目赤，耳鸣，咽喉肿痛，舌强，热病，心烦。

第十二节　胆经及其经上的穴位介绍

1. 胆经简介

胆经起于外眼角的瞳子髎穴，止于四趾末端的足窍阴穴，主要经过头目、耳、咽喉、肝胆，循行于身体两侧，从头到胸、腹、大腿、膝盖、小腿，最后直达双脚。胆经上的穴位对于它所经过脏腑，及其循行经过部位的疾病都有很好的调治效果。23 点到凌晨 1 点，胆经的经气最盛。

2. 胆经主要调理以下疾患

肝胆疾患：口苦，黄疸，胁肋疼痛。

妇科疾患：月经不调，崩漏，白带异常，闭经，子宫脱垂，乳腺炎。

头面部疾患：目眩，头痛，头晕，近视，牙疼，口眼歪斜。

其他：疟疾，缺盆部（锁骨窝）肿痛，腋下肿，肩背部、胸、肋骨两侧及下肢外侧痛，足外侧发热、疼痛等症。

3. 胆经上的重要穴位

穴位	位置	主治及功效
瞳子髎	在面部，目外眦旁，眶外侧缘处。	头痛，目赤，目痛，怕光羞明，迎风流泪，远视不明，目翳。
听会	在面部，耳屏间切迹的前方，下颌骨髁突的后缘，张口有凹陷处。	耳鸣，流脓，牙疼，下颌脱臼，口眼歪斜，面痛，头痛。
上关	在耳前，下关直下，颧弓的上缘凹陷处。	耳鸣，偏头痛，口角歪斜，牙关紧闭，牙疼，面部疼痛。
颔厌	在头部鬓发上，头维与曲鬓弧形连线的上 1/4 与下 3/4 交点处。	偏头痛，眩晕，牙疼，耳鸣，口角歪斜。
悬颅	在头部鬓发上，头维与曲鬓弧形连线的中点处。	偏头痛，眼睛红肿疼痛，牙疼，面部肿，流鼻血，流脓黄鼻涕。
悬厘	在头部鬓发上，头维与曲鬓弧形连线的上 3/4 与下 1/4 交点处。	偏头痛，眼睛红肿疼痛，耳鸣，牙疼，脸部疼痛。
曲鬓	在头部，耳前鬓角发际后缘的垂线与耳尖水平线交点处。	偏头痛，下巴、面颊肿，眼睛红肿疼痛，突发性失语，牙关紧闭。
率谷	在头部，耳尖直上入发际 1.5 寸，角孙直上方。	偏头痛，或者头部正中疼痛，眩晕，耳鸣，小儿抽风。
天冲	在头部，耳根后缘直上入发际 2 寸，率谷后 0.5 寸。	头痛，耳鸣，牙龈肿痛。
浮白	在头部，耳后乳突的后上方，天冲与完骨的弧形连线的中 1/3 与上 1/3 交点处。	头痛，耳鸣，眼睛疼痛，甲状腺肿大。
头窍阴	在头部，耳后乳突的后上方，天冲与完骨的弧形连线的中 1/3 与下 1/3 交点处。	耳鸣，头痛，眩晕，脖子僵硬疼痛。
完骨	在头部，耳后乳突的后下方凹陷处。	头痛，脖子僵硬疼痛，失眠，牙疼，口角歪斜，牙关紧闭，面颊肿，疟疾。

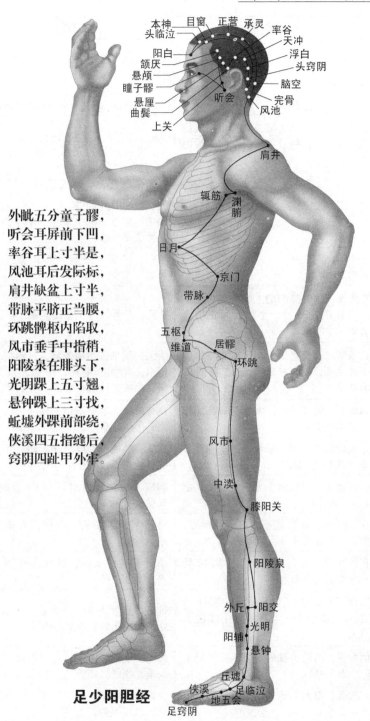

本神 目窗 正营 承灵 率谷
头临泣 天冲
阳白 浮白
颔厌 头窍阴
悬颅 脑空
瞳子髎 完骨
悬厘 听会 风池
曲鬓
上关
肩井
辄筋 渊腋
日月
京门
带脉
五枢 居髎
维道 环跳
风市
中渎
膝阳关
阳陵泉
外丘 阳交
阳辅 光明
悬钟
丘墟
侠溪 足临泣
地五会
足窍阴

外眦五分瞳子髎，
听会耳屏前下凹，
率谷耳上寸半是，
风池耳后发际标，
肩井缺盆上寸半，
带脉平脐正当腰，
环跳髀枢内陷取，
风市垂手中指稍，
阳陵泉在腓头下，
光明踝上五寸翘，
悬钟踝上三寸找，
蚯墟外踝前部绕，
侠溪四五指缝后，
窍阴四趾甲外牢。

足少阳胆经

穴位	位置	主治及功效
本神	在头部，前发际上 0.5 寸，神庭旁开 3 寸，神庭与头维连线的内 2/3 与外 1/3 交点处。	头痛，眩晕，眼睛红肿疼痛，中风昏迷。
阳白	在前额部，瞳孔直上，眉上 1 寸。	头痛，目眩，目痛，外眦疼痛，雀目。
头临泣	该穴位于人体的头部，瞳孔直上入前发际 0.5 寸，神庭穴与头维穴连线的中点处。	头痛，目眩，目赤痛，流泪，目翳，鼻塞，鼻渊，耳聋，小儿惊痫，热病。
目窗	在头部，前发际上 1.5 寸，头正中线旁开 2.25 寸。	眼睛红肿疼痛，视物模糊，青光眼，鼻塞，头痛，眩晕。
正营	在头部，前发际上 2.5 寸，头正中线旁开 2.25 寸。	头痛，眩晕，脖子僵硬，牙疼，嘴唇突然僵硬疼痛。
承灵	在头部，前发际上 4 寸，头正中线旁开 2.25 寸。	头痛，眩晕，眼睛疼痛，鼻塞，流鼻血。
脑空	在头部，枕外隆凸的上缘外侧，头正中线旁开 2.25 寸，平后发际正中直上 2.5 寸的位置。	头痛，眩晕，脖子僵硬疼痛。
风池	在项部，枕骨之下，与风府相平，胸锁乳突肌与斜方肌上端之间的凹陷处。	头痛，眩晕，颈项强痛，目赤痛，目泪出，鼻渊，鼻衄，中风，口眼歪斜，疟疾，热病，感冒。
肩井	在肩上，前直乳中，大椎与肩峰端连线的中点上。	肩背痹痛，手臂不举，颈项强痛，乳痛，中风，难产。
渊腋	在侧胸部，举臂，腋中线上，腋下 3 寸，第 4 肋间隙中。	胸满，胁痛，上肢不能运动，手臂不能够抬举，或者抬举时会疼痛。
辄筋	在侧胸部，渊腋前 1 寸，平乳头，第 4 肋间隙中。	胸满，胁痛，呕吐，口中泛酸水，气喘。
日月	在上腹部，乳头直下，第 7 肋间隙，前正中线旁开 4 寸。	胁肋疼痛，胀满，呕吐，吞酸，呃逆，黄疸。
京门	在侧腰部，章门后 1.8 寸，第 12 肋骨游离端的下方。	小便不利，水肿，腹胀，腹泻，肠鸣，呕吐，腰痛，胁痛。
带脉	在侧腹部，章门下 1.8 寸，第 11 肋骨游离端下方垂线与脐水平线的交点上。	带下，月经不调，子宫脱垂，闭经，疝气，小腹痛，胁痛，腰痛。
五枢	侧腹部，髂前上棘的前方，横平脐下 3 寸处。	腹痛，便秘，带下，月经不调，子宫脱垂，疝气。
维道	侧腹部，髂前上棘的前下方，五枢前下 0.5 寸。	少腹痛，便秘，子宫脱垂，带下，疝气，月经不调。

穴位	位置	主治及功效
居髎	在髋部，髂前上棘与股骨大转子最凸点连线的中点处。	腰痛，下肢无力，行走不便或者疼痛，疝气。
环跳	在股外侧部，侧卧屈股，股骨大转子最凸点与骶管裂孔连线的外 1/3 与中 1/3 交点处。	腰胯疼痛，半身不遂，下肢痿痹，遍身风疹，挫闪腰疼，膝踝肿痛不能转侧。
风市	在大腿外侧部的中线上，腘横纹上 7 寸，或直立垂手时，中指尖处。	中风半身不遂，下肢痿痹、麻木，遍身瘙痒，脚气。
中渎	在大腿外侧，风市下 2 寸，或腘横纹上 5 寸，股外侧肌与股二头肌之间。	下肢无力，行走不便或者疼痛，半身不遂，脚气。
膝阳关	膝外侧，股骨外上髁上方的凹陷处。	半身不遂，膝盖肿痛僵硬，小腿麻木，脚气。
阳陵泉	在小腿外侧，腓骨小头前下方凹陷处。	半身不遂，下肢痿痹、麻木，膝肿痛，脚气，胁肋痛，口苦，呕吐，黄疸，小儿惊风，破伤风。
阳交	在小腿外侧，外踝尖上 7 寸，腓骨后缘。	胸胁胀满，下肢无力，行走不便，或者疼痛。
外丘	在小腿外侧，外踝尖上 7 寸，腓骨前缘，平阳交。	胸胁胀满，脖子僵硬疼痛，下肢无力，行走不便或者疼痛。
光明	在小腿外侧，外踝尖上 5 寸，腓骨前缘。	目痛，夜盲，乳胀痛，膝痛，下肢痿痹，颊肿。
阳辅	在小腿外侧，外踝尖上 4 寸，腓骨前缘稍前方。	偏头痛，外眼角痛，咽喉肿痛，腋下肿痛，胸胁胀痛，颈部淋巴结肿大或者结核，下肢无力，行走不便或者疼痛，脚气，发烧恶寒。
悬钟	在小腿外侧，外踝尖上 3 寸，腓骨前缘。	半身不遂，颈项强痛，胸腹胀满，胁肋疼痛，膝腿痛，脚气，腋下肿。
丘墟	外踝的前下方，趾长伸肌腱的外侧凹陷处。	颈项痛，腋下肿，胸胁痛，下肢痿痹，外踝肿痛，疟疾，疝气，目赤肿痛，目生翳膜，中风偏瘫。
足临泣	在足背外侧，足 4 趾本节（第 4 趾关节）的后方，小趾伸肌腱的外侧凹陷处。	头痛，目外眦痛，目眩，乳痈，瘰疬，胁肋痛，疟疾，中风偏瘫，痹痛不仁，足跗肿痛。
地五会	在足背外侧，足 4 趾本节（第 4 趾关节）的后方，第 4、5 趾骨之间，小趾伸肌腱的内侧缘。	头痛，眼睛红肿，耳鸣，乳痈，乳胀，胁肋胀痛，脚背肿痛。

穴位	位置	主治及功效
侠溪	在足背外侧，第 4、5 趾间，趾蹼缘后方赤白肉际处。	头痛，眩晕，眼睛红肿疼痛，耳鸣，胸胁胀痛，乳痛，发热。
足窍阴	在第 4 趾末节外侧，距趾甲角 0.1 寸。	眼睛红肿疼痛，耳鸣，咽喉肿痛，头痛，失眠，多梦，胁痛，脚背肿痛，发热。

第十三节　肝经及其经上的穴位介绍

1. 肝经简介

肝经起于足大趾外侧的大敦穴，止于胸部的期门穴，主要经过肝胆、脾胃和生殖系统，从足沿大腿内侧到胸腹部。肝经上的穴位对于它所经过脏腑，及其循行经过部位的疾病都有很好的调治效果。凌晨 1 点到 3 点，肝经的经气最盛。

2. 肝经主要调理以下疾患

肝胆疾患：胸胁疼痛，黄疸，肝脾肿大。

脾胃疾患：腹痛，腹胀，腹泻，肠鸣，呕吐。

妇科疾患：月经不调，痛经，闭经，白带异常，崩漏，子宫脱垂，乳腺炎。

其他：腰痛，呃逆，遗尿，小便不利，疝气，小腹肿等症。

3. 肝经上的重要穴位

穴位	位置	主治及功效
期门	在胸部，乳头直下，第 6 肋间隙，前正中线旁开 4 寸。	胸胁胀满疼痛，呕吐，呃逆，吞酸，腹胀，泄泻，饥不欲食，胸中热，咳喘，疟疾，伤寒热入血室。
章门	在侧腹部，第 11 肋游离端的下方。	腹痛，腹胀，肠鸣，泄泻，呕吐，神疲肢倦，胸胁痛，黄疸，小儿疳积，腰脊痛。
急脉	在耻骨结节的外侧，气冲外下腹股沟股动脉搏动处，前正中线旁开 2.5 寸。	疝气，小腹痛，子宫脱垂，外阴肿痛，阴茎痛。

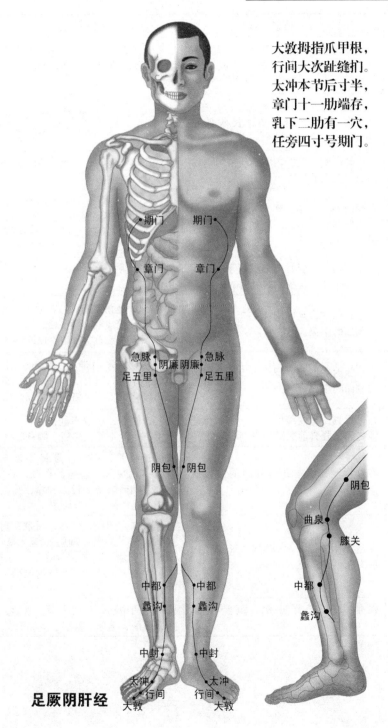

大敦拇指爪甲根，
行间大次趾缝扪。
太冲本节后寸半，
章门十一肋端存，
乳下二肋有一穴，
任旁四寸号期门。

足厥阴肝经

穴位	位置	主治及功效
阴廉	在大腿内侧，气冲直下 2 寸，大腿根部，耻骨结节的下方，长收肌的外缘。	月经不调，带下，小腹胀痛。
足五里	在大腿内侧，气冲直下 3 寸，大腿根部，耻骨结节的下方，长收肌的外缘。	小便不利，小腹胀痛，遗尿，带下，阴囊湿痒，睾丸肿痛，子宫脱垂。
阴包	在大腿内侧，股骨内上髁上 4 寸，股内肌与缝匠肌之间。	月经不调，遗尿，小便不利，腰骶痛牵引小腹痛。
曲泉	在膝内侧，屈膝，膝关节内侧端，股骨内侧髁的后缘，半腱肌、半膜肌止端的前缘凹陷处。	月经不调，痛经，白带，阴挺，阴痒，产后腹痛，遗精，阳痿，疝气，小便不利，头痛，目眩，膝膑肿痛，下肢痿痹。
膝关	在小腿内侧，胫骨内髁的后下方，阴陵泉后 1 寸，腓肠肌内侧头的上部。	膝盖和大腿疼痛，下肢无力、行走不便。
中都	在小腿内侧，足内踝尖上 7 寸，胫骨内侧面的中央。	疝气，月经淋漓不尽或大量流血不止，产后淤血排不尽，腹痛，泄泻，胁痛，下肢无力、行走不便或疼痛。
蠡沟	在小腿内侧，足内踝尖上 5 寸，胫骨内侧面的中央。	月经不调，赤白带下，阴挺，阴痒，疝气，小便不利，睾丸肿痛，小腹痛，腰背拘急不可俯仰，胫部酸痛。
中封	在足背侧，足内踝前，商丘与解溪连线之间，胫骨前肌腱的内侧凹陷处。	疝气，腹痛，小便不利，遗精，下肢无力、行走不便或疼痛，脚背肿痛。
太冲	在足背侧，第 1 跖骨间隙的后方凹陷处。	头痛，眩晕，疝气，月经不调，遗尿，小儿惊风，胁痛，腹胀，黄疸，呕逆，咽痛嗌干，目赤肿痛，膝股内侧痛，足跗肿，下肢痿痹。
行间	在足背侧，第 1、2 趾间，趾蹼缘的后方赤白肉际处。	月经过多，闭经，痛经，白带，阴中痛，遗尿，疝气，胸胁满痛，呃逆，咳嗽，头痛，眩晕，目赤痛，青盲，中风，失眠，膝肿，下肢内侧痛，足跗肿痛。
大敦	在足大趾末节外侧，距趾甲角0.1 寸。	疝气，阴中痛，月经不调，血崩，尿血，癃闭，遗尿，淋疾，少腹痛。

第十四节　任脉及其经上的穴位介绍

1. 任脉简介

任脉起于会阴部的会阴穴，止于下唇外正中的承浆穴，任脉从腹内胞宫起，出会阴向前沿着前正中线上行至咽喉部，上行环绕口唇。任脉上的穴位对于它所经过脏腑，及其循行经过部位的疾病都有很好的调治效果。

2. 任脉主要调理以下疾患

妇科疾患：月经不调，崩漏，闭经，外阴瘙痒，不孕，产后恶露不尽，白带异常。

生殖泌尿系统疾患：遗精，阳痿，不育，小便不利，遗尿，尿频，尿血。

其他：胃痛，呕吐，咳嗽，气喘，胸痛，咽喉肿痛，腹泻，腹痛，腹胀，痢疾，脱肛，便血，疝气，水肿。

3. 任脉上的重要穴位

穴位	位置	主治及功效
承浆	在面部，颏唇沟的正中凹陷处。	口眼歪斜，唇紧，面肿，牙疼，齿龋，龈肿，流涎，口舌生疮，暴暗不言，消渴嗜饮，小便不禁。
廉泉	在颈部，前正中线上，结喉上方，舌骨上缘凹陷处。	舌下肿痛，舌根急缩，舌纵涎出，舌强，中风失语，舌干口燥，口舌生疮，暴暗，喉痹，聋哑，咳嗽，哮喘，消渴，食不下。
天突	在颈部，前正中线上胸骨上窝中央。	咳嗽，哮喘，胸中气逆，咯唾脓血，咽喉肿痛，暴暗，瘿气，噎嗝，梅核气。
璇玑	在胸部，前正中线上，天突下1寸。	咳嗽，气喘，胸痛，咽喉肿痛，胃中积滞。
华盖	在胸部，前正中线上，平第1肋间。	咳嗽，气喘，胸痛，咽喉肿痛。
紫宫	在胸部，前正中线上，平第2肋间。	咳嗽，气喘，胸痛，胸闷。

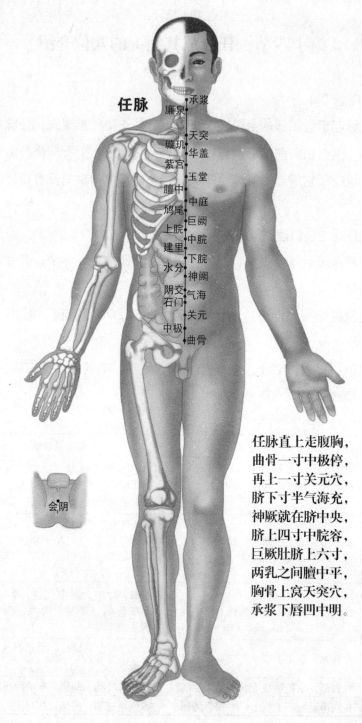

任脉

承浆
廉泉
天突
璇玑
华盖
紫宫
玉堂
膻中
中庭
鸠尾
巨阙
上脘
中脘
建里
下脘
水分
神阙
阴交
气海
石门
关元
中极
曲骨

会阴

任脉直上走腹胸，
曲骨一寸中极停，
再上一寸关元穴，
脐下寸半气海充，
神阙就在脐中央，
脐上四寸中脘容，
巨阙肚脐上六寸，
两乳之间膻中平，
胸骨上窝天突穴，
承浆下唇凹中明。

穴位	位置	主治及功效
玉堂	在胸部，前正中线上，平第3肋间。	胸痛，胸闷，咳嗽，气喘，呕吐。
膻中	在胸部，前正中线上，平第4肋间，两乳头连线的中点。	咳嗽，气喘，咯唾脓血，胸痹心痛，心悸，心烦，产妇少乳，噎嗝，膨胀。
中庭	在胸部，前正中线上，平第5肋间，即胸剑结合部。	胸胁胀痛，心痛，呕吐，小儿吐乳。
鸠尾	在上腹部，前正中线上，胸剑结合部下1寸。	胸闷，心悸，心痛，打嗝，呕吐，腹胀。
巨阙	在上腹部，前正中线上，脐中上6寸。	胃痛，呕吐，吞酸，胸痛，心悸。
上脘	在上腹部，前正中线上，脐中上5寸。	胃痛，呕吐，吞酸，腹胀，消化不良，黄疸。
中脘	在上腹部，前正中线上，脐中上4寸。	胃脘痛，腹胀，呕吐，呃逆，翻胃，吞酸，食不化，疳积，膨胀，黄疸，肠鸣，泄利，便秘，便血，胁下坚痛，虚劳吐血，哮喘，头痛，失眠，惊悸，怔忡，脏躁，惊风，产后血晕。
建里	在上腹部，前正中线上，脐中上3寸。	胃痛，腹胀，肠鸣，呕吐，食欲不振，水肿。
下脘	在上腹部，前正中线上，脐中上2寸。	腹痛，腹胀，食谷不化，消化不良，呕吐，泄泻，消瘦。
水分	在上腹部，前正中线上，脐中上1寸。	腹痛，泄泻，翻胃吐食，水肿，腹胀，小便不利。
神阙	在腹中部，脐中央。	中风虚脱，四肢厥冷，形惫体乏，绕脐腹痛，水肿鼓胀，脱肛，泄利，便秘，小便不禁，妇女不孕。
阴交	在下腹部，前正中线上，脐中下1寸。	腹痛，水肿，泄泻，月经不调，带下，疝气。
气海	在下腹部，前正中线上，脐中下1.5寸。	绕脐腹痛，水肿鼓胀，脘腹胀满，水谷不化，大便不通，泻痢不禁，癃淋，遗尿，遗精，阳痿，疝气，月经不调，痛经，经闭，崩漏，带下，阴挺，产后恶露不止，胞衣不下，脏气虚惫，形体羸瘦，四肢乏力。

穴位	位置	主治及功效
石门	在下腹部，前正中线上，脐中下2寸。	小便不利，遗精，阳痿，带下，月经淋漓不尽或者月经过多，产后淤血排不尽，疝气，腹痛，腹胀，水肿，泄泻。
关元	在下腹部，前正中线上，脐中下3寸。	中风脱证，虚劳冷惫，羸瘦无力，少腹疼痛，霍乱吐泻，痢疾，脱肛，疝气，便血，溺血，小便不利，尿频，尿闭，遗精，白浊，阳痿，早泄，月经不调，经闭，经痛，赤白带下，阴挺，崩漏，阴门瘙痒，恶露不止，胞衣不下，消渴，眩晕。
中极	在下腹部，前正中线上，脐中下4寸。	小便不利，阳痿，早泄，遗精，白浊，疝气偏坠，积聚疼痛，月经不调，阴痛，阴痒，痛经，带下，崩漏，阴挺，产后恶露不止，胞衣不下，水肿。
会阴	在会阴部，男性在阴囊根部与肛门连线的中点；女性在大阴唇后联合与肛门连线的中点。	小便不利，遗尿，遗精，阳痿，月经不调，阴部疼痛，阴部瘙痒，痔疮，脱肛，溺水，窒息。
曲骨	在下腹部，前正中线上，耻骨联合上缘的中点处。	月经不调，痛经，带下，小便不利，遗尿，遗精，阳痿，阴囊湿疹。

第十五节　督脉及其经上的穴位介绍

1. 督脉简介

督脉起于会阴部的长强穴，止于上唇的龈交穴，督脉从小腹内的胞中起，向后上行于脊柱内侧，进入脑内行至头顶，沿着前额下行到上唇内。督脉上的穴位对于它所经过脏腑，及其循行经过部位的疾病都有很好的调治效果。

2. 督脉主要调理以下疾患

神志疾患：发狂，小儿惊风，癫病，中风。

妇科疾患：月经不调，白带异常，痛经，闭经，不孕。

生殖泌尿系统疾患：不孕，遗精，阳痿，小便频繁。

其他：腹泻，痢疾，便血，便秘，痔疮，脱肛，腰脊痛，黄疸，咳嗽气喘，发热头痛，眩晕，耳鸣。

3. 督脉上的重要穴位

穴位	位置	主治及功效
龈交	在上唇内，唇系带与上齿龈的相接处。	牙龈肿痛，流清涕，鼻血，腰痛，脖子僵硬，痔疮。
兑端	在面部，上唇的尖端，人中沟下端的皮肤与唇的移行部。	口角歪斜，牙龈肿痛，鼻塞，流鼻血，昏厥。
水沟（人中）	在面部，人中沟的上 1/3 与中 1/3 交点处。	昏迷，晕厥，中暑，急慢惊风，鼻塞，鼻衄，风水面肿，牙疼，牙关紧闭，黄疸，消渴，挫闪腰疼。
素髎	在面部，鼻尖的正中央。	鼻塞，流清涕、鼻血，酒糟鼻，眼睛痛，惊厥，昏迷，窒息。
印堂	在面额部，在两眉头连线的中点；正坐，或仰靠，或仰卧取穴。	头痛，眩晕，鼻炎，鼻衄，目赤肿痛，小儿惊风，失眠，面神经麻痹，三叉神经痛，高血压，神经衰弱。
神庭	在头部，前发际正中直上 0.5 寸。	头痛，眩晕，失眠，流清涕，流泪，眼睛痛。
上星	在头部，前发际正中直上 1 寸。	流清涕，流鼻血，眼睛痛，头痛，眩晕，热病，疟疾。
囟会	在头部，前发际正中直上 2 寸（百会前 3 寸）。	头痛，眩晕，流清涕，流鼻血。
前顶	在头部，前发际正中直上 3.5 寸（百会前 1.5 寸）。	头痛，眩晕，中风偏瘫，眼睛红肿疼痛，流清涕。
百会	在头部，前发际正中直上 5 寸，或两耳尖连线中点处。	头痛，眩晕，惊悸，健忘，中风不语，耳鸣，鼻塞，脱肛，痔疾，阴挺，泄泻。
后顶	在头部，后发际正中直上 5.5 寸（脑户上 3 寸）。	头痛，眩晕，脖子僵硬。
强间	在头部，后发际正中直上 4 寸（脑户上 1.5 寸）。	头痛，眩晕，脖子僵硬，失眠。
脑户	在头部，后发际正中直上 2.5 寸，风府上 1.5 寸，枕外隆凸的上缘凹陷处。	头痛，眩晕，脖子僵硬。

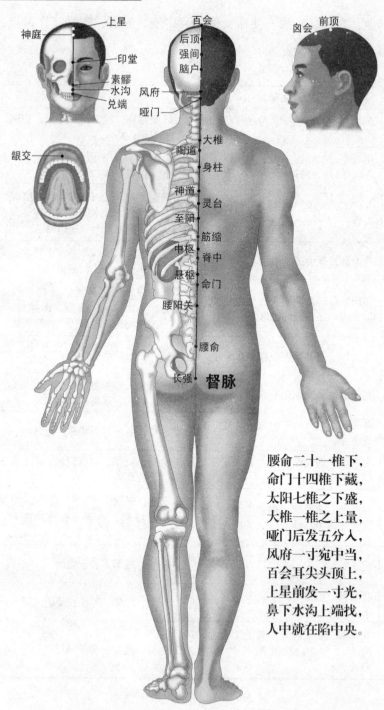

上星
神庭
印堂
素髎
水沟
兑端
龈交

百会
后顶
强间
脑户
风府
哑门

囟会　前顶

大椎
陶道
身柱
神道
灵台
至阳
筋缩
中枢
脊中
悬枢
命门
腰阳关

腰俞

长强　**督脉**

腰俞二十一椎下，
命门十四椎下藏，
太阳七椎之下盛，
大椎一椎之上量，
哑门后发五分入，
风府一寸宛中当，
百会耳尖头顶上，
上星前发一寸光，
鼻下水沟上端找，
人中就在陷中央。

穴位	位置	主治及功效
风府	在项部，后发际正中直上1寸，枕外隆凸直下，两侧斜方肌之间凹陷处。	中风不语，悲恐惊悸，半身不遂，眩晕，颈项强痛，咽喉肿痛，目痛，鼻衄。
哑门	在项部，后发际正中直上0.5寸，第1颈椎下。	舌缓不语，音哑，头重，头痛，颈项强急，脊强反折，中风，衄血，呕吐。
大椎	在后正中线上，第7颈椎棘突下凹陷中。	热病，疟疾，咳嗽，喘逆，骨蒸潮热，项强，肩背痛，腰脊强，角弓反张，小儿惊风，风疹，感冒，畏寒，发热。
陶道	在背部，后正中线上，第1胸椎棘突下凹陷中。	热病，骨蒸潮热，时而不热，疟疾，头痛，脊背僵硬。
身柱	在背部，后正中线上，第3胸椎棘突下凹陷中。	咳嗽，气喘，身热，脊背僵硬、疼痛。
神道	在背部，后正中线上，第5胸椎棘突下凹陷中。	心悸，健忘，小儿惊痫，咳嗽，脊背僵硬、疼痛。
灵台	在背部，后正中线上，第6胸椎棘突下凹陷中。	疔疮，气喘，咳嗽，胃痛，脊背僵硬、疼痛。
至阳	在背部，后正中线上，第7胸椎棘突下凹陷中。	胸胁胀痛，腹痛黄疸，咳嗽气喘，腰背疼痛，脊强，身热。
筋缩	在背部，后正中线上，第9胸椎棘突下凹陷中。	脊柱僵硬，抽搐，胃痛。
中枢	在背部，后正中线上，第10胸椎棘突下凹陷中。	胃病，呕吐，腹满，黄疸，腰背疼痛。
脊中	在背部，后正中线上，第11胸椎棘突下凹陷中。	泄泻，脱肛，痔疮，黄疸，小儿营养不良、面黄肌瘦，饮食不佳。
悬枢	在腰部，后正中线上，第1腰椎棘突下凹陷中。	腹痛，泄泻，肠鸣，腰脊僵硬、疼痛。
命门	在腰部，后正中线上，第2腰椎棘突下凹陷中。	虚损腰痛，脊强反折，遗尿，尿频，泄泻，遗精，白浊，阳痿，早泄，赤白带下，滑胎，五劳七伤，头晕耳鸣，惊恐，手足逆冷，不孕，月经不调。
腰阳关	在腰部，后正中线上，第4腰椎棘突下凹陷中。	腰骶疼痛，下肢痿痹，月经不调，赤白带下，遗精，阳痿，便血。

穴位	位置	主治及功效
腰俞	在骶部，后正中线上，适对骶管裂孔。	腰脊僵硬疼痛，下肢无力、行走不便或者疼痛，月经不调，痔疮，脱肛，便秘。
长强	在尾骨端下，尾骨端与肛门连线的中点处。	泄泻，痢疾，便秘，便血，痔疾，脊强反折，阴部湿痒，腰脊、尾骶部疼痛。

第四章 白血病

　　白血病是一种造血系统恶性肿瘤。其特征为造血系统中白细胞系列在质和量方面异常增生。这种异常白细胞称为白血病细胞，它已丧失细胞的正常功能并有成熟障碍。白血病细胞在体内大量增生积蓄，可广泛浸润骨髓、肝、脾、淋巴结等造血组织和血液中，并且浸润其他脏器，进一步导致造血功能的损害，使受浸润脏器结构破坏和功能失调并且出现全身抵抗力降低。白血病是我国常见的恶性肿瘤之一，占各种恶性肿瘤的第6~7位，在儿童恶性肿瘤中列居首位。白血病可发生于任何年龄，各种白血病患者数量男性均高于女性。我国急性白血病多于慢性，成人以急粒居首位，儿童中急淋占首位。白血病在中国医学中属于"虚劳"、"温病"、"血证"、"痞积"、"恶核"等病的范畴。

1. 急性白血病

　　急性白血病自然病程较短，白血病细胞弥漫地浸润全身各种组织脏器，是引起临床表现的主要病理基础。当正常骨髓受到侵犯，导致造血功能障碍，临床有贫血、出血和继发感染等表现。就诊前病程多数为1~2月。急性白血病的起病约半数发病急骤而半数缓慢，儿童及青年患者起病多急骤，有高热、进行性贫血、显著出血倾向及全身骨、关节疼痛。老年及有些青年也可以缓慢起病，逐步进展，以较长时间的乏力、虚弱、晄白、体重减轻、劳动后气短、食欲不振或体内某处肿胀或疼痛等症状开始。少数病例可以齿龈肿胀、失明、抽搐等为首发症状。急淋患者常以淋巴结肿大或关节疼痛而起病。急淋以虚弱为最早症状，其次是晄白，待发热出现已较晚。急粒则发热、晄白及虚弱同时急骤起病，由于白血病细胞在全身各处有不同程度浸润，加上感染和出血等因素影响，故每个患者首见症状及起病方式可不同。白血病：浸润肝脾可出现肝脾肿大；浸润皮肤和黏膜，可表现为弥散性斑丘疹、红皮病局部结节或肿块，全身性结痂性皮疹、脓疱性皮疹和剥脱性皮炎等。偶可致毛发脱落；浸润神经系统可出现头痛、呕吐、视力模糊、抽搐、视乳头水肿等；浸润骨及关节可致骨痛及关节痛；浸润循环系统可致心肌、心包膜及心内膜的损害，出现心衰、心动过速及心包炎等；浸润消化系统可有胃纳不振、腹胀、腹泻、恶心、呕吐等症状；浸润肾脏可有浮肿、血尿、蛋白尿及管型尿；其他如子宫、卵巢、前列腺、睾丸等均可被浸润，女性患者常有闭经或月经过多，男性患者可有性欲减退等临床表现。本病经正规医院实验室检查一般可确诊。

2. 慢性白血病

慢性白血病的一般表现有三个方面：①由肿大的肝、脾或淋巴结压迫局部器官或白血病细胞组织脏器所引起的症状。因脾肿大出现左上腹坠胀感，如压迫胃部引致食量减少，骨骼和关节受累可有胸骨压痛、关节疼痛等；②进行性贫血引起的㿠白、心悸、眩晕、乏力等。如因血小板减少引起各种出血症状，在疾病晚期尤为显著；③因代谢亢进出现的症状，如发热、盗汗、脉速、体重减轻，以至晚期发生恶病质。本病经正规医院实验室检查可确诊。

案一　急性粒细胞性白血病

马×，农民，34岁。云南省宾川省平川镇人。既往史：初感体倦不适，继则发热、畏寒、骨节疼痛入院治疗，数日后病情加重。1984年5月25日转某医院内科，全血常规：红细胞 1.04×10^{12}/L，白细胞 12.5×10^9/L，血红蛋白64g，骨髓象：原粒细胞32%、早幼粒细胞26%、中幼粒细胞11%。粒细胞增生活跃、原粒细胞较多，部分胞核及胞体畸形，没有空胞形成，红系增减低，全片见巨核细胞 4 个，血小板少见。诊断：急性粒细胞性白细性白血病。经对症治疗无效而转中医诊治。6 月 8 日，患者诉头晕目眩，耳鸣多梦，腰酸乏力，五心烦热，时有牙龈出血，发热（38.9℃），患者面色㿠白无华，肘腿内侧有紫癜，舌淡胖、苔薄白、脉细数；化验血红蛋白 4g/L，血压 12.5/8.26kPa。证属肝肾亏损，气血两虚；治以补益肝肾、益气生血、加抗肿瘤中草药。

处方：黄芪 30 克，白术 5 克，枸杞子 15 克，黄药子 15 克，薏苡仁 50 克，党参 20 克，茯苓 20 克，白花蛇舌草 20 克，日 1 剂。

20 余剂后患者精神好转，已能走动。因胃气渐复，病有起色，于前方中加补肝肾，填精髓之肉苁蓉、熟地、巴戟天、龙葵。续服 20 余剂、紫癜全部吸收，生活已能自理。

3 个月后，患者精神如常，已能上山牧牛。查血象：血红蛋白 8.5 克，红细胞 2.21×10^{12}/L，白细胞 3×10^9/L，中性粒细胞 57%、淋巴细胞 43%、血压 15.5/9.60kPa。饮食、二便、体温均正常，嘱其照前方继续服药，并慎风寒，忌烟酒，避免反复。是年冬月，为减轻家庭困难，患者中断治疗，又不慎淋雨受寒，迅即高热寒战、呕吐、滴水不进，病势转危终于不治而亡。[1]

案二 毛细胞性白血病

杨×，女，52 岁。患者 1989 年初反复外感，头晕乏力，5 月份因腹部剧痛住当地医院，确为毛细胞性白血病。曾先后两次住协和医院，应用瘤可宁、胸腺肽、复合磷酸酯酶、干扰素等治疗，疗效不佳，病情反复，而来我院就诊。见患者轻度贫血外观，心尖区可闻及Ⅱ级收缩期吹风样杂音。肝大肋下 2.0 厘米，剑突下 8.0 厘米，质硬，脾大肋下 14.5 厘米，质硬。白细胞 84.4×10^9/L，毛细胞 86%，骨髓毛细胞

53.5%。血红蛋白 80.1g/L，血小板 50×10^9/L。患者自觉头晕乏力，口干不欲饮。腹胀，夜寐不安，大便不爽，小便正常，两胁下痞块，按之硬，表面光滑，面色黄而少华，质淡黯，苔白脉弦细，拟理气化瘀，解毒为治则，加抗癌中药。

处方：红花 10 克，三棱 12 克，莪术 12 克，桃仁 10 克，香附 12 克，郁金 12 克，当归 12 克，川芎 12 克，鳖甲 20 克，片姜黄 10 克，龙葵 20 克，半枝黄 20 克，白花蛇舌草 20 克，水煎服，日 1 剂。

药进 45 剂，白细胞下降至 82.6×10^9/L，毛细胞下降至 81%，脾脏略有回缩，临床症状头晕乏力等减轻，疗效不显著故仍用上方并试用瘤可宁 1.5~6mg/d，治疗后脾、肝二脏明显回缩，脾脏周边变软，白细胞 15×10^9/L，毛细胞 20~30 升至正常范围，血小板无变化，但临床症状明显加重，头晕乏力，食少腹胀，自汗盗汗，口内乏津，眼鼻干燥，舌质红少津，舌苔白，中间无苔，脉细，属气阴两虚，拟滋阴补肾佐以健脾胃。治以六味地黄汤加减。

处方：黄芪 30 克，山萸肉 15 克，山药 20 克，茯苓 20 克，泽泻 20 克，丹皮 20 克，熟地 20 克，沙参 20 克，大枣 15 克，神曲 20 克，炒白术 20 克。水煎服，日 1 剂，仍用瘤可宁 4 毫克/日。住院 280 天，共用瘤可宁 571.5 毫克。出院时血红蛋白恢复正常范围，白细胞 14×10^9/L，毛细胞 16%，骨髓毛细胞 26.5%，B 超肝大 1.0 厘米，脾大 8.9 厘米，基本症状消失，病情好转出院。[2]

案三　慢性淋巴细胞性白血病

郭×，男，73 岁，干部。因咳喘咳痰反复发作 30 余年，加重 1 月，于 1988 年 7 月 12 日门诊以慢性支气管炎收住院治疗。实验室检查：血红蛋白 119g/L，红细胞 3.2×10^{12}/L，血小板 120×10^9/L，白细胞 11.6 $\times 10^9$/L，中性粒细胞 32%，淋巴细胞 67%；出血时间 1 分钟，凝血时间 1 分 30 秒,西医给予肌注青霉素、链霉素抗感染治疗,1 周后患者咳嗽咳痰减轻。复查血象,结果同前,没有什么变化。遂停用青霉素、链霉素,改用口服螺旋霉素治疗。如此历经 3 月,多次查血象,结果白细胞计数始终在 $12.6 \times 10^9 \sim 14.3 \times 10^9/L$ 之间,中性粒细胞在 19% ~ 32% 之间,淋巴细胞在 67% ~78% 之间。为明确诊断,于 1989 年 1 月作骨髓检查:淋巴细胞增生活跃,除 1% 幼淋外均为成熟淋巴细胞并以小淋巴为主,而这种细胞绝大部分胞浆缺少,胞核发生折痕。粒细胞、红细胞系统明显受抑。诊断为"慢性淋巴细胞性白血病(稳定型)"。西医决定暂不给予其西药治疗,以中药为主治疗,待观察病情变化,准备会诊。

诊断:精神欠佳,神疲乏力,头昏寐差,腰膝酸软,饮食不振,舌质暗、苔薄,脉细。检查:一般情况下,心肺正常,肝脾肋缘下未触及,全身浅表淋巴结不肿大,皮肤黏膜无出血。四诊合参,证属脾肾两虚,气血不足兼瘀毒内停。治宜健脾补肾,益气养血解毒。

处方:党参 12 克,黄芪 15 克,白术 10 克,茯苓 10 克,枸杞 10 克,当归 19 克,丹参 12 克,象贝 10 克,五味子 10 克,炙甘草 10 克,白花蛇舌草 24 克,生地 10 克,熟地 10 克,陈皮 10 克,益母草 12 克。并随证加减:腰痛加桑寄生 15 克、续断 12 克;失眠加炒枣仁 15 克、龙眼肉 10 克;纳差加山楂肉 10 克、葛根 10 克。每日 1 剂,水浓煎,分 2 次温服,3 月为 1 疗程。另以红参 5 克炖服,隔日 1 次。

经治 1 疗程后患者精神、食欲、腰酸痛均好转,药已中病,继服至第 3 个疗程结束,患者白细胞计数降为 $6.8 \times 10^9/L$;中性粒细胞 47%;淋巴细胞 53%;红细胞 $4.16 \times 10^{12}/L$。患者微感头昏寐差外,余症皆失。为巩固疗效,嘱其服药至 6 个疗程结束,查血:血红蛋白 121g/L;红细胞 $3.96 \times 10^{12}/L$;血小板 $130 \times 10^9/L$;白细胞 $7.9 \times 10^9/L$;中性粒细胞 78%,淋巴细胞 21%。获得临床治愈,后追踪随访 2 年余,患者身体健康,未感任何不适,多次查血,各项指标均正常。[2]

案四 急性粒细胞性白血病

熊××，男，58 岁，1988 年 2 月 23 日住院。患者于 1987 年 10 月下旬因感受风寒后，恶寒发热，头痛，胸痛，伴恶心呕吐等，在某县医院住院 7 天，症状无缓解，寒战高热胸痛增重，于 1987 年 11 月 2 日转省某医院住院。经 X 光胸片示：慢性支气管并感染。骨髓象示：急性粒细胞白血病。经用 HCAP 方案化疗 3 个疗程及抗炎、输血等支持治疗，上述症状无减轻。2 月中旬起，患者每晚持续高热（40℃~41℃），寒战、胸痛、咳嗽，痰中带血，神志模糊，大汗淋漓，形体消瘦，小便自遗，该院通知家属病危。经多次抢救治疗，每周输血 2 次（共输 3000 毫升），病情日益加重。于 1988 年 2 月日 1 出院，准备后事，共住院 103 天，出院诊断：急性粒细胞性白血病，慢支并感染。同日转院治疗。症见：神志模糊，面色㿠白，形体消瘦，憎寒壮热，胸痛咳嗽带血，汗出淋漓，大便秘结数日未解，小便自遗，舌质绛苔灰白腻，脉沉细数无力。

体检：体温 39.5℃，呼吸 28 次/分，脉搏 108 次/分，血压 9/6kPa，消瘦，面色㿠白，重度贫血外观，慢性衰竭病容，神志不清，两眼内陷，颈静脉轻度充盈，桶状胸。听诊发现两肺呼吸减弱，两下肺可闻及干湿罗音，心音低钝，肝脾触诊不满意。血红蛋白 50g/L，红细胞 1.95×10^{12}/L，白细胞 2.4×10^9/L，中性粒细胞 32%，淋巴细胞 68%。

此证系邪气久羁，正气耗散，寒郁化火，热入营血，扰乱神明所致。治宜益气生津敛汗，清热凉血解毒。

处方：洋参 10 克，麦门冬 12 克，五味子 6 克，生黄芪 30 克，生地黄 15 克，杭白芍 12 克，粉丹皮 8 克，龙骨牡蛎各 12 克，水牛角粉（浓缩粒）10 克。日 1 剂，水煎 2 次。

服上方 3 剂，体温降至 38.5℃，寒战消失，汗出减轻，神志渐清，大便已解，小便未遗，但仍感咳嗽，咳痰黄稠带血丝，舌苔灰白腻减，脉细数，上方去五味子 6 克，加桑皮 12 克，浙贝 10 克，半枝莲 30 克，继服 4 剂，患者体温正常。胸痛咳嗽均减，神志清楚，精神稍好，能起床活动。

1988 年 3 月 27 日复查血常规明显上升（血红蛋白 70g/L，红细胞 3.4×10^{10}/L，白细胞 6.9×10^9/L，中性粒细胞 83%，淋巴细胞 17%，血小板 98×10^9/L）。此为邪毒已去，正气待复，后以益气生津，滋养肺肾，健脾固本等治疗。药用：生黄芪、漂白术、陈皮、薏米、白芍、麦冬、洋参、半枝莲、熟地等配合调理 2 个多月，诸症消失，精神佳，饮食正常，面色红润，活动如常，于 1988 年 5 月 12 日痊愈出院。出院后能参加轻微劳动及家务。[4]

案五　急性红白血病

高××，男性，39 岁，北京人。因头晕、乏力 1 年，于 1975 年 1 月 12 日入院。患者 1 年前开始出现乏力、头晕，伴面色㿠白。当地医院检查血红蛋白 70g/L，以"贫血待查"住入某县医院，经骨髓穿刺，疑为"再生不良性贫血"，曾用丙酸睾丸酮、力勃龙，硝酸士的宁等药治疗，症状未见改善，血红蛋白继续下降至 65g/L，自动出院，出院后又曾服用中药，效果不显，因症状逐渐加重而再次入院。

入院时体检：体温 36.8℃，脉搏 74 次/分。呼吸 16 次/分，血压 14.7/8.0kPa，贫血，口唇㿠白，皮肤、黏膜未见出血点，全身浅表淋巴结不大，胸骨无压痛，心尖部可闻及Ⅱ级收缩期杂音，肺无异常发现，肝在右季肋下 2 厘米，质中等，无触痛，脾未触及。化验：血红蛋白 65g/L，白细胞 4.6×10^9/L，中性粒细胞 59%，淋巴细胞 39%，单核细胞 2%，血小板 78×10^9/L，网织细胞 0.6%，平均红细胞体积 $111\mu m^3$，平均红细胞血红蛋白量 37pg。

入院后，查肝功能正常，血胆红素正常，血清铁蛋白125μg/L，尿含铁血黄素（－），酸溶血试验（－）；胃液分析：游离酸正常，总酸度稍高。骨髓穿刺，红系增生明显活跃，粒红以0.5:1红系统明显增生，占59.5%，其中原红1.5%，早幼红1.6%，中幼红17.5%，晚幼红24.5%，分裂红增多，可双核红及类巨幼变；粒系增生减低，占31，其中原粒1%，早幼粒3.5%，中幼粒9.5%，晚幼粒5%，杆状1.5%，分叶8.5%，嗜酸晚幼粒1%，嗜酸分叶1%。幼红细胞染色积分为42分，铬51红细胞半衰期为26天，经某医院会诊考虑为红白血病（红血病期）。曾先后应用叶酸、维生素B_{12}、肝精、丙酸睾丸酮、土的宁及多次输血，并采用VP方案5个疗程，效果不著，血红蛋白下降至30～50g/L，白细胞下降至$1.5×10^9$/L，血小板下降至$18×10^9$/L。

1975年12月15日开始，试用抗白丹治疗（雄黄、巴豆去皮、生川乌、乳香、郁金、槟榔、朱砂各等分，大枣肉合丸。若7味药各3克，则用大枣7枚，以此类推）。每晨空腹吞服3丸。

第一天腹泻3次，第二次腹泻9次。因副作用大（主要为腹泻、恶心、上腹部不适，隐痛和食欲减退等，停药后可消失），拒绝继续服用。后经说服，于12月25日再次服用，1周后，血红蛋白稳步上升，自觉状症明显改善，治疗3个月出院，出院时血红蛋白从55g/L上升至126g/L，其间一直未再进行输血。出院后一直坚持服药，出院后1年开始上班，血红蛋白一直维持在120～140g/L。随诊至1982年8月病程已超过8年，此后无血液学方面异常改变。[5]

案六 急性粒细胞性白血病

陈××，男，46岁，农民。1976年8月26日诊。患者于二月前因龋齿合并牙周围脓肿而拔除。此后进行性头昏、心悸，周身疲乏、食欲减退、大便溏薄。半月前出现头痛、咳嗽，发热，畏寒，按感冒治疗未愈，体温逐日上升。检查：高热、体温41.5℃，面色㿠白，精神萎靡，舌红少苔，脉浮无力。化验：血常规：血红蛋白60g/L，白细胞25.6×10⁹/L，中性粒细胞95%，大量幼稚细胞淋巴5%，网织0.5%，骨髓报告：原始粒细胞30%，粒细胞增生极度活跃，全片以粒细胞为主，其中副原粒，早幼粒细胞共占40%左右，此细胞浆呈蓝色，可见明显的紫红色颗粒或缺如，Aues小体多见，红系明显受抑，巨细胞未见。为急性副原粒细胞型白血病髓象。西医诊断：急性粒细胞性白血病。中医诊断：虚劳。证属阳虚发热。治拟甘温除热，补中益气汤主之。

处方：炙黄芪15克，焦白术12克，西党参20克，炙升麻、柴胡各5克，当归身、广陈皮各10克，猪秧秧30克。

连服15剂后，体温逐渐降至正常，精神渐增，食有香味。复化验全血常规：血红蛋白75g/L，白细胞15.2×10⁹/L，中性粒细胞90%，可见幼粒细胞，淋巴细胞10%。骨髓报告：符合急性粒细胞性白血病髓象。[6]

案七　急性粒细胞性白血病

张×，女，42岁。3月来，反复头疼、胸闷。咳嗽、头晕、乏力倦怠、恶心呕吐、牙龈出血、鼻衄、胃疼纳差、便溏溲黄、恶寒发热，常易外感。患者曾于半年前自动流产1次，月经淋漓不断，给予清宫（刮宫）1次，渐至恶露有秽臭味，未间断使用青霉素等抗菌素，治疗无效，仍恶寒发热，曾按肺结核及外感治疗半月余无效，后转院治疗。

检查：神靡、精神紧张、面色㿠白无华、川甲无泽、皮肤巩膜无黄染、颌下淋巴肿大如蛋黄样，可活动。牙龈糜烂肿胀出血、口臭、舌淡红、苔黄腻、颈软无抵抗，右肺呼吸音低，心率快，118次/分，律齐、各瓣膜未闻及病理性杂音。肝肋下一指半，剑下3指半，脾肋缘下可及。

血常规检查：①4 月 30 日：白细胞 $73.5 \times 10^9/L$，中性粒细胞 35%，淋巴细胞 39%，血红蛋白 65g/L，血沉 30mm/h，单核细胞 28%。②5 月 9 日：白细胞 $218.8 \times 10^9/L$，血小板 $71 \times 10^9/L$，血红蛋白 70g/L。③6 月 5 日：白细胞 $36 \times 10^9/L$，血小板 $50 \times 10^9/L$，血红蛋白 75g/L，体温 38.5℃。

治疗：4 月 30 日至 5 月 9 日，抗菌素、维素 B 族、激素，双氢克尿噻、10% 葡萄糖加四环素静滴，另一组液体加氢化可的松静滴。结果分析：疗效不理想。白细胞反而升高，5 月 9 日用化疗，给环磷酰胺 5 次，共 1400 毫克静滴，二溴甘露醇、强的松、维生素 B 族及对症治疗。化疗对骨髓有抑制作用，头晕恶心呕吐，进食则吐、纳差等胃肠道反应强烈，患者表情痛苦。

6 月 5 日至 6 月 8 日，白细胞 $2.5 \times 10^9/L$。血红蛋白 60g/L、血小板 $55 \times 10^9/L$。用药：二溴独露醇 250 毫克、激素、蜂蜡 5 克，2 次/日服，连服 4 天。结果分析：民间传说蜂蜡能治疗白血病。但其疗效如何？此患者是否因服蜂蜡后而使白细胞降至 $2.5 \times 10^9/L$？这很可能是化疗作用。蜂蜡作用即使有，也不会有这么强的力量，有待验证。

6 月 8 日至 6 月 12 日，白细胞 $1.12 \times 10^9/L$，血红蛋白 55g/L，血小板 $30 \times 10^9/L$。用药：激素，维生素 B 族，辅酶 A 及 10% 葡萄糖静滴，输血 3 次，共 600 毫升。结果分析：白细胞的变化是化疗作用。蜂蜡也起一定作用，5 天内输血 3 次，白细胞升高，血红蛋白 55g/L，血小板降至 $30 \times 10^9/L$，说明化疗继续起作用。最后一次化疗 5 月 31 日至 6 月 7 日，6 月 12 日报病危，始服中药汤剂。

中医辨证：本病属中医虚劳症范畴。肝为女子之先天，肝血虚少，不能上荣，故头目眩晕，面色㿠白无华；脾之生化不足，脏腑失养，见舌淡，乏力倦怠；脾气虚，统摄无权，故月事淋漓不尽；阴虚内热、热伤脉络，故见鼻衄、齿龈肿疼溢血等症。本症本虚标实，证虚脾虚失健、肝肾阴亏、阴虚内热。治宜：健脾益肾、补气养阴、佐清虚热，以归脾汤变方加减。

处方：二术各 12 克，沙参 15 克，黄芪 15 克，归身 12 克，茯苓 12 克，丹皮 15 克，骨皮 15 克，白芍 15 克，生地 15 克，枸杞子 15 克，五味子 10 克，阿胶（烊化）15 克，何首乌 12 克，陈皮 12 克，香附 10 克，生甘草 10 克。

服 3 剂后，自觉症状好转，纳增、体温降至正常（36℃），白细胞 3.44×10^9/L，血红蛋白 90g/L，血小板 42×10^9/L。用药：共取汤剂 16 付，并用液体、辅酶 A、抗菌素及对症处理。结果分析：服蜂蜡后，白细胞已接近正常（3.4×10^9/L），血红蛋白升至 90g/L，血小板亦较前略增，解除病重，病危。进入急性白血病缓解期。

用药情况：维生素 B 族（共服 15 天）、酵母（15 天）、硫酸亚铁（6 天），桑菊感冒片（服 3 天）、乳酸钙（服 25 天）、土霉素、庆大霉素分别用 5 天停止。中药汤剂辨证及方药如前。治则：补气养血、扶正培本，以归脾汤黄芪汤加减化裁。

出院时体温正常，白细胞 8.05×10^9/L、血红蛋白 145g/L、血小板 148×10^9/L，末梢血化验，未见异常细胞。骨髓象：骨髓有核细胞增生正常，巨核细胞 6（过渡期），血小板不少，中幼粒 3，晚幼粒 7，中性杆状核 26%、淋巴 13%，单核 4%、浆细胞 1%，中幼红 20%，酸性晚幼粒 1%，患者精神良好，活动自如，可从事一般劳动。[7]

案八　先天性急性粒细胞性白血病

孙×，男，50 岁。患者已全身皖白月余，全身出血点 1 周，呼吸急促 3 天为主诉入院。检查：急性贫血，呼吸困难，烦躁不安，全身均有米粒及针尖大小新旧交替出血点，上腭及双下肢有出血瘀斑。胸前 3～4 肋间可闻及 II 级收缩期杂音，两肺呼吸音粗，有痰鸣；指纹紫红而浮，胸片两肺呈炎性改变。红细胞 1.39×10^{12}/L，白细胞 2.6×10^9/L，早幼粒细胞3%，中幼粒细胞4%，晚幼粒细胞2%，血红蛋白30g/L，血小板计数30×10^9/L，出血时间7分钟30秒。凝血时间3分钟，毛细血管脆性试验阳性。胫骨前取材骨髓涂片，粒∶红＝5.8∶1，原粒细胞55.5%。红细胞轻度受抑，淋巴细胞受抑，成熟淋巴细胞4%，末梢血片以成熟红细胞为主占71%。诊断为先天性急性粒细胞性白血病，按常规化疗COAP方案两个疗程，并用抗生素，输血两次，但临床症状未见明显好转。中医辨证此乃先天不足，阴阳俱虚，后天受邪，气血双伤，正气不足，感受毒邪侵入，正虚邪盛，气滞血瘀，气虚则无力统摄，迫血妄行而产生临床诸证。治宜活血化瘀，益气补血，凉血止血。

处方：当归3克，黄芪15克，三七3克，枣叶、白茅根各6克。

服用10剂后白细胞上升为正常，血小板、血红蛋白数值均有回升，服中药98剂后临床症状消失，复查骨髓病情缓解，末梢血片白细胞稳定在$4.10 \times 10^9 \sim 7.2 \times 10^9$/L，红细胞上升达$3 \times 10^{12}$/L以上，血红蛋白维持在80g/L以上，血小板计数$60 \times 10^9 \sim 100 \times 10^9$/L之间，改为隔日服中药1剂，1年后改为1周1剂。现已3岁，病儿精神好，发育、智力接近同龄人。面色红润，复查两次骨髓正常。仍在服药，每月2剂。[8]

案九　慢性粒细胞性白血病

徐××，男，32岁，金华人。1974年10月12日初诊。患者因发热，头昏乏力，齿衄，肢体出现紫癜，去当地医院就诊。骨髓检查诊断为慢性粒细胞性白血病，经用马利兰等药物治疗2个月，病情和血象仍时有反复，遂就诊。血象：白细胞16.7×10^9/L，血红蛋白75g/L，血小板318×10^9/L。骨髓象：有核细胞增出极度活跃，尤以中幼粒细胞以下阶段为主，中幼粒29%，晚幼粒占23%，原粒2%，早幼粒4%，红系、淋巴系增生均受抑制，巨核细胞86只。症见：身热不退，面色萎黄不华，神倦乏力，头昏目眩，心烦，寐劣，食欲不振，肢体可见紫癜，脾肋下二指。舌尖边红，脉淡虚而数。症属邪毒久恋血分。邪不去则正不安。治以祛邪为主，兼以扶正。

处方：水牛角片 30 克（先煎），丹皮 12 克，赤芍药 12 克，蚤休 15 克，细生地 30 克，玄参 12 克，人中黄 9 克，薏米仁 30 克，煅牡蛎 30 克，生晒参 4.5 克（另煎冲），白花蛇舌草 15 克，西黄粉 0.5 克（吞），小金片，每次 4 片，每日 2 次。

服 14 剂后，症情渐趋缓解，周围血象中幼稚细胞降至 8%。以后治疗仍以原法。续服 20 余剂，又去复诊。证见，面色较前红润，精神好转，紫癜消失，纳食已增，周围血象中幼稚细胞降至 2%，舌淡红，苔薄白，脉虚缓。遂改服补益气血法，连续服 50 余剂，周围血象中幼稚细胞消失。

患者至今已接受治疗 10 余年，断断续续一直以中药为主治疗，证情稳定，已参加单位轻便工作。[9]

案十　慢性粒细胞性白血病

张××，男，44 岁，安徽人。9 月 23 日初诊。患者因发热，衄血不止，经当地医院骨髓检查诊断为慢性粒白血病，用马利兰等药物治疗后，病情基本缓解。但四肢酸软，时有低热，自汗，盗汗，夜寐梦多，面色不华，纳差，齿浮，肝肋下一指，脾肋下一指。舌边尖红，脉虚大无力。血象：白细胞 15.6×10^9/L，幼稚细胞 5%，血红蛋白 80g/L，血小板 360×10^9/L。骨髓象：有核细胞增生明显活跃，粒系显著增多，以中、晚幼阶段为主，占 38%。嗜酸、嗜碱性粒细胞也明显增多。红系统、淋巴系统增生明显得到抑制。巨核细胞数量增多，观察二张片子，最多一张 134 只。涂片成簇血小板可见。证属气阴两亏，治用生脉散加味。

处方：西洋参3克（另煎冲），麦冬12克，五味子6克，牡蛎30克，蚤休15克，百合12克，炒枣仁12克，甘草6克，西黄醒消丸2.4克（吞）、小金片（4片，每日2次）。煎服10剂，由于西黄醒消丸缺货，改用西黄粉0.5克（吞）。

原方共服20余剂，症候明显改善，周围血中幼稚细胞降至2%。西洋参易为生晒参，后治法仍以举气养阴法，间或用补中益气法交替之。1977年下半年，患者复诊。证见面色红润，精神好转，周围血象基本在正常范围内。其后常服小金片合补中益气丸，患者症情一直稳定，能参加轻便劳动。[9]

案十一　急性淋巴细胞性白血病

黄×，男，23岁，福建长乐县人。住省某医院，经血液细胞学检查，确诊其为急性淋巴细胞性白血病，并发出病危通知书。1973年11月12日初诊，症见发热头痛，面赤烦躁，鼻衄齿衄，咽红肿痛，口渴欲饮，舌质红，苔黄燥，脉洪大而数。属热毒炽盛之症候，治宜清热泻火，凉血解毒。方用黄连解毒汤合犀角地黄汤加减。

处方：黄连、黄芩、黄柏、生栀各9克，银花30克，石膏60克，生地15克，犀角3克（磨冲），丹皮、牛蒡子、桔梗、连翘各10克。水煎服。

本例白血病属于中医湿毒范畴，究其病因，患者病前曾多次食狗肉、饮高粱酒等辛烈之品，以致热毒聚积于肠胃，一旦感受外之邪，内外交蒸，邪火弥漫三焦，灼络动血，其势岌岌。当此之时，急需大剂清热泻火，凉血解毒以挽狂澜，脾肺胃清肃，三焦火降，则衄血自解。故方取黄芩清肺火于上焦；黄连平胃火于中焦，黄柏泻肾火于下焦；栀子统泻三焦之火从膀胱而出；犀角、生地、丹皮凉血解毒；牛蒡、桔梗、银花、连翘清解咽喉毒热；重用甘寒而透达之石膏，既能透表解肌；又能止渴除烦。全方共奏清热泻火，凉血解毒之功。经过 5 个月左右中草药治疗，症状悉减，病情得到完全缓解，经多次血液细胞学检查趋于正常，自动要求出院。患者回家后，身体渐已强壮，但后又因饮姜蒜葱酒等食物，结果急性复发，大量出血死亡，始末缓解期三年余。[10]

案十二　急性单核细胞性白血病

吴××，男，40 岁，干部。自 1984 年 3 月起感到精神不振，容易疲倦，身体渐瘦。5 月 26 日开始发热，经治疗后，症状一度缓解。到 7 月 15 日又持续高热（39.2℃～40.5℃），用多种抗生素及输液，效不佳。7 月 24 日，在镇医院血检中发现单核细胞高达 27%。7 月 28 日，在县血防站血检又发现晚幼粒 3%。县医院建议患者去条件更好的医院进一步确诊并治疗。8 月 30 日在省医院血检中发现单核细胞高达 37万。31 日至省医院血液科住院治疗。8 月 1 日和 4 日两次骨穿中发现骨髓单核细胞显著增生达 84.5%（原单核细胞 6.5%，幼单核细胞 60%，单核细胞 18%），被确诊为急性单核细胞性白血病（M5 型）。治疗中经用阿糖胞苷 500 毫克分五次静脉滴注后，全血细胞急剧下降，因不能接受而中断治疗。8 月 18 日经院方同意患者自动出院。

回县后，8 月 24 日入院治疗。症见面色萎黄，精神不振，消瘦，唇淡爪白，饮食不思，终日发热（39℃～40.5℃），苔薄白而腻，脉濡数无力。血检：白细胞 $2.8 \times 10^9/L$，红细胞 $2.14 \times 10^{12}/L$，血小板 $61.6 \times 10^9/L$。患者情绪悲观，先劝其树立治疗信心后，便投下药。

处方：柳树根 30 克，虎杖 30 克，党参 15 克，当归 15 克，首乌 30克，熟地 15 克，红枣 10 个。每日 1 剂，水煎 2 次温服，配猪精肉 150克炖服。

9 月 3 日复诊：患者精神好转，饮食渐增，热减（37.5℃～38.2℃），舌脉均有改善。血检：白细胞 $3.7 \times 10^9/L$，红细胞 $3.12 \times$

10^{12}/L，血小板 68×10^9/L，白细胞分类计数：中性粒细胞53%，淋巴细胞40%，幼粒细胞1%，单核细胞5%，嗜酸性粒细胞1%。遂改攻补兼施以补为主治之。

处方：柳树根30克，虎杖30克，党参30克，当归30克，熟地30克，苡仁30克，枸杞30克，黄精30克，红枣10个。配精猪肉150克，依前法服。

9月24日三诊：服20剂后，患者体温正常，精神愉快，饮食有味，每天可吃600克米，体质增强，脸色泛红，血象转佳：白细胞6.7×10^9/L，红细胞3.52×10^{12}/L，血小板74×10^9/L，白细胞分类计数：中性粒细胞64%，淋巴细胞26%，单核细胞3%，嗜酸性粒细胞7%，停药观察，并嘱调养和复查血象。

10月20日复查血象：白细胞10.6×10^9/L，红细胞3.68×10^{12}/L，血小板81.8×10^9/L，白细胞分类计数：中性粒细胞68%，淋巴细胞23%，嗜酸性粒细胞6%，单核细胞3%。基本属于正常范畴。[11]

案十三 急性淋征细胞性白血病

马××，男，20岁，农民。患者1984年秋，出现头晕，乏力，心悸气短。按再障性贫血治疗无效。11月19日经骨穿确诊为急性淋巴细胞性白血病入院治疗。用长春新碱，强的松，多次输血，病情无好转，转中医治疗。诊见：头晕目眩，耳鸣重听，心悸气短，倦怠乏力，口淡无味，纳少腹胀，时有便溏，腰痛膝酸软，咳嗽痰白，口唇㿠白，舌淡苔白，脉沉细数。血压14.7/9.3kPa，白细胞3.6×10^9/L，红细胞1.29×10^{12}/L，血红蛋白35g/L，血小板110×10^9/L。

处方：人参59克，黄芪250克，鹿茸、砂仁各10克，白术、陈皮、半夏、茯苓、当归、白芍、甘草各15克，水煎服。

7剂后加首乌、龟板各20克；四剂后，诸症减轻；复查白细胞

4.5×10^9/L, 红细胞 1.24×10^{12}/L, 血红蛋白 44g/L, 血小板 95×10^9/L。12月22日因经济困难要求出院, 带汤剂5付同时服胎盘粉。八月后, 患者脸色红润能参加劳动, 自觉状况良好。查白细胞 3.8×10^9/L, 红细胞 2.9×10^{12}/L, 血红蛋白 80g/L, 血小板 45×10^9/L, 之后继续服胎盘粉。[12]

案十四　白血病

曾×, 男, 15岁。患者因暴食狗肉后致憎寒发热, 牙龈出血, 两腿皮下多处紫斑, 精神疲乏, 颜面晄白, 全身浮肿, 舌淡胖嫩, 脉沉细。曾住某院治疗9月余, 诊断为白血病, 先后输血5次, 病情日重, 其父母失去治疗信心, 又因家境贫困, 欠下医药费数百元, 遂自动出院。医嘱其自采鲜仙鹤草500克(干品120克), 鲜白茅根250克(干者60克), 红枣100克, 水煎浓汁, 日服1剂, 连服百日后, 各种症状大为改善, 能从事轻微劳动, 再续服半年后, 一切正常。1977年体检合格, 参加了中国人民解放军。现复员在家乡任职。[13]

案十五　白血病

刘××, 男, 39岁, 吉林化工公司, 干部。1983年6月25日就诊。患者近两个月出现消瘦、低热、出汗、倦怠、面色晄白亏血。肝脾肿大, 肝大3指, 脾肿巨大, 伸入盆腔占满全腹。淋巴结中度肿大。胸骨压痛, 有些骨骼隐痛钝痛。血细胞检查: 白细胞 13.5×10^9/L、血小板 189×10^9/L, 中性粒细胞、中性杆状核、晚幼粒细胞、嗜酸粒细胞、嗜碱粒细胞、早期巨核细胞增多, 原粒细胞超过12%。早幼粒细胞 43.1×10^9/L, 骨髓象中超过30%。

该患者辨证治疗采取清热解毒, 消肿散结, 抗癌扶正, 补命火。方以自拟命火丸口服胶囊治之。

命火丸：羌活 250 克，牛蒡子 250 克，僵蚕 250 克，蜈蚣 20 条，威灵仙 250 克，五加皮 250 克，三棱 250 克，硇砂 5 克，长春花 100 克，山慈姑 350 克，黄药子 100 克，九节茶 100 克，蛇莓 100 克，天葵 100 克，白花蛇舌草 250 克。猕猴桃 100 克，补骨脂 250 克，女贞子 250 克。研 120 目细粉，每日 3 次，每次 1～3 克。

服此方 7 个月痊愈，一直无反复。[14]

案十六　急性粒细胞性白血病

孙×，男，50 岁。已面色㿠白月余，全身皮肤出血点 1 周，呼吸急促 3 天后入院。检查：急性贫血貌，呼吸困难，烦躁不安，全身均有米粒及针尖大小新旧交替出血点，上腭及双下肢有出血瘀斑。心脏听诊可闻及 II 级收缩期杂音。两肺呼收音粗，有痰鸣，指纹紫红而浮，胸片两肺呈炎性改变，红细胞 1.39×10^{12}/L，白细胞 2.6×10^9/L，骨髓象血红蛋白 30g/L，血小板 30×10^9/L。出血时间 7 分钟 30 秒，凝血时间 3 分钟。毛细血管脆性试验阳性。胫臂前取材骨髓涂片，白：红 = 5.8∶1，原粒细胞 55.5%，红细胞轻度受抑，淋巴细胞受抑，成熟淋巴细胞 4%。末梢血片以成熟红细胞为主占 71%，诊断为急性粒细胞性白血病，按常规化疗 COAP 方案两个疗程，并同时用抗生素，输血两次，但临床症状未见明显好转。中医辨证诊断为先天不足，阴阳俱虚，后天受邪，气血双伤，正虚邪虚，气滞血瘀，气虚则无力统摄，迫血妄行而见诸证。治宜活血化瘀，益气补血，凉血止血。

处方：当归 3 克，黄芪 15 克，三七 3 克，桑叶、白茅根各 6 克。

服用 10 剂后白细胞上升为正常，血小板、血红蛋白均有回升，服中药 89 剂后临床症状消失，复查骨髓病情缓解，末梢血片白细胞稳定在 4.10×10^9～7.2×10^9/L，红细胞上升达 3×10^{12}/L 以上，血红蛋白维持在 80g/L 以上，血小板计数 $60 \times 10^9 \sim 100 \times 10^9$/L 之间，改为隔日服中药 1 剂，1 年后改为 1 周 1 剂。现已 3 年，患者精神好，面色红润，复查两次骨髓象正常。现在服药，每月 2 剂。

根据现代医学研究，当归、黄芪可以增加机体免疫力，调节内分泌和体液功能，促进造血功能和血液循环；三七止血、扩冠、增加微循环血流量，增加血小板；桑叶含多种氨基酸，可促进新陈代谢，调节酶的活性。上述患者的治疗，仅属个案，其偶愈性很大，所以仅供临床研究。[15]

参考文献

〔1〕熊再尧：白血病、恶性网状细胞病治验 2 则,《云南中医学院学报》1993:16(1):29

〔2〕李惠荣等：以中药为主治疗毛细胞性白血症 1 例报告,《黑龙江中医药》1991:(4):39

〔3〕吴洪生：慢性淋巴细胞性白血病,《湖南中医杂志》1993:9(1):32

〔4〕黄维祐：急性粒细胞性白血病治验 1 例,《江西中医药》1992:23(2):22

〔5〕董彭春等：抗白丹治疗急性红白血病 1 例,《中医杂志》1983:24(4):38

〔6〕倪方平：急性粒细胞性白血病高热治验,《四川中医》1987:5(2):35

〔7〕陈玉荣：中西医结合治疗白血病 1 例,《实用中西医结合杂志》1992:5(10):625

〔8〕宋厚明：中药治疗先天性急性粒细胞性白血病 1 例,《陕西中医》1991:12(6):267

〔9〕吴颂康等：慢性粒细胞性白血症的治疗和体会,《浙江中医学院学报》1986:(1):18

〔10〕林少汉：老中医林兴江对白血病分型治疗经验简介,《福建中医

药》1983：(4)：17

〔11〕潘文光等：急性单核细胞性白血病治验1例,《江西中医药》1985：(5)：14。

〔12〕朴常烈：重用参芪茸治疗急性白血病2例。《吉林中医药》1987：(2)：28

〔13〕苏德仁等：仙鹤草治闭经、肿瘤,《中医杂志》1992：33(9)：7

〔14〕侯果圣等：治愈白血病1例,《贵阳中医学院学报》1993：15(2)：5

〔15〕宋厚明：中药治疗先天性急性粒细胞性白血病1例报告,《陕西中医》1991；12(6)：267

第五章 滑膜肉瘤

滑膜肉瘤居软组织恶性肿瘤的第一位，发病年龄多见于 12~66 岁之间，男与女之比约为 5:4，好发于关节附近，特别常见于膝、踝二处。本病属于中医学的"筋瘤"、"肉瘤"等病的范畴。

本病多数病程较短，平均 2~3 年，个别可长达 30 年。肿瘤多发生于肢体，依次为大腿、上臂、小腿、肘、前臂、手、足等。也可发生于头颈部、躯干、腹膜后和咽侧壁。本病局部肿块是最常见症状，常伴有疼痛或肿胀，不伴疼痛者仅占 30% 左右。多数肿块靠近关节，呈外突性，进行性肿大，活动性差，边界清，硬度不一，肿瘤直径约 3~6 厘米，也有大到 10~20 厘米以上者。早期有肿胀感，病变明显时影响关节活动。有时可见区域淋巴结肿大。本病经 X 线检查，活体组织检查等即可确诊。

案一 右足滑膜肉瘤

××，女，17 岁，农民。1973 年 10 月 27 日初诊。始于 1973 年 2 月在右足背面、五趾蹠骨关节部位发现高出皮肤赤豆大小肿物，其色紫暗，质坚韧而硬，不痛不痒，未予治疗。至同年 5 月肉瘤长成拇指头大小。地方医院医生 2 次手术未取出肿物，反致表皮破溃，9 月 1 日转北京某医院就诊。右足背部外侧 4~5 趾蹠骨关节上可见鸡蛋大暗红肿物 1 个（分 3 瓣状）恶臭味，稍渗出，基底宽大，体积约 2×2×3 立方厘米，肿物周围皮肤稍肿脱皮，取花生米大软组织 3 块活检报告：大部分为浅表炎性坏死物，仅见小灶致密菱形细胞，细胞单一性，核分裂多见，符合分化较好的肉瘤所见。共经两次活检，9月22日诊为"右足滑膜肉瘤"。后经该院骨科会诊确诊，此类肿瘤化疗与放疗均不敏感，建议小腿中下段截肢，而且极有可能术后也不能延长生存期1年半左右，因患者家属不同意截肢，后经中医治疗。脉象沉细，舌质淡嫩、苔薄白而润，中医诊断：石疽。症属阴毒内陷，气滞血瘀，病在脾肾。治拟温阳补虚以扶正，拔毒消坚、行气化瘀以祛邪。

嘱取鲜商陆根30克许，捣碎加少许食盐外涂翻花疽面，1日1换。

常服阳和汤：熟地30克，鹿角胶（烊冲），白芥子各9克，麻黄、炮姜各1.5克，肉桂、甘草各3克，水煎服，每日1剂。

吞服犀黄丸：麝香9克，乳香、没药各30克，真牛黄1.8克，共研细面，取黄米饭60克用杵调匀为丸，如萝卜子大，装瓶收贮，每夜以温黄酒内服9克。

患者共服阳和汤140剂，外用商陆根约15斤，服犀黄丸三粒，至1974年1月，"开花毒瘤"即收口。患者能在家从事养猪及料理一般家务。在治疗中，因犀黄丸难配，遂改小金丹，每晚临睡前以温黄酒浸服3克。

1976年9月8日，其"滑膜肉瘤"基本痊愈。透视心肺正常，肝功能正常。血常规：血红蛋白140g/L，白细胞8.1×10^9/L，中性粒细胞54%，淋巴细胞46%。为预防复发，其后间日服阳和汤及小金丹至40剂，外贴阳和解凝膏30张。[1]

参考文献

[1]王华明：已故名老中医王文鼎治疗恶性肿瘤验案1则，《天津中医》1986：（4）：15

第六章　鼻咽癌

我国是全世界鼻咽癌发病率最高的地区之一，鼻咽癌也是我国常见的一种恶性肿瘤。鼻咽癌的发病年龄较其他癌症年轻，以 30～50 岁为最多。患者男女之比为（3～10）：1。鼻咽癌在中医学中属于"瘰疬"、"朱荣"、"上石疽"等病的范畴。

鼻咽癌在病变早期，症状不太明显，除少数偶有涕血或耳鸣外，一般都没有自觉症状。中晚期的症状与肿瘤发生的部位和肿瘤生长的特性有密切的关系。可出现下列症状：

（1）头痛及颅神经症状：单侧头痛是鼻咽癌最早出现的症状，当癌肿破坏颅底骨或侵犯第Ⅴ对颅神经时，常发生持续性剧烈的头痛。疼痛的部位常在病侧的颞、阶或枕部。当癌肿经破裂孔或破坏颅底骨进入中颅窦岩蝶区时，则可侵犯密集此区的第Ⅱ～Ⅵ对颅神经，出现视物模糊、复视、上睑下垂、外展受限、眼球呈内斜视位、眼球固定或失明。如癌肿浸润或压迫第Ⅸ～Ⅻ对颅神经，引起一侧上咽缩肌瘫痪而发生咽喉部感觉减退或消失、咽下困难、软腭麻痹，舌后 1/3 味觉错乱、声嘶、斜方肌和胸锁乳突肌麻痹、一侧舌部偏瘫和萎缩。

（2）耳部症状：由于鼻咽部癌肿瘤增大、肿胀或浸润堵塞鼓管口，则可产生单侧耳鸣、传导性听力减退或鼓室积液。

（3）鼻塞与鼻衄：当鼻咽部癌肿的表面发生黏膜溃破或感染时，即可出现涕血或回缩性血痰，此症最为常见。晚期可发生鼻衄，甚至不易制止的大出血。鼻咽癌早期鼻塞症状不明显，随着癌肿不断增大，会逐渐出现鼻塞，且日渐加重。

（4）颈部淋巴结肿大：大约有 70～90 的鼻咽癌患者在初诊时已有颈部淋巴结肿大的症状。淋巴结的大小不一，小的直径约 1～3 厘米，大的可达 10 厘米以上，可数个淋巴结融合在一起呈分叶状，质地坚硬，表面不光滑，常与深部组织黏连而不易活动。

本病经鼻咽镜、脱落细胞、鼻咽部活检、X 线、CT、鼻咽荧光素染色及免疫学等检查可明确诊断。

案一　鼻咽癌肺转移

张×，男，44 岁。由于鼻塞不畅，不辨香臭，久咳不止，治疗罔效，经会诊和 CT 检查，确诊为鼻咽癌肺转移。确诊后即用"放疗"、"化疗"联合治疗，不及 2 月，患者难以支持，1988 年 11 月 7 日经同类病友相荐，前来就诊。其时患者羸弱至极，语声低微哀婉，口干舌燥，咽喉枯涩，口中乏味不欲进食，尿液短涩。时感喉、舌涩痛。干咳、胸廓胀痛。头痛、鼻塞虽有减轻，但仍呼吸不畅，香臭莫辨，并时有淡脓血水从鼻中渗出。舌质干瘦而紫暗，舌苔黄厚而枯糙。症为癌毒深伏，阴液耗伤，治宜解毒化痰，养阴生津。

处方：

（1）水煎剂：金银花 60 克，连翘 30 克，玄参 100 克，麦冬 50 克，胖大海 30 克，蒲公英 60 克，半枝莲 60 克，白花蛇舌草 60 克，浙贝母 30 克，山豆根 20 克，炙甘草 15 克，蜂蜜 150 克（后入药煎），3 剂。

（2）鼻吸剂：黄芩 60 克，黄连 30 克，黄芪 60 克，白花蛇舌草 100 克，半枝莲 100 克，莪术 100 克，辛夷花 60 克，白芷 60 克，冰片 3 克（化于煎好的药液中）。3 剂。每剂煎取药约 300 毫升，装入小口瓶中，时时以鼻吸闻药气。药液每天煮沸 1 次，1 剂药可闻 3～4 天。

（3）服用抗癌药粉，每次服用药液化服 0.3 克。

7 天后鼻、舌、咽喉等处，干涩之势有所缓解，舌面时有濡润之感。但呼吸不畅仍未见寸效。服药后虽无大效，但邪盛、阴伤虚损之躯服大剂而无碍，足见药与病合，上方麦冬加至200克，再加川贝粉20克。

1周后复诊，自觉闻药后数分钟内，气息较通畅，头痛、咳嗽也有减轻，精神、食欲渐佳，上方中再加三七30克。闻药照常，再服抗癌药粉1月。

1月后再复诊，患者精神好转，语声如常人，自称鼻塞、咳嗽、胸痛之症十去七八，口中有津液徐徐上承，食欲大增。

舌质已近正常，苔化而津津湿润。效不更方，上方加白花蛇舌草、半枝莲各至100克。每剂药1次煎好，2天分多次随意口服，嗣后每月诊视1次，解毒滋阴扶正大法不变，仅药味、药量稍增损，迄今体健如常人，并于1991年夏上班工作。1990年冬，1991年冬曾2次复查，未见转移病灶和病变。[1]

注：上述抗癌药粉由人参、三七、蜈蚣、壁虎、联芪、巴戟天、枸杞、肉桂、干姜、莪术、当归、香菌、橘红、砂仁、川贝、浙贝、三棱、乌梢蛇、鸡内金、生山甲、沉香，建神曲、槟榔各等量，绿豆是上药总量的5倍，用小火煎煮，如中药西制之方法，制成颗粒状，视病之轻重，体质之强弱，成人每天不得超过2克，10岁以下小儿每天不得超过1克。

案二 鼻咽部淋巴肉瘤

田×，男，64岁，休干。1990年5月20日应诊。

患者15年前经某院确诊为鼻咽部淋巴肉瘤，术后曾多次放疗与化疗，病情稳定。半年前再行钴60放疗2个月，总量约4800戈瑞，即出现发烧、头痛、鼻塞、流脓涕、听力下降、鼻咽部溃烂流脓。尤以头部疼痛剧烈，难以忍受，虽用大量平痛心、杜冷丁止痛，但疗效均差，患者几欲自杀。诊断：患者头痛、目痛，剧烈难忍，时痛时止，夜不成寐，精神呆滞，偶见昏迷，卧床2月余，1周来水米不进，面色㿠白、倦怠乏力、鼻流浊涕、气味臭秽，耳鸣耳聋、声音嘶哑、口眼㖞斜、眼球不能转动，舌质红，伴有裂纹、无苔，脉弦数。诊断：偏头风。证属热毒内陷，瘀阻络脉，肝风内动，心神被扰。急则治其标，宜祛风活血，通络止痛，安神定志。予"五龙定风散"（麝香、白花蛇、全蝎、蜈蚣、僵蚕、地龙、天麻、川芎、肉桂、龙脑、樟脑等研末，装瓶备用。）穴位割贴疗法。患者取坐位，取印堂、太阳、百会、风池、合谷、大椎、阿是穴。剪去穴位毛发，常规消毒，医者持自制的割贴刀，在穴位下割刺深1毫米，长0.4毫米切口，以出血为度，将五龙定风散少许置于已备好的约1.0×1.0平方厘米大小的麝香虎骨膏上，贴敷于割刺的穴位上。治疗1次后胀痛大减，可用去痛片缓解，停用了平痛心，杜冷丁，睡眠良好，可进食米汤，已能起床。疼痛局限在左侧颞部。续以前穴选加左侧率谷、头维、听会、上关、阳白、迎香、颊车诸穴割敷，疼痛鼻塞又有所减轻，以后针对口、眼、耳、鼻、面部所现症状，酌情选用地仓、四白、听会、迎香等穴敷治疗，诸症均有不同程度的减轻。[2]

案三　鼻咽癌淋巴结转移

李×，女，57岁，退休工人。1984年10月27日初诊。

患者于1984年春季，因咽部干痛及右耳闷胀痛并发现右耳下肿块（约3×3平方厘米大小，质硬不活动）曾在某医院耳鼻喉科治疗（肌注青链霉素）症状未见好转。于1984年，7月12日~7月30日在医院颌外科经喉镜检查发现"右咽鼓管乳头处黏膜表面粗糙"，在局部麻痹下行颈部包块切除术。将肿大淋巴完整切除，病检结果为淋巴结转移癌（由鼻咽部转移），即于9月在医院肿瘤科诊治，对原发病灶进行"放疗"但在"放疗"3次后，患者即感头晕、咽痛、口干舌燥、口吐黏沫、恶心、纳呆、自汗、疲乏、便干、溲赤、拒绝并中断放疗，遂应邀视诊。证见面色潮红，自汗淋漓，口中黏沫吐不断，呃逆频作且诉疲乏无力、头晕、咽部干痛如撕裂，五心烦热大便干结数日一行，溲赤，近5日未进粒米，唯烦渴引饮。舌质绛红，无苔，舌中部似镜面如指宽一条直贯舌根，脉弦滑数。证属邪热炽盛，气阴双虚，急宜养阴清热益气生津，拟以生脉散合增液汤、叶氏养胃汤化裁。

处方：北沙参15克，太子参10克，天麦冬各10克，鳖甲（先煎）55克，天花粉15克，生地10克，知母10克，芦根30克，元参13克，生山药15克，地骨皮12克，木蝴蝶（另包后下）10克。水煎2次，兑匀分服3剂。

1984年11月2日复诊，患者因自觉服药后热退身凉，精神顿增故又服3剂。证见头晕，尚有自汗、口干、咽痛、疲乏、恶心。仍守前法养阴清热，益气生津。故嘱每日以两洋参10克，另锉末开水浸泡后稍煮兑入煎好的药汁中分服，10余日后又复诊。患者已下地走动，头晕、自汗诸证大减，但感恶心、咽痛、纳差、口中黏沫多，脉弦滑数，舌质绛红，已不见削脱镜面舌，此仍属阴液过伤，肝胆火盛，遂清肝泻火，降逆和胃，处方黄连温胆汤合生脉饮。

处方：姜半夏10克，竹茹13克，陈皮7克。茯苓10克，枳实10克，黄连7克，花粉10克，北沙参15克，麦冬10克，生姜3片，木蝴蝶（后下）10克，水煎服。

服5剂后，呃逆消失，口干、黏沫亦大减，饮水较前减少，脉仍弦滑已不数，舌质已由绛渐转为红，苔薄白，但仍诉咽干痛、口干稍苦，遂以丹栀逍遥散与生脉散合养胃汤、增液汤化裁方交替服用，此二方出入近数10剂后，患者已能稍事家务，其间或有外感，或兼劳累各随症治之。此后，前后入住该科家庭病房，或以丹栀逍遥开郁疏肝；或以归脾汤补气血；或用补中益气以健脾补气，随症间服之。调治数年，诸症悉失。未见复发。[3]

案四　鼻咽癌放疗后遗症

周××，女，39岁。1974年2月22日初诊。

患者于1971年8月因鼻咽癌而行放疗。几年来一直留有鼻多浊涕，左耳闭塞，咽喉干痛等症状，多次检查见鼻咽部有黏性分泌物及慢性充血，形瘦，口干，舌红苔少，脉细弦。此为痰浊未净，阴津亏虚，治以化痰软坚通窍，佐以养阴生津。

处方：南沙参、炙鳖甲各12克，木莲果2个，石菖蒲6克，土贝母、夏枯草、苍耳子、天花粉、玄参、苦丁茶、山豆根、山慈姑各9克。同时患者常结合食用养阴、化痰的克蛇龟、鳖、白木耳、百合等。

断续服药3年，鼻腔分泌物减少，左耳得聪，口干喉痛症状改善，复查见鼻咽部光滑，无新生物。之后，患者面色神彩均佳，体重增加。除偶感乏力、口干外，全身及鼻咽局部无其他不适。至今健在。[4]

案五　鼻咽癌伴颈淋巴结转移

林×，男，47岁。诊断：鼻咽癌伴左右两侧颈淋巴结转移。

患者1979年3月10日就诊。据称两侧颈部不适已半年，经某院检查为鼻咽低分化鳞癌而进行放射治疗，经放疗后口干较为明显。检查：颈部左右两侧触及3×3平方厘米肿块各一，质偏硬不移，无压痛，苔少舌红，脉细数。此乃火毒内感，耗阴伤津，非重投养阴之剂，不能抑其火毒之势。

处方：北沙参，玄参、天花粉、苍耳草各30克，天麦冬、八月札、黄精各15克，赤芍12克，王不留行9克，生山楂、鸡内金各12克。

服上方1月余，经放疗后，颈部肿块缩。小为1.5×1.5平方厘米。

口干，苔少，舌质暗红，脉细数。阴津难以骤复，瘀毒尚未尽除，再以养阴活血消肿法。

处方：北沙参、天花粉、苍耳草、石上柏、蛇六谷（先煎），半枝莲各30克，玄参、八月札各15克，天麦冬、赤芍各12克。王不留行9克，女贞子、冰球子各30克，生山楂12克。并予天龙片，每次5片，日3次吞服。

患者继续服用上方，全身情况良好，颈部肿块亦未见增大，经检查亦发现其他部位转移。[5]

案六　鼻咽未分化鳞癌伴转移

王×，男，50岁，干部。

患者1977年5月16日X射线摄片，病理切片确诊。鼻咽未分化鳞癌，颈淋巴结转移伴颅底颅骨破坏。同年6月21日行放疗，当照射量达3000γ时，因胃肠道反应严重和口腔黏膜溃疡中断放疗。要求中医治疗。经查发现右侧鼻咽顶部仍有残存肿瘤灶，右侧颈淋巴结转移肿块3.0×4.5×3.0立方厘米大小，局部皮肤呈紫色，干裂脱屑，口咽干燥，饮不能止渴，吞咽饮食尤感困难，张口受限伴颌关节疼痛，形体消瘦，面色灰暗，少神嗜睡，舌质紫暗光剥无苔，咽壁及口腔黏膜充血，脉沉细无力。辨证为气阴两虚，虚火上炎，阴津亏耗。治宜养阴清热，益气利咽，降火健脾。

基本方药为：玄参30克，北沙参30克，麦冬15克，知母12克，石斛20克，黄芪15克，党参25克，白术25克，女贞子15克，紫草25克，卷柏20克，苍耳子15克，山豆根10克，辛夷15克。白芷10克，山药10克，石菖蒲10克，菟丝子15克。

以基本方加生地、芦根、川贝、佩兰、焦三仙。服药两周后，上述症状明显好转，口已能大张，饮食增加，患者信心更足。仍坚持治疗服中药达 1 年之久，鼻咽部及颈淋巴结转移灶消失，X 光颅底片示颅底骨质破坏已修复。继服中药 2 年后，健康恢复良好，重返工作岗位。1987年 10 月随访 10 年，病情未见反复。[6]

案七　鼻咽癌合并右颈部淋巴转移

　　××，女，32 岁。某厂炊事员。于 1980 年 12 月在某医院确诊为"鼻咽低分化癌"。于 1981 年 1 月 19 日入院就诊。

　　据患者称其发现右颈部无痛性肿物两个半月。偶伴鼻塞，口干口苦，无头痛及鼻衄，胃纳、睡眠好，大小便正常。平素健康，无肿瘤病家族史。

　　检查：鼻咽顶部有肿物约 1×1 平方厘米大，边界不清。右颈部淋巴结大如鸭蛋，边缘清楚，表面尚光滑，质硬，固定，无压痛，无颅神经损害表现，舌质红有瘀点、苔薄白，脉弦。诊断：鼻咽癌合并右颈部淋巴转移。中医诊断：右颈部上石疽。

　　治疗，以中药为主综合治疗：

　　（1）软坚散结汤：牡蛎、葵树子、白花蛇舌草各 30 克，佛手、生南星、法半夏、三棱、莪术各 10 克，七叶一枝花 10 克，斑蝥 0.15 克（先煎），穿破石 30 克。水煎服，每日 1 剂。

　　（2）环磷酰胺 50 毫克，每日 2 次，口服。若白细胞低于 $4×10^9$/L以下，则暂停服。

　　（3）鼻咽灵每次 5 片，每日 3 次，口服，共服 2 个月。

　　（4）鼓励患者坚持做气功。

　　患者接受上述方法治疗 1 个月后，右颈部淋巴已明显缩小。1981年 4 月 30 日复查：右颈部淋巴结全消散，但鼻咽顶部仍可见黄豆大小之肿物。在治疗过程中，若病者白细胞在 $3.5×10^9$～$4.5×10^9$/L，则加服调元升血汤，与软坚散结汤隔日轮服，以提升白细胞。

调元升血汤：鸡血藤 30 克，女贞子、黄芪、黄精、补骨脂、党参各 15 克，水煎服。

由于患者坚持治疗，病情日渐好转，于 1981 年 7 月 17 日复查：鼻咽顶部肿物已消失，仅见黏膜粗糙，有少许白色分泌物，余无特殊。1981 年 9 月 17 日再复查：鼻咽部未见新生物。精神好，体重比初诊时增加 1.5 千克。病情基本稳定，停服环磷酰胺（患者前后共服总量 15 克）后，以软坚散结汤为主，间服固本培元汤，每周三剂，患者已恢复全天工作。1984 年 3 月复查：一切良好。

固本培元汤：黄精 24 克，党参、茯苓各 15 克，金樱子、鸡血藤各 30 克，大枣 5 个。[7]

参考文献

〔1〕朱曾柏,癌症医案 3 则,《中医杂志》1989:34(4):211

〔2〕赵新培：鼻咽癌晚期剧烈头痛 1 例治验,《河北中医》1991:13(2):13

〔3〕俞培钩：辨证治疗鼻咽癌的体会,《甘肃中医》1993:6(3):8~29

〔4〕裘钦豪等：潘国贤教授运用化痰软坚法治疗肿瘤的经验,《浙江中医学院学报》1981:(2):22

〔5〕施志明：刘嘉湘老师运用养阴法疗肿瘤的经验,《辽宁中医杂志》1987:11(1):1~3

〔6〕杨通礼：中医药治疗鼻咽癌 50 例疗效报道,《云南中医杂志》1988;(3):10~11

〔7〕黄霖等：中药为主治愈鼻咽癌一例,《新中医》1994:(4):33

第七章　喉癌

喉癌的发病率约占全身癌肿的 1%～2%，占耳鼻咽喉科癌的 11%～22%，喉癌好发于 50～60 岁之间，患者男女之比（2～10）:1。喉癌绝大多数为鳞状细胞癌。在中医学中属于"喉菌"、"喉百叶"、"喉疳"的范畴。

临床按喉癌起病的部位不同，将喉癌分成三型：①声门上区癌。早期症状常不显著，仅感咽部不适或异物感。稍晚可出现咽喉痛。随病情的进展可渐加重，疼痛可放射到侧耳部，可影响进食。癌肿溃烂后，常有咳嗽伴咯脓血臭痰，早期无声嘶，晚期癌肿侵及声带、堵塞气道，发生声嘶和呼吸困难。②声门区癌。好发于声带前 1/3 和中 1/3 交界处的边缘，故早期即有声嘶，时轻时重，随癌肿增长，声嘶渐渐加重。癌肿表面磨烂时，则可有刺激性咳嗽和痰中带血。晚期可以堵塞声门，引起呼吸困难。早期极少有颈淋巴结转移；癌肿超出声带范围，可发生喉前、气管前淋巴结或颈淋巴结转移。③声门下区癌。较隐蔽，早期常无症状。癌肿溃烂时，则发生咳嗽，痰中带血。如癌肿向上发展侵犯声带深层组织，则有声嘶。晚期癌肿堵塞声门下区，则发生呼吸困难。本病经喉镜及活检可确诊。

案一　混合型喉癌

徐××，女，51 岁，工人。1978 年 2 月 3 日入院。

患者 6 个月来自觉咽喉不适，有时疼痛，声音嘶哑日渐严重，近两个月来有时进食发呛。间接喉镜及直接喉镜检查，会咽喉面有肿物，菜花状，质硬而脆，触之易出血，因肿物较大，未能暴露声带。气管前淋巴结未见肿大，触及颈上深肿大淋巴结 3 枚，黄豆大小，活动度好，无黏连，无融合，中等硬度。病理检查为"喉癌，混合型，Ⅰ级鳞状上皮细胞癌"。患者营养较差，消瘦，全身检查及胸部 X 线透视未见其他异常。患者不愿手术治疗，要求服中药。予以软坚散结之法。

处方：夏枯草 15 克，山慈姑 15 克，七叶一枝花 15 克，威灵仙 15 克，猫爪草 25 克，鸡内金 15 克，生牡蛎 30 克，太子参 15 克，焦山楂、神曲、麦芽各 10 克。米醋 20 毫升，分两次兑入药中，水煎，饭后服。并把药渣用纱布包裹温熨颈部肿大之淋巴结处。

另以壁虎 25 条，蛤粉 50 克，粳米 60 克同炒至米焦黄，僵蚕 15 克，全蝎 15 克，蜈蚣 10 条，硼砂 15 克，露蜂房 30 克（烧存性），共研为细末，装入胶囊，每服 4 粒，1 日 3 次，温开水送服。

治疗 3 个月后，咽痛不适大减，进食已不发呛，声音嘶哑明显好转，治疗 120 天，症状全消。间接喉镜及直接喉镜检查，喉部肿物已平，声带运动、闭合良好。颈上深肿大之淋巴结已消。之后再服装胶囊之药物半剂，以巩固疗效。未见复发。[1]

案二 喉高分化鳞癌

俞××，男性。72 岁。

因声音持续性嘶哑 3 月，检查右侧声带中段有红色突起，表面不平，病理切片报告为高分化鳞癌。在 1991 年 2 月 6 日全麻下施行右大半喉切除术。手术顺利，术后一般情况良好，鼻饲饮食。术后第 2 天，出现呃逆，持续不止，昼轻夜重，每分钟 15～20 次，不能平卧，患者极为痛苦，先后给予调换鼻饲管，肌注阿托品，利他林，并配合针灸，仍不见效，呃逆持续不断。面色㿠白，喉间痰壅，气管套管边痰液最多，清稀色白，苔薄腻，脉滑。证属阳气虚弱，痰气上逆。治拟益气温阳，祛痰降逆。

处方：炒党参、怀山药、代赭石各20克，沉香粉（冲）40克，旋覆花（包）、柿蒂、延胡索、川朴、生姜、陈皮各10克，公丁香、炙甘草各6克。每日11剂2次鼻饲进药。

服后次日呃逆次数明显减少，频率为每分钟5～10次，3日后症状消失，续服5剂停药。未见复发。[2]

参考文献

〔1〕华良才：喉科肿瘤治验2例,《中医杂志》1986：27(4)：45

〔2〕甘雨等：喉癌术后顽固性呃逆治验,《浙江中医杂志》1993：(6)：249

第八章　乳房癌

乳房癌在妇女恶性肿瘤中为常见病，其发病率仅次于宫颈癌。发病年龄多在 39～44 岁之间。乳癌在中医学中属于"乳石痈"、"乳岩"、"奶岩"等病的范畴。

早期乳癌可以从乳房肿块，乳房形态的改变、乳头溢液及乳痛三个方面来诊断。

（1）乳房肿块：临床上早期乳癌的肿块可大可小，有的小到不易触知，但病理检查时已侵犯到乳管外，甚至有远处转移。乳癌多为单数，好发于乳腺的外上位，其次为中部，再其次为内上方、下外及下内方。肿块的形态在脂肪少而消瘦的患者中容易触知，大多坚硬、边缘不齐，呈石样硬化橡胶样软。

（2）乳房形态的改变，乳癌患者可使乳房失去正常的外形，乳头倾向患部。

（3）乳头溢液及乳痛，乳腺癌约有 10% 的患者发现血性分泌液；约有 1/6 的患者有乳痛症状，多为阵发性抽缩状痛，甚轻微。

本病早期诊断，除活体组织检查外，目前尚无更多可靠的方法，超声波、同位素、透照法和 X 线检查仅能作为诊断的部分参考或适用一部分患者。

案一　右乳腺癌

梁××，女，48 岁，农民。因右侧乳房疼痛 4 年，加重 2 月，于

1989 年 6 月 1 日初诊。患者 4 年前即出现右侧乳房结块疼痛，曾以"乳腺增生病"治疗不见好转，病情逐渐加重。2 个月前，乳头根部结块破溃，疼痛加重。赴某院诊治，诊断为乳腺癌。不同意手术。检查：右侧乳头内陷，色黑变硬，乳头根部下内、外侧各直径约 1 厘米的溃疡，溃疡表面上覆黄白色脓液，气味恶臭，溃疡深约 0.3 厘米，周边不齐，色紫黑质硬，状如岩穴；乳头周围红肿，直径约 10 厘米；乳房下部 10 厘米外有红色斑疹，按之退色，局部灼热；脓溢处，红肿瘙痒甚。乳房右上方有约 2×9 平方厘米条索状肿块；腋下淋巴结成簇样肿大，右锁骨上窝淋巴结有杏核样肿大；右肩疼痛，活动受限；左腋下及左锁骨上窝淋巴结未见肿大。根据其临床表现，结合病检，确诊为乳腺癌。患者坚持要求中医治疗。遂据其局部症状，及口干欲饮，便干尿黄，耳聋脑鸣，下肢酸困，全身乏力，舌红绛、中前无苔、有裂纹，脉细滑数，辨证为气滞血瘀，热毒内蕴，气津两亏。

拟方：金银花 30 克，连翘 15 克，赤芍 12 克，当归 15 克，生芪、栝蒌、花粉各 30 克，乳香 10 克，没药 10 克，白花蛇舌草 15 克，生地 12 克，川芎 6 克，元参 15 克，蒲公英 20 克，浙贝母 10 克。水煎服，3 剂。

二诊：右乳房红肿疼痛、乳下红色斑疹、口干欲饮、便干等症状大减。前方继服 10 剂，并每日以丁胺卡那霉素局部换药。

三诊：经前法治疗后，溃疡面浓汁、溃疡周围红肿基本消失，右上方条索状肿块变软变小，右肩疼痛减轻，但溃疡大小有增无减；乳头内陷变黑更甚。舌红，苔花，剥有裂纹，脉细滑微数。

调整用药，内服药：

（1）金银花、花粉各 50 克，白花蛇舌草、栝蒌、土茯苓各 30 克，连翘、炮甲珠、皂角刺各 15 克，浙贝母、山豆根各 10 克，水煎晨服；

（2）露蜂房、当归各 30 克，生芪 20 克，太子参、生地、赤芍、鸡血藤、丹参各 15 克，川芎、郁金各 12 克，乳没各 10 克，甘草 6 克，水煎晚服，每2日各1剂。

外用药：

（1）九一丹外敷干硬色黑坏死处。

（2）犀黄丸、海浮散研细末，交替外敷糜烂湿润区，每日换药1次。

治疗1个月后，坏死之乳头脱落，糜烂之腐肉清除，疮口大小5.5×4平方厘米，深0.4厘米。乳房微肿，乳房右上方条索状肿物变为杏核样肿块两块，腋下及锁骨上窝淋巴结变小，舌质淡红，苔白而少，脉细弱。

易方：生芪24克，党参12克，生甘草6克，川芎10克，当归30克，熟地12克，赤芍15克，乳没各10克，土茯苓24克，银花40克，连翘18克，露蜂房30克，白花蛇舌草30克，鹿角霜10克（冲），水煎软后服，每日1剂。

外用药：溃疡周围及中心硬肿色白或色黑处外敷紫色溃疡膏（《赵炳南临床经验集》），肌肉色红嫩、新肉开始生长处，外敷生肌散（《赵炳南临床经验集》），隔日或3日换药1次。连续用上2月余，疮口局部愈合，临床症状基本消失。后间断服药巩固。随访2年，未复发。[1]

案二　右侧乳腺管恶性内瘤

咸××，女，48岁，职工家属，1986年4月26日初诊。

患者3个月前右侧乳头发红发热，继而溢流血性液体，经医院肿瘤科针吸细胞学检查，发现恶变细胞，诊断为："乳腺管内瘤（恶性）"，建议手术切除乳房，患者拒术，特转诊于中医。诊断：右侧乳头发热，不断溢流血性液体，口苦咽干，不欲饮水，心烦眠差，月经3个月未至，小便黄赤，大便略干。检查：营养良好，形体偏胖；右侧乳头塌陷、色黑暗；乳晕区可触及一1.5×1.5平方厘米肿块，质稍硬，推之可移，压痛不明显；右侧淋巴结不肿大；舌质红、舌边暗、苔中部黄腻，脉沉弦略数。证因肝经热郁日久，化火化毒，灼伤血络则乳衄；炼津为痰，痰血与火毒互结，积于乳房而成肿块。治宜清肝泄火，凉血解毒，化痰散瘀，软坚散结。方用龙胆泻肝汤与"克癌汤"。

处方：柴胡9克，生杭芍30克，龙胆草9克，大生地9克，大小蓟各9克，黑荆芥5克，元参30克，猪苓50克，炙鳖甲30克，山豆根15克，田三七3克（研末冲服），炙山甲15克，草河车15克，白茅根30克，水煎服，每日1剂，分次频服。

5月27日二诊：上方续服25剂，乳头溢血逐渐减少，口苦亦失，腻苔渐化，大便转溏，舌质红，脉沉弦略数。药既见效，不大更改，仅去胆草之苦寒，以防损伤中阳，加大枣13枚以顾护胃气，水煎续服。

6月15日诊：服上方18剂，乳头溢血停止，右乳包块明显缩小，睡眠转佳，两便复常，舌尖红，苔薄黄，脉弦缓。方仍宗"克癌汤"化裁。

处方：元参30克，浙贝母15克，炙鳖甲20克，猪苓50克，天花粉15克，生牡蛎15克，柴胡9克，赤白芍各13克，广郁金15克，田三七3克（研末冲服），草河车15克。每以3倍用量共研细末装胶囊，每服5~7粒，每日3次。

8月20日四诊：经服克癌胶囊2个月，乳头溢血未再发生。乳房肿块完全消散。月经虽于7月10日来潮，但内夹血块，小腹坠胀，遂服用逍遥散与柴胡疏肝散化裁，调理1个月而愈。随访5年，体健如常。[2]

案三 左侧腺癌术后复发

张××，女，62岁。1978年5月13日初诊。

患者乳腺癌行左乳房根治术已2年，现右乳房又发现3×2平方厘米包块，病理检查可见黏液腺癌细胞。患者情绪悒郁，胸胁闷痛不舒，胃纳欠佳。脉弦，苔薄黄。证属肝郁气滞，瘀血积聚，治宜舒肝理气，化瘀散结，解毒消肿。

处方：内服方：八角金盘、露蜂房各 12 克，山慈姑、石见穿、八月札、皂角刺各 30 克，黄芪、丹参、赤芍各 15 克，柴胡、生山楂各 12 克，郁金、青皮各 10 克。

外用方：雄黄、老生姜各等分。将雄黄置于等量老生姜内，放在陈瓦上文火焙干至金黄色，研末备用。用时撒在膏药上外贴，2～3 日更换 1 次。

内服外用治疗 30 余日，诸症转良，包块已缩小为蚕豆大小，上方去柴胡、郁金、青皮、加党参、鸡血藤、当归各 15 克，补益气血，又 60 余日，乳房包块消失。停用外用药，守再服原方 30 余剂巩固疗效。随访 7 年一切正常。[3]

案四　左乳单纯癌并转移

吴××，女，64 岁。1979 年 9 月 6 日初诊。

因左乳头出血近 2 年于 1979 年 6 月在肿瘤医院行左乳切除加腋淋巴结清扫，病理诊断为左乳单纯癌已侵及乳头并转移至左腋下二个淋巴结。1980 年 4 月起，左侧胸壁上又出现花生米及黄豆大的无痛性肿块两个，高出皮肤，质硬，固定于胸壁，赴肿瘤医院复查，诊断为左乳癌术后胸壁转移，医生建议放疗。因体质较差未做放疗而求治于中医。

处方：炮山甲、皂刺、海藻、枸橘李、王不留行、夏枯草、制香附、仙灵脾、丝瓜络各 9 克，山海螺 30 克，小金丸 4 粒（两次分吞）。每日 1 剂。

连服 2 月，一肿块缩小，一肿块枯萎，未见有新生物。继之以化痰软坚为主，佐以补益气血，调和冲任之药治之，患者全身情况有所改善，胸壁仅存的一肿块逐渐缩小，后继续治疗。[4]

案五　右乳单纯性乳腺癌

曲××，女，43岁，入院时间：1977年3月20日。

一年前因精神刺激，自觉两乳胀痛，右侧更明显，随情绪波动疼痛时轻时重，右乳外上限可扪及4×5平方厘米肿块一个，质硬如石，表面凹凸不平，舌边尖红赤，苔黄，脉弦数，诊为乳岩，证属肝郁气结，患者恐于手术，故住院请中医治疗。拟用疏肝散结、活血化瘀法，方用自拟消岩汤。

处方：香附15克，郁金15克，青皮15克，柴胡10克，桃仁7.5克，红花7.5，王不留行25克，半枝莲30克，白花蛇舌草50克。

服药18剂后，肿块缩小至1.5×2.0平方厘米，全身症状消失。医生建议其手术治疗，术后病理诊断为单纯性乳腺癌。出院后，继用上方加麝香配成丸剂，服三个月，至今健在。[5]

参考文献

〔1〕成荣生等：中药治疗乳腺癌1例,《山西中医》1993:9(2):43

〔2〕张香琴等：乔保钧治癌验案4则,《中医杂志》1992:33(11):16

〔3〕马吉福：乳腺癌治验二则,《浙江中医杂志》1987:22(9):399

〔4〕裘钦豪等：潘国贤教授运用化痰软坚法治疗肿瘤的经验,《浙江中医学院学报》1981:(2):22

〔5〕周宝琴：辨证治疗乳腺癌的临床体会,《吉林中医药》1985:(4):17

第九章 食管癌

食管癌是国内常见的恶性肿瘤之一，发病率在消化道恶性肿瘤中占第二位，北方的发病率较南方更高。发病年龄多在 50～69 岁之间。男性发病率高于女性约 5～10 倍。食管癌在食道上、中、下三段分布：以中段最多见，下段次之，上段较少见。食管癌在中医学中属于"噎膈"范畴。

本病早期没有任何症状，或缺乏明显的早期症状，直至有明显狭窄时方出现吞咽困难。一般症状有：下咽食物哽噎感，吞咽疼痛，或胸骨后疼痛，咽喉干燥与紧缩感，食管内异物感，胸骨后闷胀不适，剑下或上腹部疼痛，食物通过缓慢并有停滞感，个别患者尚有背沉、嗳气和耳痛等症状。

食管癌发展到晚期，患者表现多为体重下降，脱水，便秘，虚弱无力，刺激性呛咳，咳嗽兼有气管食管瘘，声音嘶哑（多见上段食管癌侵及喉返神经），个别病例偶有大出血或呕血，系肿瘤破坏大血管所致。查体发现颈部无痛性肿块多系淋巴结转移。本病经 X 线钡餐，食管镜及食管拉网脱落细胞学检查可确诊。

案一 食道癌

王××，男，63 岁，1978 年 4 月初诊。

患者 3 月前进食有堵塞感，隔一月后，病情逐渐严重，胸痛频繁，吞咽困难，泛白沫。某医院 X 光拍片，诊断为"食道癌"，动员开刀，患者慑于手术，所以求诊于中医。症见：面容消瘦，乏力神疲，时有呃声，痰稠、白，稍进汤水即呕出，便坚如羊矢，脉滑紧，苔薄白。此乃痰湿交阻，郁结于胸。拟降逆和胃，理气化痰。予旋复代赭汤合五汁饮加减。嘱忌烟酒辛辣，油煎硬物。

处方：旋复花 12 克（包），代赭石 15 克（先煎），姜半夏、刀豆子、陈皮、佛手，韭菜汁、姜汁、蜜汁、梨汁各一匙，鲜竹沥一支，半枝莲、半边姜、藤梨根各 30 克，20 帖。

二诊：服药后，病情明显好转，白沫减少。进少量饮食时不呕，已无呃声，苔脉如前。去薤白加全瓜蒌 10 克，30 帖。

照上方加减服药一百余帖（其中用过谷麦芽、枳壳、豆蔻、香橼、苏梗、白花蛇舌草），上述症状消失。为巩固疗效，嘱一年后每月服药10 帖。随访多年，情况良好。[1]

案二　食管下端浸润型癌

鲍×，男，71 岁。

患者因吞咽困难、胸骨部痛，时有呕血 1 年余。经胃镜检查示食管下端浸润型癌（约 5 厘米范围），食道活检找到癌细胞，而于 1982 年 1月 28 日初诊。苔薄白润，脉小弦。

处方：川贝、白及各 9 克，青陈皮、木香、枳壳、竹茹、旋复花、公丁香、降香、桃仁、甘草各 12 克，党参、黄芪、南北沙参、苡仁、夏枯草各 15 克，山楂、六曲、麦芽、海藻、海带各 18 克、瓦楞、牡蛎、徐长卿。蜀羊泉、仙鹤草、蒲黄、丹参、代赭石、贯众炭、藕节炭、侧柏炭、地榆炭、槐花炭各 30 克。

服药 4 月后症状消失，2 年后饮食一如常人。之后患者纳食如常，年逾八旬仍精神矍铄。治疗迄今已多年。[2]

案三　食道鳞癌

徐××，男，69岁。1973年吞咽不适，上海某医院X线摄片示食道中段有长8厘米肿块；食道拉网活检诊断为"食道鳞癌"。因肺功能差不宜手术，患者拒绝用放疗和化疗，愿接受中医治疗。症见吞咽不适，时感梗塞，甚则噎膈反胃，呕吐食糜痰涎，有时夹暗红色血块，面色㿠白，口干唇淡，胸闷气短，精神倦怠，舌淡苔白腻，脉细数。症由脾胃气虚，升降失司，气结于内。气滞血瘀痰凝所致，治以健脾补气为主，佐以和胃止血，化瘀散结之品，随证施治。

基本方：党参，白术、茯苓、黄芪、薏苡仁，枳壳，陈皮，生半夏，仙鹤草，狼毒。

经过10年持续治疗，虽然肿块稍有增长，X线摄片癌肿长约12厘米，但病情一直保持稳定，尚能进面食，软饭，生活可以自理，血红蛋白72g/L左右。多次复查未发现胃、肺、肝等转移病灶。至1984年12日因合并呕血而收住内科病房，经输液、止血等对症治疗，病情稳定出院。后因贫血，重度肺气肿，感染不能控制，于1985年8月1日衰竭死亡。确诊食道鳞癌后仍生存12年。[3]

案四　食道癌术后吻合口狭窄

贾××，男、45岁。1991年5月15日初诊。患者中上段食道癌，根治术后一月，吞咽困难，甚则饮水难入20天。检查：消瘦，轻瘦，轻度脱水貌，体重46千克。浅表淋巴结未触及。左胸背有一半环形手术疤痕。食道钡透见：主动脉弓上食道狭窄，钡剂呈线样通过。提示食道癌术后吻合口狭窄。因惧器械扩张，延余诊治。

处方：威灵仙90克，日1剂，煎汤频饮。

药后当日即能进食牛奶，次日可缓慢啜服稀粥，1周后能进食软面条，两周后即可缓慢进食馒头等。复查钡透示食道上段钡剂通过略缓慢。后自行停药，1周后再次出现吞咽困难。仍用原方法治疗，半月后能进食软食。继续巩固治疗两月，吞咽软食无困难。体重增至57kg。钡透示食道上段及吻合口钡剂通过顺利。计服用威灵仙约8000克，未见不良反应。停药观察半年，未反复。[4]

案五　食道癌

瞿×，男，57岁。1990年春节后，感到胃脘不适，嗣后进食梗阻等症日益明显，以至难以进食，形体日渐消瘦。1990年3月11月经某医院肿瘤科确诊为食道癌，旋即手术治疗。术后精力日衰，约1月后喉部干涩疼痛，发音困难，精神恍惚，于1990年5月5日就诊。其时患者精神疲惫至极，形体羸弱，瘦削如柴，两便量少。因喉中阻塞不畅，发音极其困难，虽近在咫尺，亦难以听清微弱之词，并时有心中悸动，如鼎中之油沸。脉微弱，舌质淡、舌体干瘦、无津无苔、形色如酱。急以扶正解毒法为治。

处方：僵蚕15克，玄参30克，夏枯草30克，红枣150克，麦冬30克，莪术10克，金银花15克，壁虎5条，甘草10克。3剂。每剂药每次煎成约200毫升，两天分多次随意呷服。每次服药时用药液冲服鲜竹沥5毫升于药液中。另用：犀牛黄0.3克，麝香1克，生大黄4克，抗癌6号药粉6克（注1），上药共碾为极细末，每次含用0.5克，每天随意多次。

服上方2天后，自觉喉中有轻松感，心中安泰，再无动悸之感。上方煎剂中壁虎减至3条，红枣减至100克，夏枯草加至40克，5剂。

7天后三诊，自觉精神较好，咽喉中进一步清爽，但发音仍困难。此乃癌肿压迫势重，一时难以消散之故，上方加胖大海30克，板蓝根

20 克，5 剂。

7 天后四诊，自称精神转佳，两便量由少变多，每餐能吃约 50 克米食，1 天之中，偶有 1～2 次发音较畅。上方胖大海加至 60 克，再加香菌 10 克。去鲜竹沥，犀牛黄等粉剂每天仅服 1～2 次即可。抗癌 6 号药粉改为抗癌 6 号丸（注 2），每天 5～7 次，每次服 0.3 克。

7 天后五诊，诸症进一步好转，自觉咽喉中旷然清泰，能小声讲话，食欲增加，精神已有喜色，上方麦冬加至 100 克，另加甾休 10 克，水蛭 6 克，7 剂。犀牛黄粉剂酌减。此后该法不变，药味稍作出入，偶尔可停药 1～2 天，抗癌 6 号药丸不间断。1991 年 9 月上旬开始，发音已如常人，每餐进食在 150 克左右。[5]

注 1：抗癌 6 号粉由人参、三七、蜈蚣、壁虎、黄芪、巴戟天、枸杞、肉桂、干姜、莪术、当归、香菌、橘红、砂仁、川贝、浙贝、三棱、乌梢蛇、鸡内金、生山甲（不要用火、砂炒等炮制）、沉香、建神曲、槟榔各等量，绿豆是上药总量的 5 倍，用小火煎煮，如中药西制之方法，制成颗粒状，视病之轻重，体质之强弱，成人每天不得超过 2克，10 岁以下小儿每天服用量不得超过 1 克。

注 2：抗癌 6 号丸即用抗癌 6 号粉剂制成蜜丸，如梧桐子大，蜂蜜要尽量煎熬老一些。

案六　食道中下段鳞状细胞癌

陈×，男，57 岁，1982 年 9 月初诊。两月前进食有梗塞感，经医院 X 线摄片示：食道中下段明显充盈缺损约 9～11 厘米，伴管腔狭窄 0.1～0.2 厘米。后在肿瘤医院做病理检查证明为"鳞状细胞癌"。因患者兼有心律不齐，又惧于手术，故前来求诊中医。诊见面容消瘦，精神萎疲，时有呃声，吐白色沫痰，汤水难入，便坚如羊矢，舌苔白，脉滑。辨证为噎膈，乃痰、气、血交阻于胸，结于食道。急治以降逆化痰，服五汁饮时需加减。

处方：旋复花、莱菔子、山豆根各 15 克，代赭石、刀豆子、半边莲、山楂各 30 克，半夏 12 克，鸡内金 10 克，生地汁、韭菜汁、姜汁、橘子汁各二匙，鲜竹沥 20 毫升。服药 20 余剂，诸症显著好转。

改服自拟复方虎七散（壁虎、田三七、梅片，共研末），每次 3 克，日服两次，黄酒调服百日诸症基本平复，唯进干食时稍有梗阻感。同年 12 月底又在医院钡餐复查。因食道中下段充盈缺损及管腔狭窄明显缩短，所以患者治病信心大增，坚持服复方虎七散 3 年 5 个月，后因心肌梗塞死亡。[6]

案七 上中段食道癌

章××，男，52 岁，农民，1987 年 4 月 16 日初诊。自诉吞咽噎塞，进硬食尤甚，发病 1 个多月，近几天加剧。经医院食道吞钡定点片检查提示："食道中上段约见 9～12 厘米长（颈 5～胸 5）黏膜紊乱、中断、管腔狭窄"。纤维胃镜检查提示："食道管腔狭窄，周围有向管腔生长的新生物，导道不易通过，触之易出血。"西医诊断为食道癌（上中段）。现见胸骨后疼痛并向背部放射，咽喉灼痛，吞咽噎阻，食入即吐，呕吐物带血丝，咳嗽，痰黄黏稠，舌红、苔黄腻，脉弦滑。证属噎膈（气郁痰阻，热毒蕴结）。治拟化痰理气，清热解毒，散结止痛。

处方：山豆根、莪术、三棱各 20 克，牡蛎（先煎）30 克，桔梗、枳壳、浙贝母、藿香、郁金各 10 克，生栀子 15 克，姜竹茹、生甘草各 3 克。日服 1 剂，清水 4 碗，煎成 1 碗。

另方：麝香、冰片各 2 克，人工牛黄 10 克，珍珠母 5 克，共研细末，分 30 次吞服，每天早、晚各 1 次。

4 月 22 日二诊：服上药 5 剂后，吞咽较为顺利，呕吐次数减少，胸痛减轻，舌脉如前。照上方去藿香，加川黄连 6 克，10 剂，煎法同上。

5月4日三诊：药后诸症基本消失，舌红、苔黄，脉弦细。后又按上方再进10剂。

后在原方基础上，选用山慈姑、半枝莲、露蜂房、黄芪、女贞子、威灵仙、土鳖虫、岗稔根、云南白药等随症加减，连续治疗4个月，治疗期间诸症未见明显反复，仅偶有吞咽梗塞感，无呕吐，无胸痛。于1987年10月21日行食道吞钡定点片复查，结果示：食道中段见3厘米长黏膜紊乱、中断，较之治疗前，病变范围明显缩小（从9~12厘米缩小3厘米），管腔狭窄已不明显，证明疗效确实、满意。随访2年多，病情未见进一步恶化。[7]

案八　食管中段鳞状细胞癌

李×，男，69岁，转业军人，灵寿县人。于6年前咽难7月余。进半流食，偶尔吐黏液月余，于1986年8月1日住院。住院前于1986年6月25日，曾在医院确诊为食管中段癌，病变长10厘米，髓质型。住院后血常规检查，白细胞5.8×10^9/L，血红蛋白115g/L，红细胞3.9×10^{12}/L，血小板118×10^9/L。舌质青紫，苔白薄，脉弦滑。于1986年8月2日、开始第1疗程治疗。丝裂霉素10毫克第1天，顺氯氨铂20mg第1~5天（水化）。结合服用黄芪，白术、茯苓、石见穿、清半夏、竹茹、生甘草等。水煎，每日1剂。

第一个疗程结束4周后，咽下困难明显好转，能进普食。食管钡餐拍片报告为食管中段癌，治疗后好转。至1989年2月24日，共治疗6个疗程，后3个疗程中均加用平阳霉素10毫克，1、3、5、7天肌注。原服中药方中加绞股蓝40克。食管钡餐拍片报告：钡剂通过顺利，管壁光滑，中段局部柔韧度稍低，但管腔扩张良好，黏膜增粗但连续，无龛影及缺损，与前数片对照，病变好转无复发症。复查白细胞$3.9 \times$

10^9/L，血红蛋白 90g/L。原中药方加女贞子 30 克，鸡血藤 30 克，补骨脂 15 克，当归 15 克。服 6 剂后复查白细胞 11×10^9/L，血红蛋白 115 g/L。每次化疗中消化道反应较重，经用磁片贴敷内关穴后均能达到基本缓解。

患者从 1989 年 5 月至 1991 年 10 月停止化疗，并间断服用中药。至 1991 年 11 月 2 日，又感咽下不利月余。食管钡餐拍片报告为原食管中段癌，本次拍片见食管中段黏膜增粗，紊乱，但尚连续，未见缺损及龛影，管壁柔韧度存在，钡剂通过顺利，管腔无狭窄。于 1991 年 11 月 19 日，又行化疗，方案同前，并继续服用中药 3 年。[8]

案九　食道中段癌

彭××，男，67 岁。于 1980 年 3 月 4 日来诊。1979 年 12 月初进食有堵塞感，于 1980 年 2 月 6 日经医院 X 线摄片，见食道中段有 6 厘米充盈缺损，黏膜破坏，食道僵硬感。后诊断为食道癌。

现证：进干稀食物都觉困难，有嗝气，大便有时干燥，精神忧郁，舌赤有黄白苔，脉象弦细略数。据四诊所见，以进食，嗝气，便燥及舌苔黄白与脉弦细数等为主证，并结合患者平素嗜酒，病系湿热蕴结，积久熏蒸，煎熬津液，痰与气搏，上冲嗌咽所致。诊断为噎膈。治宜清热开痰化瘀。

处方：枇杷叶 50 克，橘红 30 克，杏仁 20 克，葛根 30 克。另用壁虎 50 条，黄酒 2 斤，装入瓶内密封，浸泡 7 天后，煎沸取酒。每次温服酒 20 毫升，日 3 次。

4 月 15 日复诊，口干减轻，咽食物较前通畅，胃纳转佳，但仍有噎感，脉弦细已不数。按上方加紫草 30 克，鸡内金 20 克，橘络 15 克以清热理气。

7 月 21 日复诊，进食仍有时噎，能进面条及稀粥，但须用水送，大便已不燥。食道钡餐拍片：食管未见狭窄，未见充盈缺损，扩张正常。仍按前方观察。改用行气活瘀、化痰软坚，以善其后。

处方：陈皮100克，大贝10克，鸡内金200克，海浮石100克，昆布100克，五灵脂100克，蜈蚣30条。共为细面。每服酌情服用，日服3次。

1981年3月30日复诊，进食有时微痛，能进米粥面条之类食物。其他无任何明显感觉。食道钡餐拍片：食管中上段扩张能力佳，未见充盈缺损，黏膜皱襞整，通过好，但蠕动较差。仍按前方剂观察，药尽停药。后能进一般食物，无明显症状。[9]

案十 食管下段癌

吕××，男，33岁。1973年3月3日初诊。患者4个月来自觉进食有阻塞感，逐渐加重，仅能进食细面条。经医院X线钡透摄片见食管下段近贲门处，有1.5厘米局限性狭窄，钡通过困难，僵硬，黏膜中断，狭窄段以上食管扩张，拟诊食管下段新生物。

处方：①半枝莲30克，白花蛇舌草30克，刘寄奴30克，金佛草10克，代赭石30克，柴胡10克，香附10克，郁金10克，炒枳壳10克，沙参10克，麦冬10克，元参10克，清半夏10克，丹参10克。水煎服，每日1剂。

②醋紫硇砂1000克，紫金锭1000克，冰片10克，麝香1克，共研细末，每次1克，日3次。

注：醋制紫硇砂法：紫硇砂加等量醋，再加适量水，至紫硇砂全部溶解后，取溶液熬枯即成。

治疗两个半月症状明显缓解。5月26日钡透见食管下段近贲门处，仍有1.5厘米狭窄处，钡通过困难。按原方续服4个月，进食无任何感觉。

9月17日再次钡透摄片见食管下段近贲门处仍有1.5厘米偏心性狭窄，壁硬，但钡剂尚能通过，其上段有轻度扩张。与前两次片对比无明显改变。守方继服两个半月，先后共服汤剂310剂，散剂300克，患者吞咽不感困难。于1974年4月2日钡透摄片见食管下段黏膜较粗，但扩张尚可，未见明显狭窄。随访10年，患者健在，能参加劳动。[10]

案十一　食道下段癌

苟××，男，65岁。1987年7月20日诊。患者胃部不舒，食道不畅，胸膈疼痛，全身逐渐消瘦，固体食物难以咽下，或食物即吐，已半月，经医院检查摄片，确诊"食道癌"。在食道下段三分之一处，病灶宽0.7厘米，长8厘米。病情为进行性发展。

患者体质消瘦，面色晦滞，口唇青紫，声音低微，少气乏力，有时呕吐涎痰，脉象沉、细、弦、滑。舌质白、苔厚腻。证因情志不舒，气结于上，日久则气结生痰，痰气阻塞胸膈，故脘闷隐痛，食不得下。诊断：噎膈（肝郁气滞、脾胃气虚，湿热痰阻，络脉不畅）。治法：降逆止呕，疏肝理脾、益气活血、清热解毒。

以旋复代赭石汤加减：旋复花、柴胡各10克，代赭石、丹参各30克，苍术、党参各15克，白蔻仁、制半夏、半枝莲各6克，急性子、陈皮、黄药子各12克，白花蛇舌草25克，甘草3克。2日1剂，水煎服。

患者内服中药，外配艾灸，穴位取足三里。方法：用生姜切成五分硬币大小厚薄的片，用针把姜片扎成许多小孔，放于穴位之上，再用艾绒做成棘状大小的艾柱置于姜片上。点燃艾柱，至艾燃完为止，如皮肤烧灼难忍者，可将姜片在穴位附近上下左右移动，但不能离开穴位太远，否则治疗无效。如穴位灸后起水泡可将泡刺破放出，搽上紫药水，每个穴位，初期灸3柱，后期灸5柱，直至痊愈为止。

服上方 2 剂后，吞咽较前顺利，可进流质饮食，继服 3 剂，诸症减半，梗阻减轻，早晚能下床活动。因罹感冒，停服原方 5 日，施以参苏散加减之剂治之。感冒愈后，原方去代赭石、旋复花、柴胡，加当归、黄芪服 3 剂后，仍以上方为主，随症加减，共服 45 剂基本痊愈。患者饮食如常，面色红润。复查后，摄片结果为食道上中段正常，下段扩张良好。[11]

案十二　食道中段癌

刘××，男，60 岁。1984 年 9 月 3 日诊。患者进食受阻，打嗝近半年，胸脘痞闷，不呕，大便欠调，挟有少许黏液、曾在医院作食道钡透，并通过活检证实为食道中段癌。诊见舌红有紫斑，苔中根腻，脉细弦。

处方：北沙参、急性子、天南星、白毛藤、浙贝母各 10 克，半枝莲、丹参各 15 克，白花蛇舌草 30 克，麦芽、谷芽各 12 克。

5 剂后，症情稍减，能进稀食，嗳气时两胁疼痛，大便正常。治仿原方出入再进，症情较前又减。10 剂后，症情进一步好转，舌边紫斑已明显减退，自觉食道宽畅，能进软食，仍觉两胁不畅。前方去白毛藤，加郁金 10 克，红花 6 克。又进 5 剂，能进少量硬食。再进 20 剂，经治两月余，无特别不适，饮食如常，精神已振，食道钡透复查正常。守方 5 剂，以希巩固。随访近 2 年，未见复发[12]。

案十三　食道中段癌

沈××，男，56 岁。1966 年 8 月 10 日初诊。患者近 2 年吃饭后作噎，进薄粥仍恶心或吐，纳呆厌酒，胸部压闷痛彻背，不时呃逆，泛吐痰涎，形体日削，2 月内体重由 65 千克降至 58.5 千克，头昏神疲，口干不喜饮，大便秘或如栗，畏寒肢冷。左脉沉弦、右脉沉细而涩。舌质淡泛紫，积雪苔。患者素健，未婚，性格孤僻。嗜茶烟，饮酒40多年，每日饮白酒1斤余。经肿瘤医院确诊为食道癌。

检查：慢性病容。巩膜无黄染。左颈部可扪及黄豆大小淋巴结3枚。皮肤是轻度甲错，以四肢明显，舟状腹。血压18.6/10.6kPa。血常规：血红蛋白56g/L，白细胞10.7×10^9/L，中性粒细胞70%，淋巴细胞30%。钡餐检查：食道中段见约长6.2厘米的病段局部管腔狭窄，边缘不规则，右后壁见不规则扁平龛影约2厘米。证属噎膈，阳气衰微，阴暴内盛，湿浊瘀阻食道，拟温补脾肾，通阳逐寒，泄浊散结。方取温脾汤合半硫丸、葛花解醒汤加减。

处方：淡附片、干姜、桂枝、党参、橘白、半硫丸（分吞）、生大黄（后下）各10克，葛花15克，丁香、青皮各6克，砂仁3克，土茯苓30克。

投药3剂，呃逆轻，痰涎减。服药3月，诸症去其半，舌苔转薄白，能进软饭，噎梗偶有。原方再进2月，钡餐检查：食道中段病变段局部管腔增宽，边缘部分欠规则，右后壁扁平龛影约1.3厘米；左颈部淋巴隐约可及，如绿豆大小2枚，米粒样1枚。血常规：血红蛋白75g/L，白细胞8.5×10^9/L，中性粒细胞68%，淋巴细胞32%。体重增加至64千克，生活自理如常。存活4年余，1971年初死亡。[13]

案十四　食道下段癌

芦×，男，70岁。患者1980年3月初感觉吞咽困难。先后经几级医院诊断为食道下段癌。接受中西医药及放疗，效果不明显，7月16日入院治疗，患者肌肉大脱，骨瘦如柴，呃逆频作，口干欲饮，水入即呕，呕之无物，查其舌体瘦瘦，舌如镜面，质红无苔，舌尖有小瘀斑。六脉沉细无力，而兼微数，但胃脘有压痛，未触及肿物。今饮食不下，梗咽阻塞，病属"噎膈"，治宜清热解毒，活血祛瘀，消癌散结，方用自拟噎膈饮。

处方：白花蛇舌草 30 克，蒲公英 80 克，半枝莲 12 克，山豆根 15 克，山慈姑 10 克，鸦胆子 10 克，黄药子 10 克，露蜂房 10 克，三七参 9 克，斑蝥去头足 1 克，蟾酥 0.5 克。

服四剂，能稍进饮食，能口服浓缩中药煎汤 250 毫升，但服后有呕恶欲吐之感，同时舌根麻木，虑系蟾酥及鸦胆子副作用，去之反应自失。服 24 剂，病情稳定，精神好转，六脉和缓，舌苔始生，食欲增强，服 90 剂，脉症同前，舌苔厚白，舌尖瘀点消失，饮食正常，唯不能进硬食，体重增加。服 126 剂，诸症继续好转，钡剂影示：食道下段狭窄，钡剂通过变慢，黏膜不清。患者做吞咽动作，发现食道扩张略示僵直，不能自理生活。出院后继续以四君子汤为主随症加减治疗一年，随访至 1984 年 2 月 27 日，病情稳定。于 1985 年 5 月 21 日死亡，确诊癌症后存活 5 年。[14]

案十五　食管上胸段鳞状细胞癌

刘×，男，70 岁。1982 年 2 月因吞咽困难，食管检查发现食管上胸段病变，长度 4 厘米，拉网找到鳞癌细胞，即予以交叉放射，钴 60 照射肿瘤总量 7047 千戈瑞/36 次/53 天，放疗后食管片提示钡剂通过顺利，后服用中药。放疗后患者自觉仍有进食梗阻感，大便干结，舌红苔薄，脉细。治拟滋阴化痰祛瘀为主。

处方：生地 20 克，石斛 30 克，生芪 15 克，青皮 9 克，八月札 30 克，胆南星 12 克，天竺 12 克，花蕊石 15 克，仙鹤草 30 克，牛膝炭 12 克，石燕 30 克，白花蛇舌草 30 克，半枝莲 30 克，石见穿 30 克。以此为基本方常服，并加减威灵仙、杜仲、鸡内金、川朴等药连续服用 8 年。

1988 年 7 月，患者逐渐感右下肢麻木，痿软无力，屈伸不利，行走不便。体检腰椎区无压痛，CT 片提示胸 10～腰 2 未见椎体破坏，经放射科会诊后，结合放射部位和患者临床表现，神经检查，诊断为迟发性放射性脊髓损伤。患者舌红苔薄，脉细。拟为肝肾不足，精血亏虚，治以温补肝肾，补养气血，祛风通络。

处方：黄芪 30 克，当归 15 克，鹿角霜 10 克，牛膝 30 克，花蕊石 30 克，仙鹤草 30，银花 10 克，枳壳 10 克，川朴 10 克，生大黄 6 克，海风藤 12 克，杜仲 15 克，地龙 15 克，全蝎 10 克，半枝莲 30 克，焦楂曲（各）20 克。

照方服用 1 月后，患者感下肢麻木感减轻，续加用桂枝 5 克，连续服用半年，下肢麻木感消失，行走如常，一般情况良好，复查食管片提示食管无肿瘤复发现象。[15]

案十六　食道下段癌

盛××，男，66 岁。因明显吞咽困难 2 个月，于 1971 年 3 月 22 日，食道钡餐报告：食道下端明显充盈缺损 7～8 厘米长，管腔狭窄 0.1～0.2 厘米。当时主症为吞咽困难明显，胸背疼，面色瘀滞，皮肤甲错，消瘦，舌苔粗糙，黄腻，舌质泛紫或见瘀阻，舌下静脉青紫怒张，脉象细涩，锁骨上淋巴可触及。拟以破瘀软坚解毒。

主方用开道散（朱砂、硇砂、硼砂、青黛、蛤壳粉、柿霜、白糖研粉）。吞服 3 克，每日 1 次。

处方：急性子 30 克，干蟾皮 12 克，全瓜蒌 30 克，生半夏 9 克，生南星 9 克，白毛藤 30 克，半枝莲 30 克，半边莲 30 克，川连 5 克，蜈蚣 3 条，生米仁 30 克，山楂肉 15 克，生草 9 克。同时配合小剂量化疗（喜树碱）。

服中药 4 个月后于 1971 年 8 月食道钡餐摄片提示：食道下端充盈

良好，扩张良好，存活 3 年 6 个月后终因肺心病死亡。[16]

案十七　食道中段鳞状上皮癌

焦××，男，47 岁，江苏省太县工人。患者 1974 年 1 月发病，始感食入不利，渐至吞咽干饭有碍，食团稍大或进食稍快即作呕吐，胸骨后及背部不适，形体逐渐消瘦。4 个月后，吞咽更觉困难，只能进少量稀麦糊粥。既往有十二指肠溃疡史，作过手术治疗。家族其他人中未发现肿瘤患者。1974 年 5 月 14 日就诊于医院。

检查：慢性病容，精神尚可，营养较差。体温 37.1℃，头、颈、四肢无殊，锁骨上未触及肿大之淋巴结，心肺正常，腹呈舟状，上腹部正中有条纵形切口疤痕，腹部未触及包块，肝脾肋下未及。食道钡透：见中段约 2 厘米左右呈狭窄段不能扩张。狭窄段以上呈扩张态，钡剂可以通过。提示：食道中段癌。食管脱落细胞检查：找到癌细胞。

患者于 5 月 16 日前往上海某医院诊治，食道摄片示：食道中上段约 3～4 厘米长呈环状狭窄，其环形狭窄区呈持续性，上段食道充盈钡剂后轻度扩张。食道中段环状狭窄，为恶性疾患可能。5 月 30 日，在肿瘤医院再经食道脱落细胞检查，诊断：大致为鳞状上皮癌。食道摄片示：中段长约 5 厘米狭窄，未见溃疡。诊断为食道中段癌。周围血象：白细胞 5.4×10^9/L。于 1974 年 6 月 17 日至 8 月 10 日在肿瘤医院住院放疗，采用钴 60 行前胸、左右背三野照射，总剂量为 6488 拉德。放疗结束时其主治医生认为：①患者因有十二指肠溃疡手术史，故本次未能综合治疗；②放疗顺利，结束时病情有所好转，但局部仍狭窄；③放疗结束时，白细胞计数低下，仅为 2.2×10^9/L，患者于 1974 年 8 月 10 日出院。

患者出院后，吞咽稍顺但仍不畅，每餐能食半碗稀饭。形体消瘦，头晕乏力，胸部闷痛，自汗，面黄无华。自取民间偏方蟾蜍玉米散治疗。

处方与制法：取活蟾蜍大小不等共 50 只，饿养 2 天，用水洗净，不砍头，不去皮，不去肠杂，以河水 10 斤左右烧开，放入活蟾蜍，先武火后文火，煮熬三四小时，使其成烂糊状，倾出经纱布过滤，去渣，再入锅煎熬一二小时，使其成 500 毫升左右之半流浸膏，取出加入炒熟之玉米粉 1 千克，拌匀晒干即成。贮罐备用。服法：每次 10 克，以开水（或米汤）加上一匙蜂蜜送服，每两次，连服 3 天，停 1 天。服 1 个月后，自觉吞咽略通畅，胸部闷痛亦减，头晕、乏力、出虚汗等现象均有好转，食量增加到每餐吃 2~3 两米粥。半年多时间，先后服完二料后，自觉症状改善。1975 年 4 月 17 日到医院复查：一般情况好，双锁骨上淋巴结未触及，心肺正常；食道钡餐透示：食道中段有 3 厘米长的范围较狭窄，但光整，通过尚可；X 片所示同前。医生认为病灶稳定，建议随访。患者回家后继续服用该方半年左右，自感精神好，能进食软饭、面条，食量已趋向正常（每天能吃 1 斤米左右），便开始上班，仍继续服用蟾蜍玉米散，直至 1976 年秋。两年内其共食蟾蜍 300 只左右，未用任何化学药品，也未用其他中药。病情一直稳定，体质逐渐增强，体重由放疗结束时的 90 多斤，增加到 110 多斤，白细胞也保持在 $5 \times 10^9 / L$ 上下。1978 年 3 月 15 日在医院摄片所示：心肺纵膈无重要病变，食道中段仍狭窄，但通过尚好，未发现癌现象。

此后患者吞咽顺利，食干饭、馒头、面饼等硬物亦无碍，平常食量平均每天在 1.2 斤米以上，身强力壮，坚持上班，并能从事一般农业劳动。

蟾蜍按历代中药文献记载，具有破症积、引水湿、化毒、杀虫、定痛等作用，可治疗癥瘕积聚、疔疮、发背、瘰疬、恶疮、臌胀、水肿等。民间有许多用它治疗噎膈获效的实例。然而蟾蜍又具有一定的毒性，因服食蟾蜍引起中毒的事例也不少。一般均于煮食 30~60 分钟发生中毒症状，主要表现有恶心呕吐，腹痛腹泻，头晕头痛甚或神志昏迷，面色㿠白，四肢厥冷，脉搏微弱等，心电图的表现酷似洋地黄中毒。该例患者在采用上述剂最长期口服的过程中，末出现明显的中毒反应，这可能因为蟾蜍的中毒剂量及中毒反应程度，随各人的体质差异而不同。

为从安全考虑，蟾蜍制剂口服，还是先以小量试服为宜，若无不良反应可逐渐加大剂量；若有不良反应，则应立即停服或减量；若出现中毒反应，可按洋地黄类强心药中毒时的急救原则处理，对心肝肾功能不全者更宜慎用。[17]

案十八 食道下段鳞癌伴淋巴结转移

杨××，女性，66岁、已婚，厦门市人。患者于1982年9月初无明显诱因进食有梗阻感，伴胸骨后闷痛，精神疲乏，食量减少。经医院按"食道炎"治疗，症状无改善。渐至吞咽困难呈进行性加重，进食即呕，病情继续恶化，体重由34千克骤降至24千克。胸骨后疼痛加剧，伴出现下肢水肿，卧床不起。于1983年3月8日经医院食道钡餐摄片证实："食道下1/3呈局限性明显狭窄，呈环状。钡剂通过十分困难，其下1/3内及后壁可见充盈残缺"。确诊为："食道癌下1/3伴明显梗阻。"于3月11日住入胸外科作食道下段手术。术中见肿瘤位于食道下段长4厘米。贲门及胃底无浸润，胃小弯发现数个淋巴结直径：0.5～1厘米。质硬、色白。似胃小弯淋巴结转移。行食管癌切除，主动脉弓下食管胃吻合术。

3月15日病理诊断报告：食道下段鳞状细胞癌Ⅲ级，浸润肌层全层；上切端上皮基底细胞增生活跃；胃小弯淋巴结转移性鳞癌。手术后第6天，患者明显呈恶液质外观，面色㿠白，少气懒言，疲乏，口苦咽干，舌质红绛、边尖瘀斑可见。脉沉细数。鉴于患者年老体弱，术后耗气伤血，若采取放疗及化学药物易引起不良反应。速投入自拟Ⅰ、Ⅱ号药散。

Ⅰ号药散：千斤癀、鸡骨癀、茶时癀、九节茶、人工牛黄、血竭、珍珠、冰片等，各研细末混匀。每次服15克，每日3次。

Ⅱ号药散：紫珠草、鲜射干、七叶一支花等，煎剂口服。

另以加味生脉饮：黄芪80克，太子参30克，麦门冬15克，五味子9克，大枣30克，水煎代茶。

患者口服Ⅰ、Ⅱ号药散及加味生脉饮后，短期症状明显好转。1个月后停服Ⅰ、Ⅱ号药方，2个月后全停药物。随访观察四年，食欲正常，面色红润，四肢肌肉渐腴，体重增至32千克（身高1.38米）。可胜任家务劳动。查心肺（－），肝脾未及，浅表淋巴结无肿大，血常规：正常值范围。

1987年3月14日在医院经食道钡餐检示及食管、胃、胸片复查报告如下："所见胃代食道，食道——胃下方吻合。吻合口约1.5厘米宽，吻合口食道残端，舒展良好，代食道的胃见于脊柱左旁、充气舒展良好、黏膜皱裂无特异，充盈阶段代食道胃轮廓规则光整。胃下段于膈下约7~8厘米，轮廓整齐，整个腹内居于中线左侧。胸片无特殊"。[18]

案十九　食道中段癌

周××，男，47岁，手工业者。患者于1976年5月初，渐起吞咽梗阻感，呈进行性加重，伴有胸骨后灼热感，疼痛。五个月后滴水难入，胸痛加重，吐泡沫样涎液甚多。饮食瞬即吐出，而于11月3日入院。患者形体消瘦，未扪及颈淋巴结肿。经食道钡餐透视，诊断为"食道中段新生物"，建议到大医院治疗。1977年1月5日经医院进行食道左、右前斜位点片，诊断意见："钡剂通过第6~7胸椎处明显受阻，管壁僵硬，有约6~7厘米之狭窄，边缘不规则，其上段呈轻度扩张，以上所见为食道中段癌变表现"。医生诊断为中晚期食道癌，并认为诊断十分明确，无须进一步作组织切片病理检查，勉强收住院放疗。自 1 月 20 日至 3 月 5 日，共治疗 45 天，射野布置前一野，背一野，钴 60 照射肿瘤总量 7092 拉德，吞咽困难减轻出院，嘱其 3 个月后门诊复查。3 个月后，患者病情复发，症状同前，吞咽困难加重。又于 1977 年 6 月前往武汉某医院复诊，经检查认为不宜再行钴 60 放疗，而回当地医院试用冬虫夏草进行治疗。第 1 次口服酒约 15 毫升，3 分钟后患者呃气，自觉食道较前舒畅，后渐能进水；继服冬虫夏草后，渐能进流汁饮食，病情略有好转出院，并嘱其出院后继服壁虎酒治疗，每日 2 次，每次约 10 克。

经服冬虫夏草 1 年 5 个月，症状全然改善。随访九年未见复发，进食顺利，无不适感，现每餐可进食半斤左右，仍从事手工业劳动，健如常人。1984 年元月 12 日复查，食道钡餐透视报告："食道边缘整齐光滑，钡餐通过顺利。"

案二十　食道癌合并食道气管瘘

赵××，男，47 岁，保定铁路工人。患者于 1978 年 6 月，不明诱因出现进餐时胸前区不适，伴有阵发性烧灼样疼痛，一月后，症状加重，并出现饮水后呛咳，形体逐渐消瘦，体重由 80 千克降至 73 千克。1978 年 8 月于某医院行钡餐造影，示"食道上段约有 7 厘米长充盈缺损"，确诊为"食道癌，合并食道气管瘘"。已不宜放疗，故于 1978 年 8 月 27 日入院治疗。诊时患者精神萎靡，形体消瘦，全身无力，胸前区憋闷感，伴烧灼样疼痛，吞咽时加重，饮水后呛咳不止，下肢浮肿，二便调，舌黯、苔白腻，脉沉细滑。证属脾虚湿困，痰气交结，拟健脾利湿，破气化痰。

处方：生薏仁 30 克。茯苓 20 克，猪苓 20 克，生半夏 6 克，生南星 6 克，三棱 20 克，莪术 20 克，姜黄 12 克，浙贝母 20 克，砂仁 6 克，白花蛇舌草 30 克, 半枝莲 30 克, 土鳖虫 12 克, 全蝎 6 克, 水煎服、每日 1 剂、早晚分服。

二诊 (9 月 18 日): 浮肿渐消, 余症同前, 前方去猪苓、茯苓、姜黄、加黄药子 20 克, 山慈姑 30 克, 元胡 12 克。继服。

三诊 (10 月 20 日): 胸前区疼痛减轻, 吞咽时疼痛亦减, 舌脉同前, 治以破气散结, 扶正祛邪。

处方: 三棱 20 克, 莪术 20 克, 黄药子 15 克, 硼砂 10 克, 硇砂 6 克, 火硝 6 克, 全蝎 6 克, 蜈蚣 4 条, 黄芪 20 克, 女贞子 30 克, 炙山甲 10 克, 太子参 30 克, 白花蛇舌草 30 克, 半枝莲 30 克, 土鳖虫 10 克。水煎隔日服一剂, 早晚分服。

至 1979 年 1 月 21 日再诊, 患者既往症状基本消失, 食纳渐增, 体重增至 78 千克, 但仍于吞咽时觉胸前区不适。钡餐造影示: 食道上段狭窄, 管壁光滑。拟将前方加减, 改为丸剂继服。

处方: 三棱 30 克, 莪术 30 克, 黄药子 30 克, 生川乌 10 克, 生草乌 10 克, 砂仁 10 克, 硇砂 10 克, 硼砂 10 克, 火硝 10 克, 青黛 6 克, 松香 12 克, 全蝎 10 克, 蜈蚣 5 条, 斑蝥 4 克, 甘草 6 克, 共为细末, 蜜丸 6 克重, 每服 2 丸, 日服 2 次, 温开水送服。

上药服 1 周后, 改服益气解毒汤 (黄芪 30 克, 大枣 20 枚, 绿豆 30 克) 3 天。两药交替服用半年, 钡餐造影复查, 见食道部已无异常。1982 年 2 月, 因母亲病故, 悲伤过度, 导致旧病复发, 经检查食道中部高度狭窄, 次月已不能进食, 于 7 月死亡, 其确诊癌症后, 存活 4 年。[2]

案二十一　食管中上段癌

崔×, 男, 81 岁。1982 年 12 月 13 日初诊。患者两年来, 食水下咽常噎, 病势日重, 1982 年 10 月在医院经 X 光吞钡透视检查, 诊断为

"食管癌"，癌肿位于食管中上段。观食水不能下咽已 13 日，大便闭结，尿少似无，不能起床活动，消瘦，舌嫩而红淡，苔白薄腻，脉弦濡。证属噎膈，阴血虚衰，痰积血瘀。治以补气阴为主，祛痰结为辅。

处方：党参 30 克，生地 30 克，当归 15 克，生牡蛎 30 克，生半夏 15 克，甘草 9 克。每日 1 剂，蜜水煎 2 次分服。

1982 年 12 月 21 日二诊：服药后，近日已能进食软粥。二便渐通。

处方：生地、生牡蛎增至 60 克，当归增至 30 克，加夏枯草 30 克。

1983 年 1 月 5 日三诊：噎症渐减。现每餐可进稀软食 2 两，已能起床走动。以第 1 次方继进：党参减至 15 克，加陈皮、柴胡各 3 克。

1983 年 2 月 20 日五诊：服药至今，噎症全消，进食正常，身体亦渐康复，证愈停药。两年后随访：疗效巩固，进食正常，尚能参加一般农业劳动。根据"中医中药治疗恶性肿瘤疗效判定标准（试行草案）"，判定为："临床治愈 I 级"。[2]

案二十二　极晚期食管癌治愈

宛××，男，52 岁，农民。患者于 1972 年 10 月自觉进食发噎，胸骨后疼痛，渐至不能进固体食物，且经常吐大量黏条状痰液。经多次食道 X 线钡餐造影及拉网细胞学检查，均诊为贲门癌（腺癌），病情延至 1 年后，在滴水不入濒于死亡的情况下，方去外地四处求医，结果都被告知病已至晚期，不能手术，建议回当地采用保守疗法。1973 年 10 月 23 日入院就诊时，已卧床 70 余日，仅靠静脉补液暂求苟安。

检查：体温 36.7℃，脉率 100 次/分，血压 10/7kPa，面色㿠白，身体羸瘦，肌肤枯燥，泛吐清涎。两下肢明显浮肿。右锁骨上窝触及肿大的淋巴结 2 个，两肺（－），心率快，肝脾未触及。钡剂造影，显示食管近端极度扩张。贲门处稀钡不能通过而完全梗阻。治疗经过：入院后，经输血、输液纠正贫血及失水状态。于 1973 年 12 月 3 日在气管内闭式麻醉下行开胸探查术。术中见贲门处凸凹不平结节状硬性肿物，向下累及胃底，向上延至食管下端8厘米，外浸至食管壁。开膈后见肝左叶膈面有5×5厘米大小癌转移灶，游离胃及食管下端，切除上半胃及食管下1/3，行弓下食管胃吻合，切口一期愈合。肝转移灶用明胶海绵敷以生麝香2克，并撒入腹腔3克。首用中药益气养血扶正，佐以化瘀解毒祛邪。

处方：黄芪30克，党参15克，白术9克，山药30克，白芍15克，熟地20克，当归11克，赤芍12克，急性子6克，白花蛇舌草40克，焦三仙各9克，生甘草6克。服药月余，恶病质明显改善，食欲不断增加。嗣后又加用5-氟尿嘧啶（5-Fu）正规化疗。经长期如此综合治疗，患者逐渐恢复健康。经15年多次随诊复查，一切情况良好，食量正常，能参加一般体力劳动。于术后第16年死于其他疾病。[22]

案二十三　食管中下段癌

徐×，男，57岁。因进行性吞咽困难2个月，于1986年10月在某医院经钡餐透视，诊断为食管中下段癌，范围广泛，累及贲门。12月4日患者出现滴水不入1周，靠补液维持，1月12日就诊。患者形体消瘦，面色灰暗，诉有胸骨后痛疼连及背心，频繁呕吐泡沫样黏液。舌苔滑腻，脉沉细。辨证为痰瘀凝结、正虚邪实。治以化痰破瘀。散结开道，兼以扶正。

处方：生南星、生半夏各30克，瓜蒌20克，旋覆花10克，代赭石30克，黄药子10克，急性子、石打穿各30克，天龙3克，蜈蚣3条，威灵仙30克，制马钱子3克，干蟾皮10克，鹤虱12克，山鳖甲、地鳖甲、当归各10克，鸡血藤30克，仙灵脾15克，生黄芪30克，西洋参5克（另服）。5剂。煎服。

服第1剂药半小时后进粥1碗，患者情绪立即好转，持续服药半年余，病情一直稳定。[23]

参考文献

〔1〕李笔怡、张士觐:治疗消化道癌的经验,《湖北中医杂志》1984:(3):13

〔2〕汤新民:中药治疗消化道癌存活6年以上3例,《上海中医药杂志》1992:(7):34

〔3〕申屠瑾等:健脾补气法在恶性肿瘤治疗中的应用,《中医杂志》1986:27(12):42

〔4〕潘建华:大剂量威灵仙治愈食道癌术后吻合口狭窄,《四川中医》1992:(9):39

〔5〕朱曾柏。癌症医案3则,《中医杂志》1993:34(4):211

〔6〕周宜强等:李修五教授治疗疑难杂症的经验,《新中医》1991:(5):4

〔7〕黄华君等:噎膈治验一则,《新中医》1992:(2):41

〔8〕刘少翔等:中药结合化疗治疗晚期食管癌60例疗效观察,1993:15(3):37

〔9〕孙宜麟:恶性肿瘤两例治验,《辽宁中医杂志》1992:(1):8

〔10〕郑鸿志、谢亮辰:老中医治疗食管癌的经验,《辽宁中医杂志》1986:(3):21

〔11〕胡存强:治疗食道癌一例的体会,《四川中医》1988:6(8):15

〔12〕秦亮:王玉玲治愈食道中段癌1例,《四川中医》1988:6(12):24

〔13〕方兰芬:通阳逐寒法治食道癌,《浙江中医杂志》1987:22(2):68

〔14〕李培:中药治疗食道癌1例获效,《内蒙古中医药》1988:7(2):46

〔15〕林钧华:长期生存食管癌并发放射性脊髓损伤1例,《上海中医药杂志》1993:(7):16

〔16〕俞丽霞等:食管癌的辨证治疗与中药药理初析,《浙江中医学院

学报》1988:(4):22

　　〔17〕翟范:放疗加蟾蜍制剂治愈食管癌 1 例,《浙江中医学院学报》1980:(6):14～15

　　〔18〕何金山:晚期食管癌伴胃小弯淋巴结转移(手术后)1 例治验,《福建中医药》1987:(5):35

　　〔19〕易林桂:壁虎酒治疗食道癌存活九年 1 例,《湖北中医杂志》1985;(1):39

　　〔20〕罗普树:中药治疗食道癌存活四年 1 例,《吉林中医药》1985:(2):21

　　〔21〕刘越:噎膈阴血论治,《陕西中医》1985:6(1):26～27

　　〔22〕韦绪怀:中西医结合治愈极晚期食管癌 1 例报告,《北京中医学院学报》1991:14(5):31

　　〔23〕王庆才等,应用南星半夏汤加味缓解食管贲门癌梗阻,《辽宁中医杂志》1991:(1):27

第十章　肺癌

肺癌包括原发性肺癌和继发性肺癌。原发性肺癌绝大多数发源于支气管，故称为支气管肺癌（以下简称肺癌），是一种最常见的恶性肿瘤，其发病率及死亡率在我国正在逐年上升，发病顺序从第六位上升到第二位。国内肺癌男女的发病率之比约 2.65:1。发病年龄多在 40 岁以上。继发性肺癌是指身体其他部位的恶性肿瘤转移到肺。死于机体各部位的晚期肿瘤患者，约有 40% 左右的病例有肺转移。原发性肺癌在中医学中属"肺积息贲"的范畴。

不同类型的肺癌，其症状的有无和轻重及临床表现，多与肿瘤发生的部位及病理改变的程度相一致。肿瘤位于肺叶早期常无症状。肿瘤生长于大气管内，有管腔阻塞时，常较早地出现症状。早期症状有刺激性干咳，白色黏液泡沫痰，有的痰中带血丝或咳血，或有胸痛、胸部不适、呼吸困难及发烧等。中晚期可出现：①支气管阻塞；②感染；③压迫及转移症状。

本病经 X 线、细胞学、纤支镜、放射性核素、活体组织检查及 CT 检查可确诊。

案一　中央型右肺癌

冯××，女，47 岁，工人。患者 1985 年 9 月初因咽痛，咳嗽，自我发现左锁骨上淋巴结多处肿大，经医院行活验，病理结果为：淋巴结转移癌（考虑为未分化癌）。行胸片、CT 检查，诊断为：右肺癌（中央型）。右肺门、双锁骨上淋巴结转移，患者不愿化疗而要求服中药治疗。初诊见咳嗽，痰中带血，伴右胸隐痛，口干，舌尖红，边有瘀斑、苔黄腻，脉弦滑。证属痰热壅肺，瘀毒内阻。治拟清热化痰，祛瘀消癥。

处方：苇茎、冬瓜仁、生薏仁各30克，黄芩、桃仁、生南星、生半夏各15克，田七末（冲）、人工牛黄（冲）3克，守宫5条，丹参18克，甘草6克。水煎服，日1剂，配合服鹤蟾片，每次6片，日3次；西黄丸，每次1丸，日2次。

服上药1周后。痰血消失，咳嗽、胸痛明显减轻，继用上方加减长期服用，1990年7月死于肺部感染并呼吸衰竭，治疗后生存近5年。[1]

案二　右下肺周围型肺癌伴淋巴结转移

杨××，男，58岁，已婚，教师，1990年6月21日入院。患者入院前1月因无明显诱因出现咳嗽，痰中带血，经医院癌细胞学检查到癌细胞（腺癌），X线摄胸片、切层等有关检查，诊断为右下肺周围型肺癌伴右肺门淋巴结转移，左肺内转移。病属晚期肺癌，已无手术指征。且患者拒绝化疗而转求中药治疗。症见咳嗽、痰稠难咯，右胸胁隐痛，痛处固定，口干便秘，舌质瘀暗，苔薄白，脉弦细。证属肺热津亏，痰浊内阻。治拟清热解毒，化痰祛瘀。

处方：苇茎、生薏仁、冬瓜仁各30克，浙贝母、沙参、北杏、山慈姑，生南星，生半夏各15克，守宫5条，田七末（冲）3克，甘草6克。水煎，日1剂，配合鹤蟾片，每次6片。日3次；西黄丸，每次1丸，日2次。

服药2周后，症状明显改善，守上方加减服药，病情稳定，能从事轻体力活动，2午后复查胸片等有关检查，提示肺部肿块大致同前（4×4平方厘米），目前仍在治疗观察中。[1]

案三　左肺边缘型肺癌

孙×，男，71岁。1990年4月17日入院。症见干咳，胸痛10个月，心悸，失眠25天。1989年6月19日经拍片和肺CT诊断左肺边缘型肺癌。1989年10月，1990年3月两次放疗后复查胸片，病灶缩小至3.0×2.0平方厘米，边缘仍呈分叶改变。就诊时：症同前，痰白带血丝，心烦不寐，口干喜饮，大便干结。舌质红，少苔，脉弦细数。证属热毒伤阴，心肾不交。治宜滋阴解毒、交通心肾。方用六味地黄汤加味：生地、泽泻、丹皮、丹参各20克，沙参、麦冬、山药、茯苓各25克，山萸肉15克，合贞芪平消散：女贞子、五灵脂各25克，黄芪50克，枳壳、火硝、郁金、仙鹤草、白矾各30克，马前子20克，炒干漆10克。研细面，调匀，每次2克，日3次口服。

服药27剂后，症状明显好转。4月19日复查胸片，病灶略缩小，边缘亦完整。以后多次摄片，病灶稳定，无远处转移。于6月29日出院。经随访，病情稳定，生活自理，带瘤生存已2年余。[2]

案四　周围型肺鳞癌

张×，男，57岁。患者多年夫妻不睦，心情郁闷，常年累月，孤身只影，默默寡言，日久成疾。1975年9月初，始感胸痛胀满，胸闷不舒，咳嗽气逆，时发高烧，吐痰不利，痰中带血。经查血常规白细胞高达$29.8×10^9$/L。X线报告：右肺可见大片阴影。初步诊断为：①肺炎，②肺癌变。住院治疗半个多月未见好转，经进一步检查确诊为周围型肺癌（鳞癌）。因本人不同意手术，放疗两个疗程，病情好转后入院治疗。1975年12月28日初诊。就诊时，面色萎黄，两目深陷，明显消瘦，面部及下肢浮肿，两足尤甚。胸憋气短，咳嗽气逆，黄痰难咯，痰中带血，右肋下疼痛，胃脘胀满，不思饮食，舌红苔黄燥，脉弦紧。证属气郁化热，肝火犯肺。治则疏肝解郁、滋阴润肺。投解郁救肺汤加九香虫、桑叶、炒莱菔子各10克。

处方：炙黄芪、柴胡、清半夏各15克，西洋参、香附、神曲各10克，栝蒌、鱼腥草、川贝母各20克，白蔻、陈皮、升麻、白及各6克，三七参、炙甘草各4克，九香虫、桑叶、炒莱菔子各10克，灯芯、竹叶为引。水煎服。7剂，停用西药，30日为1疗程。

其服药一个疗程，同时对他进行精神开导，对家属陈述利害，动之以情，得到了他妻儿的协助，患者精神大为振奋。服完第二疗程大见起色，胸胁胀满减轻，纳食增加，浮肿已消，体重增加，眉目间可见红润气色，只夜间偶有咳嗽。回忆前人的经验有"肺气清，则小便行而热降，热去则火不刑金，肺脏受监。"所以必须继续疏肝解郁清肺之余热。原方去炒莱菔子、三七参，加黄芩10克，瞿麦穗15克。水煎服。

前后治疗10个月零8天，症状消失，X线复查癌变明显吸收。后随访，患者已恢复工作。前后复查3次，病情稳定，病灶逐年缩小。现已退休，在家安度晚年。[3]

案五　肺癌伴右锁骨上淋巴结转移

郑××，男，40岁。患者1982年5月28日起出现不规则发热，干咳胸痛，活动后气促。6月4日胸片诊断：①右侧渗出性胸膜炎，②右侧肺不张（肺癌）。6月22日病理活检报告：右锁骨上淋巴结转移性腺癌。6月25日胸穿：胸水黄微浊、蛋白（＋）、红细胞0.04×10^{12}/L、白细胞0.7×10^{9}/L、中性粒细胞12%、淋巴细胞88%。因无手术治疗指征，家属不同意化疗，7月26日就诊，证见咳嗽，胸痛不舒，胃纳不佳，口干，夜间盗汗，头晕乏力，脉弦苔薄质红，治拟养阴清肺化痰。

处方：南北沙参各 12 克，海蛤壳 15 克，黄芩 9 克，野荞麦 20 克，半边莲 15 克，麦冬 12 克，白薇 12 克，鲜芦根 30 克，桑白皮 12 克，鱼腥草 30 克，甘草 6 克，冬瓜子 12 克，竹沥汁 1 支。

7 剂后每次复诊均用养阴清肺化痰法，上方略为加减，复诊 18 次，共进 126 剂。

12 月 6 日复诊，咳嗽已减，胸胁隐痛减轻，胃纳好转，脉弦细苔薄质红，改用养阴润肺止咳法。

处方：南北沙参各 15 克，蛤壳 15 克，麦冬 12 克，半边莲 15 克，淮小麦 30 克，鱼腥草 30 克，白薇 12 克，鸡内金 9 克，桑白皮 12 克，太子参 15 克，甘草 6 克，杭白芍 12 克，竹沥汁 1 支。上方加减共进 21 剂。

12 月 20 日复诊，咳嗽已止，胸痛已除，身热已退，盗汗已止，气阴渐复，胃纳正常，精神及气色均较前好转。又给药 7 剂即未再诊。第二年路遇，见其身体健壮，精力充沛，未感疲乏与不适。[4]

案六　右肺下叶鳞癌伴转移

金×，男，71 岁。1989 年 2 月 12 日入院。其当时发热胸痛，咳嗽痰血。加重 20 天。经 X 线胸片和肺 CT 诊断为右肺下叶肺癌并下叶不张，左肺为转移灶。痰液涂片找到鳞癌细胞。患者拒绝化疗。经治疗近 1 月，症状无明显好转。请予会诊，见症同前，体乏无力，大便秘结，小便黄，舌红苔黄腻，脉弦滑。证属痰热阻肺，瘀毒内结。治宜清热涤痰，活血散结，方以贞芪平消散：女贞子、生黄芪、火硝、枳壳、郁金、白矾、仙鹤草各 30 克，五灵脂 25 克，制马钱子 20 克，炒干漆 10 克。研细面，调匀，每次 3 克，日 3 次口服，合莲蜂汤：半枝莲 50 克，蜂房 25 克，白花蛇舌草 50 克，山豆根 15 克，山慈姑 25 克，地丁 30 克，苡米 50 克，海藻、昆布各 30 克。服药 2 月后发热、胸痛、痰血明显好转，舌质淡苔白腻。经 3 次 X 线胸片检查（4 月 8 日、5 月 22 日、7 月 5 日）与入院时胸片比较，病灶无明显改变，于 7 月 19 日出院。经随访，病情稳定，无远处转移，生活完全自理。[5]

案七 中心型肺腺癌

彭×，男，72 岁。1990 年 2 月 10 日入院。就诊时其喘咳气急，痰血，胸闷促迫，不能平卧而来院。查：右锁骨上淋巴结可触及，右肺叩诊浊实。X 线胸片诊为右中心型肺癌，胸腔转移并胸水。疹液涂片找到腺癌细胞。经用抗炎、抽胸水，丝裂霉素腔内化疗，胸水仍增长，请予会诊。刻下：症同前，伴食少纳差，腰酸腿软，口干不欲饮，大便干结，舌质暗红，苔腻浊，脉弦滑。证属脾肾两虚，痰饮聚胸。治宜健脾补肾，化饮解毒。方选贞芪平消散加白花蛇舌草 30 克，研细面，每次 3 克，日 3 次口服。合二莲地黄汤加减：半枝莲、薏苡仁、半边莲各 50 克，葶苈子、山药、茯苓各 25 克，沙参、麦冬、熟地各 20 克，泽泻、丹皮各 15 克，莱菔子 20 克，炒苏子、车前子、前胡、白前各 15 克。

服药半月余，喘咳胸闷、气急好转，能平卧，食欲渐增。2 月 26 口复查 X 线胸片，右肺胸水大部吸收。4 月 17 日又复查 X 线胸片与 2 月 26 日比较无明显变化。于 5 月 15 日出院。随访数月，病情稳定，无特殊变化，生活自理。[5]

案八 右侧中央型支气管鳞状上皮癌

黄××，女，64 岁。患者因右侧胸背持续性钝痛，刺激性干咳，间断咯少量血丝痰，乏力、头昏 1 月入院。经临床检查及 X 线拍片怀疑肺部肿瘤，转上级医院支气管镜病理活检，诊为右侧中央型支气管鳞状上皮癌。患者要求中医治疗，于 1989 年 3 月 17 日就诊。

诊见：患者神疲乏力，呼吸稍促，舌质嫩红，有碎瓷样裂纹，被微薄白苔，脉沉细数而无力。辨证属肺肾阴虚，气阴两伤。以杞菊地黄丸加味。

处方：生熟地各 15 克，山药 12 克，山楂肉 10 克，丹皮 10 克，泽泻 6 克，茯苓 8 克，枸杞子 10 克，菊花 15 克，五味子 6 克，麦冬 20 克。5 剂。

患者服药后胸痛明显减轻，血丝痰逐渐消失，仅有轻度干咳，精神明显好转，要求按原方治疗。遂给服上方 20 剂后拍片复查，肺部块影无增大，原块影周围炎症明显消退。患者自觉症状进一步改善。嘱以六味地黄丸长期服用善其后。半年后自行停药。

随访两年，患者自觉一般情况良好，可参与部分家务劳动；又两次胸部拍片与前对照。肺部块影无变化。[6]

案九 胸膜间皮瘤双肺转移

余××，男，55 岁。1987 年 9 月 22 日入院。患者 1985 年 12 月份经医院确诊为胸膜间皮瘤，曾全身化疗两次，抽胸水并胸腔内注射氮芥治疗 8 次。

1987 年 9 月拍胸片复查，片示：双肺叶可见散在大小不等之结节状物，肋下可见抛物线状影，提示胸膜间皮瘤双肺转移，胸腔积液。证见面色萎黄无华，胸闷气短，乏力，左锁骨上可触及两个花生米大小之肿大淋巴结，六脉沉细无力，舌质淡暗，边有齿痕，苔薄白。辨为正虚邪实。治以扶正祛邪、解毒散结利水。拟方：生黄芪、生薏苡、枸杞子、太子参、鱼腥草、白花蛇舌草各 30 克，芦根 20 克，全瓜蒌、猪苓、茯苓、女贞子、当归、浙贝母、焦三仙、半枝莲、夏枯草各 15 克，清半夏、炒白术各 10 克。

上方加减服用月余，拍片复查，结节状阴影较前片模糊，白细胞亦

从 $2 \times 10^9/L$ 余升至 $8.2 \times 10^9/L$。病情稳定出院，患者回老家，遂中断治疗。1 年后病情加重去世。[7]

案十　肺转移癌

刘××，男，39 岁。1989 年 5 月 30 日就诊。患者于 1988 年 1 月 22 日被确诊为鼻咽癌，病理报告为低分化鳞状上皮癌。1988 年 3～4 月份在肿瘤医院放疗两个月。1989 年 3 月拍片示右上中肺部隐约可见数个大小不等之淡薄结节状影，左上中肺隐约可见小结节状影，诊为肺转移癌。证见面色少华、消瘦，头昏，纳差，乏力，左胸痛，咳嗽，吐白色泡沫状痰，出气臭秽。脉细弦，苔白厚，边有齿痕。辨为肺脾两虚，热毒炽盛。治宜补气健脾，解毒化湿散结。

处方：芦根 20 克，川贝母 5 克，全瓜蒌、鱼腥草、土茯苓、白花蛇舌草、板蓝根、生黄芪、太子参、生苡仁、枸杞子各 30 克，夏枯草、浙贝母、蚤休、苍耳子、女贞子、猪苓、茯苓、焦三仙各 15 克，清半夏，炒白术各 10 克。

上方加减服用 68 剂，拍片复查：左第七肋近 1/3 处病灶明显吸收。1990 年 1 月 6 日第 24 诊，患者胸痛明显好转，仅睡眠时稍胸闷，有压迫感，胃脘食后稍作胀，患者生活自理，活动自如，听诊双肺呼吸音稍低但清晰，脉细小弦，苔薄白。辨为气阴两虚。给以扶正养阴，解毒散结。

处方：黄芪、太子参、枸杞子、生苡仁、白花蛇舌草各 30 克，全瓜蒌 20 克，蚤休、浙贝母、夏枯草、半枝莲、焦三仙各 15 克，清半夏、炒白术、莪术各 10 克。

上方服 18 剂，至 2 月 7 日拍片复查：双肺未见明显转移灶，心膈如常。继续服药至 7 月底停药，嘱练自控气功。[7]

案十一　右上肺癌

王×，男，43 岁。1977 年 7 月 16 日初诊。患者吐痰、咳嗽、低热（37.6℃）10 余日，吐痰稠黄而黏，痰中无血丝，常自汗出，肢倦乏力，体重下降，心律正常，左肺部闻及干湿性罗音，右肺吸收音粗糙。肝脾未及，血压 16/9.33kPa，于 1977 年 7 月 17 日在医院 X 光断层诊断：左肺炎症，右上肺恶性肿瘤（3×4 平方厘米），服用西林霉素（进口）后，面部及全身发黑，患者认为已无法救治。回家后每日到田野去拾草、拾粪。曾服中药沙参、麦冬、川贝母、半枝莲、全蝎、冬虫夏草等，后用土方蟾蜍、老母鸡治疗。

用法：把蟾蜍用刀切碎喂老母鸡（大约一只老母鸡喂 4~5 个蟾蜍），鸡若不吃，就抓住鸡扒开嘴往里填，4~5 日后呈嗜睡状态，有的鸡从口腔吐黑水，当即杀死（除去五脏），加入适量的食盐炖熟，连肉带汤一次吃大半碗，1 日 3 次（食前须加热）。

共食 110 只老母鸡。自汗消除，咳嗽吐痰、低热症状消失，全身自觉有力，于 1978 年 3 月 8 日复诊：左肺炎症吸收，右上肺肿瘤明显缩小。患者精神振奋，继用前法，共食蟾蜍 500 余只，于 1978 年 10 月 10 日复诊。X 光断层指片：右上肺肿瘤消失。其后身体恢复，并能坚持正常工作。[8]

案十二　左肺近肺门未分化癌

王××，男，52 岁，宝丰县农机局干部。患者恣嗜烟酒，抽烟史 30 年，每日平均 40 支。1 个多月前自觉胸闷，伴刺激性咳嗽，吐白色泡沫样痰，痰中无血丝，胸背刺痛以夜间为甚。当地医院曾应用抗生素（庆大霉素及口服抗生素）治疗罔效。医院胸片提示：左肺门团块状阴影。纤维支气管镜示：支气管充血、水肿、黏膜增厚，气管环不清，左上支气管可见新生物。病检：未分化癌。医生建议手术，遂于1988年7月29日支气管插管全麻下手术。开胸后见肿瘤主要在左肺上叶近肺门处并跨至下叶，左肺门、纵隔、主动脉窝均有癌肿侵及，几乎呈冰冻状态。胸膜在肺尖部脊椎旁黏连，分离后明显渗血。探查后认为病灶外侵明显并严重侵及重要脏器，无法切除。常规处理后逐层关胸。

探查术后第12日（8月10日）求治中医。患者自感乏力、胸闷，咳嗽吐黏痰，刀口处紧痛，舌质红，苔微黄而隔，脉沉细数。辨证属热毒痰浊壅滞，气血不通，诊为"肺积"（左肺中心型未分化癌）。治宜清热解毒化痰，理气活血抗癌。

处方：西洋参10克（另炖），鱼腥草30克，黄芩12克，蜀羊泉30克，薏苡30克，半夏12克，丹参30克，栝蒌30克，当归15克，赤芍15克，半枝莲30克，枳壳12克，云苓15克，陈皮12克，甘草6克。15付，日1剂水煎服。

8月27日复诊：咳嗽减轻，胸闷好转，身感较前有力。依上方加蜂房10克、防己15克以增抗癌之力，加苏子15克以化痰宽胸。

上方服用2个月余，诸症悉减，一般情况良好，仍守上方继服：阴虚明显加沙参、麦冬，石韦；发作胸痛则加川芎、郁金；咳嗽甚加百部、前胡；痰多则加入制南星、海浮石；气喘加杏仁、白果、地龙。治疗半年后，X光片提示：两肺叶未见明显实性占位，心影大小及两膈未见异常。为巩固疗效，上方继服，此间经多次摄片复查，截止1991年5月，原病无复发，患者正常工作。[9]

案十三　中心型右肺上叶鳞癌

曾××，女，61岁，1989年9月11日初诊。病史：胸痛、闷气1个月，伴刺激性咳嗽，自感活动后闷气加重。气管镜检查：右肺上叶管口充血、水肿，黏膜重炎，涂片发现可疑癌细胞。胸正位断层片提示：右肺上叶支气管呈鼠尾状狭窄，远端有阻塞性炎症，右侧膈肌升高，右侧胸廓入口处可见一肿大淋巴结。诊断：右肺上叶鳞癌（中心型）。确诊后曾放、化疗数次，因不耐反应而中止，要求中医治疗。

证见：胸痛彻背，胸闷气短，头晕乏力，咳嗽少痰，心烦少寐，纳谷不馨。舌质暗，苔白微腻，脉弦数。为气虚血滞之症，并内热壅肺，气机不利，治当益气活血，清热宣肺，宽胸散结。

处方：黄芪 20 克，太子参 15 克，白术 12 克，当归 15 克，川芎 10 克，黄芩 12 克，夏枯草 30 克，半枝莲 30 克，僵蚕 12 克，全瓜蒌 30 克，薤白 10 克，苏梗 15 克，元胡 12 克，丹参 24 克，甘草 6 克。6 剂，日 1 剂，水煎服。

9 月 18 日复诊：服药后胸痛、胸闷有减，仍时觉心烦。上方加莲子心 10 克，竹叶 12 克，继服 6 付。

9 月 25 日三诊：述心烦好转，但仍感胸痛。依前方加制没药 9 克。沉香 4 克（冲）。

药进 3 剂后，患者感觉：胸痛明显减轻，其他诸症较前均有好转。药已中病，守上方继服。服中药期间未进行其他治疗，仅根据症状变化对药物略事增损。至 1990 年 3 月 9 日摄片提示：右 1 上肺病灶明显好转，肺门明显缩小，心脏膈肌正常。

又坚持服药半年，9 月 13 日片示：侧位肺门前模糊。气管前密度增高，与 1990 年 3 月 9 日摄片对比阻塞性改变明显好转。

仍服原方治疗，又半年后即 1991 年 3 月 14 日复查：两肺未见肿块和阻塞性炎症及不张征象，心膈无异常，该病例获近期治愈。上方改为隔日一剂，继服以防复发或转移。[9]

案十四　支气管肺癌

谷某，男，36 岁，1982 年 12 月 28 日初诊。患者夙有咽干音哑宿疾，近半年来经常咳嗽。吐少量白色黏稠泡沫痰，并伴左侧季胁部不适。于8月17日晚咳嗽时，吐鲜血两口，血随痰出，随即到医院就诊。经胸部X线透视检查，见左下肺靠膈肌处有片状模糊阴影，边缘不清，诊断为左下肺炎症。经治疗无效，又去上级医院诊疗，经胸部X线摄片、支气管镜、病理切片等检查，确诊为支气管肺癌，马上决定住院手术治疗。于11月17日开胸后，见病灶已经扩散，手术无法进行，仅取少许组织再作病理检查，报告为鳞状上皮细胞癌而结束手术。自明确诊断后曾进行化疗，因病情日渐恶化，术后不久院方即劝导出院，遂改用中药治疗。诊见：患者从接受化疗后，常感劳倦。两腿乏力，刻下痰内仍夹有少许血丝。脸色萎黄无泽，形体肌肉欠丰，舌质色赤，苔白乏津，语声嘶哑，脉象细数。白细胞4.3×10^9/L。西医诊断：支气管肺癌。中医辨证：肺肾阴虚，火盛剧金。治宜壮水清金，泻火凉血。

处方：蒲公英、北沙参、半枝莲、薏苡仁、白花蛇舌草、黄芪、鱼腥草、藕节各30克，生百合20克，瓜蒌20克，夏枯草20克，党参20克。每剂水煎2遍，共取600毫升，分早午晚3次温服。3剂。

1983年1月6日二诊：每服药后即遍体汗出如浴，汗后全身格外舒适，余无进退。参芪之品补气。虽对治疗白细胞减少有益，但补气则阳旺，有内火益焰之弊。故另辟途径，以壮水清金，泻水凉血为主。

处方：夏枯草30克，玄参30克，旱莲草30克，生地30克，猫爪草30克，藕节39克，鱼腥草30克，北沙参30克，天花粉15克，玉竹15克，冬虫夏草15克，麦冬15克，五味子12克，石斛12克，川贝母10克。煎服法同前。

1月7日三诊：药后再未汗出，咳嗽轻微，痰内已无血迹，季胁不适解除，药既合病，宗原意出入。

处方：夏枯草30克，玄参30克，生牡蛎30克，茅根30克，蒲公英30克，北沙参30克，鱼腥草30克，藕节30克，薏苡仁30克，黄芪30克，炙百合30克，黄精20克，生鳖甲15克，麦冬15克，五味子10

克。煎法同前，2 日服药 1 剂。2 月 23 日四诊：患者面色渐变红润，体力日有增加，自觉诸苦若失，已能做轻便工作。既已显效，毋庸更张，再按前方继进。

4 月 30 日五诊：患者自觉病已痊愈，又经胸部摄片复查，见两肺叶清晰，证明痊愈。其后继续按方再服药 10 剂，巩固一段时间后，自恢复正常工作以来，病无复发，并经常驾车长途行驶。近期追访，一切如常。[10]

案十五 右肺癌伴转移

患者，女，43 岁。右肺癌伴右肺门右纵膈及双肺转移，B 超示：双胸腔少量积液，盆腔内积液。右锁骨上肿物切检病理"淋巴结转移性腺癌"，于 1990 年 5 月 19 日入院化疗，于 1990 年 5 月 30 日开始出现足跗浮肿，渐至双下肢浮肿。经查肾功能正常，总蛋白含量略低，58g/L（正常值 60g/L），起初怀疑为低蛋白血症所致，对症予白蛋白及西药利尿剂未见奏效，且复查总蛋白含量已恢复正常，但肿势渐至腰臀。遂于 1990 年 6 月 14 日停用西药利尿剂，予中医辨证论治。证见：心悸气短，喘促，胸胁支满，动辄汗出，尿少，足跗及下肢浮肿至腰臀，按之凹陷不起，肢体沉重不举，舌淡红苔白滑，脉沉细。观其脉证为阳不化气，水饮停留。拟通阳化气、利水消肿，予五苓散合防己黄芪汤加减。

处方：云苓、白术、桂枝、防己、阿胶各 10 克，猪苓、车前子各 30 克，黄芪 15 克。

服药 4 剂，尿量大增，腰臀部肿势渐消，继服原方四剂加杏仁 10 克，下肢浮肿消退，仅足跗轻度浮肿，且心悸气短、身重、汗出诸症悉减。于 1990 年 6 月 22 日拍胸片示：心包积液；超声心动图也显示：心包大量积液。遂继服原方七剂，肿势尽消。于 1990 年 6 月 30 日行心包穿刺术，抽出血性心包液 60 毫升，送病理证实为"（心包）转移性乳头状腺癌"，于 1990 年 7 月 4 日患者出院。[11]

案十六　右肺中心型未分化癌

××，男，46 岁，右中心型肺癌，经气管镜检查证实，病理：未分化癌。曾用化疗两个疗程。末次化疗于 1991 年 12 月 21 日结束，于化疗后患者即开始恶心呕吐不能进食。于 1992 年 1 月 8 日收入院对症治疗。入院时患者恶心呕吐，不能进食水，进食水则吐，遂对症于静脉补液及胃复安肌注，经治疗 9 天无明显好转，诸症同前，仍每日静脉补液，遂停用西药胃复安，于 1992 年 1 月 17 日开始中医治疗。症见：恶心，呕吐涎沫，不思饮食，胃脘满闷，腹胀，口渴，喜热畏寒，大便尚调，舌淡红苔白润，脉沉弦，证属化疗后损伤中阳，脾失健运，胃失和降。拟健脾和胃，温中止呕。予吴茱萸汤合旋复代赭石汤加减。

处方：吴茱萸、党参、半夏、生姜、云苓、白术、旋复花、鸡内金各 10 克，砂仁、沉香、甘草各 6 克，竹茹 12 克，代赭石 30 克，大枣 5 枚。

服药 2 剂后，恶心腹胀减，呕吐止，并能进食，遂停止输液，继服原方 2 剂，诸证悉除，每日进食约 250 克。[11]

案十七　左肺中心型肺癌

张××，女，56 岁，农民。于 1987 年 8 月 24 日初诊。气喘干咳，胸闷痛 20 余天，近 7 天加重，并伴头晕，饮食不振，全身乏力，自汗喜卧，大便干，小便短少。检查：颜面㿠白虚浮，消瘦，语言低微，声音嘶哑，胸骨柄按压剧痛，下肢凹性浮肿，两脉沉涩细弱，舌质紫暗，两边紫色瘀斑，少苔，舌下静脉色紫暗而曲张。就诊医院化验室检查血红蛋白 105g/L，白细胞 7.6×10^9/L，中性粒细胞 67%，淋巴细胞 33%，血沉 75mm/h。拍胸片左侧肺癌待除外，胸腔积液。1987 年 9 月 3 日，经医院拍片及断层摄片报告：符合左肺中心型肺癌，肺不张伴积液改变。病理学检查为血性胸水，找到多个肺癌细胞。因病属晚期不能手术及放疗，故进行中医治疗。曾间断应用丝裂霉素静滴，因毒副作用致呕吐，不能进食而停用，中医辨证系气虚血瘀，邪毒壅滞之肺积（息贲）。治宜补气健脾，清肺解毒，化瘀散结，消瘤止痛。

处方：生黄芪、太子参、百部、炒枳壳、川朴、陈皮、半夏、云苓、桑白皮、炒白芥子、车前子（另包）、胆南星、夏枯草、半枝莲、海藻、昆布、浙贝母、全瓜蒌、龙葵、白花蛇舌草。水煎服，每日早晚温服，每次 250～400 毫升。

1987 年 9 月 5 日二诊：服中药 10 剂后，胸痛、咳嗽减轻，余无变化，宗前方加减，太子参易小红参，去半夏、海藻、昆布，加乌梅、香橼、佛手、玫瑰花、炒麦芽、生姜、炒谷芽，大枣为引。又进 20 剂后，干咳、胸痛大减，食欲倍增，气喘、周身乏力、下肢浮肿亦好转。处方以扶正祛邪，消积化瘀为主。

处方：生黄芪、小红参、百部、炒枳壳、夏枯草、半枝莲、浙贝母、乌梢蛇、全瓜蒌、薤白头、炒大力子、光杏仁、元胡、板蓝根、全蝎、蜈蚣、黄药子、粉丹皮、石见穿、炒白术、百合、败酱草、海藻、昆布、鱼腥草、青皮、云苓、白花蛇舌草。水煎服，每日 1 剂，早晚分次温服。

1987 年 9 月 25 日三诊：服中药后，咳嗽已微，胸痛憋闷、气喘、周身乏力又进一步好转，服药已获初效，暂不更方。

1987 年 10 月 15 日四诊：服药后，干咳已止，胸部憋痛显著减轻，仅有背部轻微作痛，气喘好转，体力稍有恢复，体重增加 1 千克，于 1987 年 10 月 14 日在医院复查，X 线报告：左肺中心型癌病灶缩小。左侧胸腔积液减少，左肺叶体积增大（肺已膨胀）。药既对症，已获显效，前方加量再进。

1987年11月19日五诊：诸症好转，X线指片复查肺部肿物缩小，左侧胸腔积液大部消灭，左肺叶膨胀较前明显好转。前方加土茯苓、蒲公英、柴胡、薏苡仁，继服。

1988年1月11日六诊：体力已恢复，能慢步上三层楼，体重已增加2千克，舌下静脉曲张色转红，X线复查：左肺门阴影稍有增大，左肋膈角稍钝，其他未见异常。遵前方再进煎剂。

1988年3月26日七诊：共服药240余剂，咳平喘止，全身精力恢复，活动不受限，纳香，二便正常，面色转红润。为巩固疗效，予下方。

处方：全瓜蒌、连翘、薤白头、白花蛇舌草、石见穿、炒川楝子、鸡内金、砂仁、红花、橘红、光杏仁、百部、薏苡仁、白芷、丹参、天冬、麦冬、生芪、生鳖甲、半枝莲、全蝎、蜈蚣、粉甘草。

1988年10月4日八诊：共进中药400余剂，诸症悉除，患者自我感觉良好，精神佳，X线胸片复查两肺未见异常。1992年5月随访，停药4年，患者至今未复发，尚健在。[13]

案十八　左肺下叶鳞癌

冯××，男，58岁，患者1967年8月因发热、咳嗽胸痛、痰中带血，摄片发现左下肺阴影，在医院检查确诊为左肺下叶鳞癌。因心肺功能差而不能手术切除，服用中药治疗。1971年9月25日入院就诊。主诉咳嗽痰艰，气急，舌强头痛，右眼球不能外展，伴有复视，头痛等症状。其之前被医院诊断为肺癌脑转移。诊脉细弦，苔薄舌质红。中医根据苔舌辨证为肺阴不足，痰毒内结，治以养阴清肺，软坚化痰散结，

处方：南北沙参各15克，天麦冬各12克，百部12克，桔梗9克，山海螺30克，银花30克，苦参15克，八月札15克，白毛藤15克，干

蟾皮 12 克，瓜蒌皮 15 克，夏枯草 12 克，生牡蛎 30 克，海藻 12 克，白芷 15 克。另天龙（壁虎）片 5 片，日服 3 次。

以上方为基本方，续服 4 年余，病灶稳定，症状改善。5 年后，患者苔光，舌质红，症属肺肾阴亏，补肺即在养肺阴基础上酌加生地、元参。1977 年 1 月胸片复查与 1968 年比较基本相仿。患者除少许咳嗽、左眼复视外无不适症状。单纯运用中药治疗生存 9 年余。[13]

案十九　右上肺腺癌

陈××，女 75 岁。患者 1985 年 6 月起咳嗽发热伴有痰血，胸片发现右上肺块状阴影，伴有同侧纵膈转移，痰涂片找到腺癌细胞。根据国际抗癌联盟（UICC）分期标准是 $T_2N_2M_0$ Ⅲ 期。患者自诉口干欲饮，食纳一般，胸部隐痛，干咳时有痰血、色暗，诊脉细，苔少舌质淡红胖。证属气阴虚损，毒邪结肺，治拟益气养阴，清肺消积法。

处方：北沙参 15 克，天麦冬各 12 克，生黄芪 15 克，生熟地各 12 克，石见穿 30 克，石上柏 30 克，留行子 12 克，夏枯草 12 克，冰球子 15 克，八月札 15 克，枸杞子 9 克，仙灵脾 12 克。

用上方治疗 3 年，阴影明显缩小，并稳定 2 年余。咳嗽、痰血、胸痛等症状基本消失，饮食良好。1989 年 10 月起咳嗽痰多，口干少饮，脉细数，苔薄白，舌质淡暗少胖。根据舌质变更，已由气阴两虚转变为气虚型，治则当亦随之而变。中医用益气健脾消积法治之。

处方：生黄芪 15 克，党参 12 克，白术 9 克，茯苓 15 克，陈皮 9 克，半夏 9 克，石见穿 30 克，石上柏 30 克，夏枯草 12 克，生牡蛎 30 克，仙灵脾 15 克，菟丝子 12 克。

患者病情稳定好转，病灶仍处于稳定状态。运用中医药治疗至 1992 年已近 7 年。[13]

案二十　左肺腺癌伴转移

黄××，男，75岁，患者于1987年1月因咳嗽、发热。X线胸片提示"左下肺阴影"，经抗感染治疗，症状消失，但肺部阴影无改变，提示肺癌。5月初出现痰中带血丝，气促，动则加剧。5月4日到医院作"CT"检查，左中肺可见4.5×7.5平方厘米软组织密度团块，边缘毛刺不光滑，中心可见数小点状坏死腔隙，并于其外前方可见一较小团块，为1.2×1.5平方厘米，左侧胸壁胸膜皱缩向肿物黏连、牵引，左主支气管后缘受压，管径变狭窄，提示胸门淋巴结肿大，肿物下方组织呈云雾状密度增高，纵膈内气管前方也可见淋巴结显示，大为1.2厘米，余无异常。诊断：左中肺癌，合并肺内、肺门、纵膈淋巴结转移，并波及胸膜。5月3日、5日、6日在某肿瘤医院三次痰涂片检查均发现腺癌细胞。于5月22日进行留医治疗。现症：咳嗽、气促，痰中带血，腰疼痛，消瘦，舌质淡、边有齿印及瘀斑、苔薄黄，脉滑。

体查：体温：36℃，脉搏：88次/分，呼吸：28次/分，神清，气稍粗，浅表淋巴结未触及，气管居中，心音律整，无杂音，左背中、下部叩诊实音，左中、下肺砰吸音明显减弱，可闻散在性细音，偶闻杂音，右肺呼吸音粗，余检查未见异常。此属中医"肺积"范畴，乃肺肾两虚，痰瘀互结，邪毒壅实所致。治以补气固肾，化痰散结，活血祛瘀之法。用化痰散结丸治疗。

处方：红参、田三七、穿山甲、浙贝母、淫羊藿、射干各200克，菟丝子、破故纸、龟板、黄芪、茯苓、巴戟、威灵仙、金樱子各400克，生半夏、生南星、七叶一枝花各300克，竺黄、海马、五味子、陈皮各100克，上药共研细，和丸，每次10克，日3次，口服。

服药后，患者自觉症状消失。虽未经系统化疗及放疗，而坚持服药两年长，无任何不适。现患者仍在观察治疗中。[14]

案二十一 中央型肺腺癌伴肋骨转移

彭××，女，54岁。1982年5月4日初诊。患者两个多月前因咳血半月，加剧一周，在医院肿瘤科作放射学检查。结果："右下肺新生物约3.5×5平方厘米，右侧第5、6、7肋骨有明显破坏"；痰液脱落细胞学检查："发现腺癌细胞"。被确诊为："中央型肺癌并肋骨转移"，其家属拒绝手术，觅余治疗。

刻诊：颜面晦黯无华，右胸痛如锥刺，咳嗽气紧，痰稠量多，夹有血丝。淋巴结无明显肿大，右肺呼吸音明显减弱。舌质淡红，边尖有瘀斑，苔黄腻，脉弦滑。中医诊断：咳血（肺郁痰瘀）。治以宣肺理气，化瘀除痰。

处方：

（1）敌癌回生汤（自拟方）：丹参、黄芪、薏苡仁、芦根、白花蛇舌草各30克，当归、茯苓、冬瓜仁、生地、桔梗、半枝莲、卷柏各15克，白术20克，砂仁（后下）、灵芝、黄芩、白果、七叶一枝花、生甘草各10克，胆星6克。水煎服，2日一剂。

（2）五生涤癌饮（中医方）：生草乌、生附子、生半夏、生天南星、生一枝蒿各3克、昆布、冰片、肉桂各6克，生甘草10克，轻粉1克，蜈蚣10条，蜘蛛10只，斑蝥4克。以白酒500毫升浸泡一月。每日早晚各服一次，每次1~3毫升，加十倍冷开水稀释调服。如白细胞下降低于$4×10^9$/L，则加用红参、鹿角、三七各10克，蒂肉饼食。

经治两月，其间三次咳出烂肉加黑血块总量约80克左右，此后诸症明显好转；续按上方治疗半年后，诸症消失，精神如常，体重较初诊时增加2千克。在医院照片复查："右下肺椭圆形边缘不清的阴影已完全消失。右侧第5、6、7肋骨骨质破坏已完全吸收"；两次痰液脱落细胞学检查均未发现癌细胞。嘱服白及冲剂及知柏地黄丸善后。随访四年，患者体健、生活劳动正常，无任何不适。[15]

案二十二　右肺中央型腺癌

王××，男，45 岁，技术员。患者 1977 年 1 月起低热，咳嗽，咳血，盗汗，胸痛，食少，脘痞，消瘦等症持续 4 个月之久。经治疗，效果甚微。1977 年 4 月下旬在医院住院检查：痰中二次查出癌细胞，拍片证实为右肺中央型腺癌；后经医生会诊同意原结论，患者拒绝手术、化疗，1977 年 5 月出院回家，其后求诊中医。

患者服秘方 1 号 3 个月，每天大便 4 次，犯恶心，胃部不舒服等反应，食欲更差，整天卧床，咳吐灰黄色痰块。1977 年 8 月底服秘方 2 号 6 个月，服药反应不大，仅有恶心，以后饮食增加。1977 年 11 月和 1978 年 2 月二次拍片，病灶仍在，发展较快，病延已久，舌红津少，脉弦细数，宜养阴扶正为主，1978 年 4 月起服秘方 3 号共 2 年，药后无不良反应，食欲增进，咳嗽减轻，胸痛亦减，体温正常，体重增加。1978 年 11 月和 1979 年 7 月二次拍片：肺肿瘤阴影较前明显改善，好转，有炎症，有结核。1979 年 11 月 24 日再次检查："肺肿瘤阴影基本上消失，但结核仍存在"。1980 年 3 月复查：痰中未见癌细胞，肺部未见肿瘤阴影，继服秘方 3 号，巩固疗效。

秘方 1 号：葶苈子、炙百部、川楝子、炒枳壳、茯苓、赤芍、各 20 克，马兜铃、木通各 15 克，麦冬、泽泻、制大黄各 25 克，王不留行 13.5 克，半枝莲、石打穿、侧柏叶、仙鹤草、元参各 75 克，蒲公英、龙胆草各 45 克，北五味、瓜蒌各 18 克，桔梗、元胡、石斛各 24 克。水煎当茶饮每剂服 2 天。该患者每天服 6 次，每次服约 200 毫升。

秘方 2 号：龟板 60 克，全蝎、地鳖虫、白花舌草各 45 克，蜈蚣 16 条，活蝮蛇 1 条，活癞蛤蟆 4~6 只，活甲鱼 1 只（一斤以上，越大越好），加水煨到 2 小时左右，至甲鱼烂为度。服法：每剂浓汁服 2~4

天，甲鱼肉仍可食用。该患者每天服 3 次，每次约 60 毫升，同时少量药酒（系用烧酒浸活癞蛤蟆、蝮蛇、蜈蚣，白花蛇舌草而成），每天服 2~3 次，每次 5 毫升左右。

秘方 3 号：石见穿、半枝莲、七叶莲各 100 克，降香屑 3 克，麦冬、大贝母、元参各 30 克，制香附、陈皮、茯苓、秦艽、生熟苡仁各 10 克，丹参、冬虫夏草各 15 克，蚤休 16 克，红枣 6 枚。水煎服，每日 1 剂。（由于冬虫夏草价格较贵，大贝母资源较紧张，该患者不常用它们）。

7 年来长期随访结果：1977 年 4 月在医院确诊右肺中央型腺癌，1977 年 5 月起服本秘方 1、2、3 号方共 2 年左右，胸肿瘤阴影逐渐消失，1980 年 3 月上医院复查：肺部未见肿瘤阴影，痰中未见到癌细胞，后来又多次拍片：肺部仍无肿瘤阴影，到目前为止，仍无自觉症状，一直坚持上班。[16]

案二十三　原发性右肺鳞癌伴纵膈转移

冯×，男性，68 岁，退休工人。诊断：原发性右肺鳞癌伴纵膈淋巴结转移。患者素有慢性咳喘史四十余载，逢冬遇寒即发。1984 年 3 月出现发热咳嗽，摄胸片发现右下肺阴影，经抗菌治疗后热退，但咳嗽未消失，因素有咳喘史而未予重视。1985 年 7 月 22 日，以咳嗽右肺块影而诊断为肺癌入院。入院后痰中找到鳞癌细胞。入院时，面色㿠白，咳嗽痰薄清稀，畏寒肢冷，时有低热，背部督脉之位寒意彻背。诊之脉象浮取则细。此为阳虚之体，阳气失于温煦肌卫，卫阳不固，感受寒邪，证属本虚标实，若祛邪而不温阳则阳虚而何以祛邪；若温阳而不祛邪则阳气不能即复而外邪一时难出，故宜标本兼治，施以助阳解表法，使正气内强托邪外出，投仲景麻黄附子细辛汤出入。

处方：生麻黄 6 克，熟附块 6 克，北细辛 2.4 克，法半夏 9 克，广陈皮9克。苦杏仁9克，炙甘草6克。

上方3剂后背部微微汗出，汗液黏腻如油，背部寒意略减，但仍为面䏠肢冷，咳痰清稀，动则气急，苔薄白而偏淡，脉细转沉。外袭寒邪已趋驱散之势，内之阳虚尚无同复之象，虑过于发散则耗散阳气。原方改生麻黄为炙麻黄6克，增补骨脂12克，菟丝子30克以温肾纳气。

上方服用两周后，形寒肢冷十减五成，唯胸闷如塞，胸膺不舒，心悸不宁，胸背牵掣不休，大便不畅，面色䏠白，语言低沉，苔薄质淡，诊之脉象依然沉细。此为微阴盛，痰浊上泛，弥漫胸膈，胸阳被遏而失于舒展，治宜通补并用，取金匮枳实薤白桂枝汤出入。

处方：生晒参9克（另煎），薤白头9克，全瓜蒌30克（打面），江枳实9克，川桂枝9克。

上方服两周后，胸闷心悸十减七八，然形寒肢冷则有增无减，小便清长，夜尿频数。背部寒冷，重衣厚被而不温，午后时有两颧潮红，手心烦热，苔薄质淡，脉沉细。久病及肾，肾阳亏损于下，虚阳外浮于上，非温补肾阳法而不能收功，投以金匮肾气丸出入。

处方：熟附块15克，山萸肉9克，淮山药15克，云茯苓15克，福泽泻6克，牡丹皮6克，肉桂心5克（后入），大熟地15克。

上方服用半月后，患者小便频数减少，背部寒冷亦明显减轻，午后稍有颧红，舌象脉象如前。药已中病，上方稍随症加减服用近2月，病情稳定，然背部寒冷从未完全消失，脉象仍较沉。以后形寒肢冷又渐加重，至最高气温30℃时，身穿毛衣复盖厚被仍觉背部彻冷如浇凉水，即使以热水袋热敷背部仍感不温，蜷缩而卧，语言低沉，面色䏠白，苔薄脉沉细，一派命门火衰之证，非药不对症，而病重药轻也。故非温阳重剂而病不愈。

处方：熟附块30克，山萸肉12克，淮山药12克，牡丹皮6克，肉桂心5克（后入），熟地24克，砂仁3克后入，鹿角霜9克，台乌药9克，干姜3克，灵磁石30克先煎，淮牛膝12克。

上药取附桂姜同用，并投以血肉有情之品鹿角霜，集大辛大热之品于一方，配以熟地，丹皮，并以引药灵磁石，淮牛膝为导，浩浩荡荡，直达病灶，药性之温热在肿瘤患者中确系鲜见。

上方进服后患者无明显口干舌燥等伤阴之症可见。一周后患者背部彻冷渐减，小便日趋正常，以后减附子为 15 克，去干姜，又服之 3 周后病情稳定而出院。

患者住院期间，多次复查胸片，肺部病灶均稳定，又未发现他处转移。检查免疫指标，其免疫功能明显改善，巨噬细胞吞噬率由 35% 提高到 48%，巨噬细胞吞噬指数由 37% 提高到 48%，ERFC 由 48% 提高到 63%。[17]

案二十四　晚期肺癌伴脑转移

刘×，男，56 岁，长沙油墨厂干部。因胸闷、咳嗽、头目胀痛 1月，加剧伴双眼突出，呕吐不止 1 天，于 1984 年 6 月 3 日在医院急诊，胸片发现右中肺有 7×8 平方厘米的肿块，即以晚期肺癌合并脑转移入院诊治。经抢救治疗，症状缓解后转院。胸片复查，符合原诊断，医生建议去肿瘤医院治疗。8 月入院，经照片等检查，确诊其为"晚期肺癌"。患者住院期间，给予化疗 2 次，查血象因白细胞降低而停用。住院 1 月余，劝其出院用中药治疗。

9 月 22 日诊见：危重病容，心悸、气促，乏力，厌食，嗳气，恶心，腹胀，下肢轻度浮肿，双眼轻度突出，语声低微，舌质淡，苔白厚滑腻；双肺有散在湿性罗音，心音弱，心率 120 次/分，律齐，脉沉细数而弱。诊断：考虑为痰浊内阻，气化失司。予芳香化浊，祛痰利尿法。

处方：法夏 10 克，南星 10 克，陈皮 6 克，藿香 10 克，佩兰 10 克，扁豆 10 克，茯苓 10 克，吴茱萸 6 克，黄连 6 克，滑石 15 克，甘草

3 克。

7 剂后，腻苔基本消退，食纳转佳，腹胀减轻，心悸气促亦较前好转。仍时祛痰利湿为主，考虑恶性肿瘤多气阴亏耗，加之祛痰之品，亦耗气伤阴，故加入少许益气养阴之品。

处方：法夏 10 克，南星 10 克，茯苓 15 克，吴茱萸 6 克，黄连 10 克，鸡内金 10 克，参须 6 克，百合 10 克，川贝母 10 克，甘草 6 克。

上方 7 剂，临床症状基本消失。后在上方基础上加减化裁，连服 6 月。服药期间，每月去肿瘤医院复查胸片一次，结果表明：肺部肿块逐渐缩小。1985 年 6 月，患者重新上班。其后无反复，每月拍片检查，肿块还在进一步缩小。[18]

案二十五　纵膈型肺癌

廖××，女，56 岁。因吞咽食物时，胸骨上窝及胸骨柄梗着痛，吞硬食时加重 1 月，于 1974 年 10 月 26 日到医院初诊，疑为食道疾患，同月 31 日又到该院做胸部照片报告："食道吞钡后前位右前斜位照片共三张。右上纵膈阴影增宽。斜立偏前，附近有点索状病变。颈部侧位，颈 5～7 椎体前缘，有唇状增生，椎前软组织肿胀。吞钡食道本身黏膜及轮廓无异常。颈胸段食道向左前轻度移位，其右后缘有浅压迹，肺门不大。诊断：食管颈胸段外在性压迹，位于食管右后方，考虑纵膈型肺癌的可能性大。至同年 11 月 11 日医院胸科会诊讨论意见：①纵膈内病变延伸至咽后壁及上纵膈，食管内黏膜光滑，据此不是炎症，多半是恶性的东西可能性大。②抗癌治疗。③请耳鼻喉科会诊。至 11 月 19 日作咽喉镜检查，已排除咽喉病变。

患者症如前述，因经西药治疗未见好转，胸部仍痛，吞咽困难，上肢麻木发肿，并时有发热达到 38.5℃～39.5℃。故于 1975 年 1 月 30 日入院转诊。证见发热，右背及肩部痛，双手指发麻，右手指为甚，伴咳嗽吐黏痰、纳差，口苦口干多饮，体温 38.5℃，舌质红绛，舌心（稍前）部光剥无苔约拇指大，脉细数。

医生根据舌象特点建议暂停化疗，单用中药治疗。拟清养健胃法。

处方：玉竹 25 克，白薇 12 克，花粉 10 克，知母 10 克，金刚刺 30 克，淮山药 25 克，薄荷 3 克，甘草 10 克。4 剂。

于 2 月 3 日复诊，症见发热不止，右肩及两臂胀痛拒按，口干口苦，恶心，大便 3 天未解，舌心光红无苔、脉数。辨证：外邪未解，热结于里。

处方：玉竹 25 克，白参 6 克，柴胡 10 克，黄芩 10 克，法夏 12 克，白芍 10 克，枳实 6 克，甘草 6 克，大黄 10 克，姜黄 10 克。3 剂。

药后，热邪退、腑气通，大便变稀，日行 3 次。唯仍肩臂胀痛，有沉重感，有时背胀，口干苦，睡不好，舌心光红无苔，脉细数。辨证肺阴虚。宜益气滋阴润肺，用沙参麦冬汤加减。

处方：玉竹 25 克，白芍 12 克，竹茹 10 克，桑枝 30 克，沙参 12 克，生地 12 克，川棟 10 克，麦冬 15 克，扁豆 1 克，甘草 6 克。

因患者肢体肩臂胀痛，故将桑叶改用桑枝，睡眠差加远志，酸枣仁。坚持按此方加减，每日 1 剂，共计 108 付，病情日见好转，胸背胀痛已除，咳嗽甚微，精神食纳渐佳，唯后脑颈部有时作痛。至 1975 年 1 月 6 日再作吞钡照片报告：食道吞钡正位及前斜位照片，肺门断层共三张。食管颈胸段外在性压迹，纵膈型肺癌患者治疗后复查，与前次照片比较，右上纵膈肿块明显缩小，肿块旁之浸润已吸收，但食道吞钡仍向左移位，右缘及后缘有压迹，压迹较前小而浅。断层原右上纵膈处致密度仍较左侧高。证实肿块明显缩小。右肺门有肿大淋巴结，下叶支气管管腔变窄。诊断：右上纵膈肿块较前缩小，尚未消失，右肺门出现肿大淋巴结。"于 6 月 21 日来院复诊，患者食、眠二便均正常，唯其背部稍偏左，相当于肺俞部位（据其儿子所指）发胀，有时微痛，无咳嗽吐痰，舌心仍光红无苔，边有薄黄苔，脉细弦左尺沉弱不显。因仍有肺胃阴伤之候，拟清燥救肺汤加减。

处方：桑叶 12 克，玉竹 30 克，黑芝麻 10 克，生石膏 10 克，杏仁 10 克，驴胶 10 克，麦冬 12 克，瓜蒌皮 10 克，杷叶 12 克，甘草 3 克。

按此方加减又服药百余付，病情续见好转，至 1975 年 10 月 24 日复查照片报告：食道吞钡正位及右前斜位照片和肺门平面断层片共三张，右上纵膈肿块，中药治疗后复查与 1975 年 6 月 16 日片比较，现主动脉弓平面食道右后壁，仍有轻度受压征象，肺门区断层照片，未见明显块影。余与前照片相似。10 月 28 日患者复诊，自述病情基本就愈，精神纳食均佳，每餐能吃 150 克。胸胀背痛已除，右手臂活动自如，能抬手上举过头，可参与较轻家务劳动，如扫地煮饭，缝补衣服，但仍微咳，口干欲饮，舌尖红，无苔，两边布薄淡黄苔，脉细，为巩固疗效，仍宗前滋阴润肺之法，又服 30 余剂。（计自 1975 年 1 月 30 日初诊起至 12 月 5 日的十个月中，共服中药 232 付，其中玉竹用量达 6387.5 克，平均每剂 27.5 克），嗣后停药 1 月，至 1976 年 1 月 8 日，患者自述精神纳食尚可，唯右臂仍欠灵活，用手指扣感到不自然，微咳口干苦，夜间多梦失眠，舌质红中心无苔，边薄黄苔，少津，脉细弦，仍宗沙参麦冬汤加减，以后又断续服药 50 余付。至 1976 年 8 月 25 日食道吞钡透视报告：食道吞钡未见狭窄梗阻及受压征象，双肺纹理增多，未见主质病变，两纵膈不宽，主动脉舒张，左室不大。以后停药一年，至 1977 年 9 月 21 日患者就诊，自觉一般尚可，胸背无胀痛，唯有些咳嗽咯痰，口干苦同前，舌质红，舌心无苔，边薄黄苔，脉细。拟予益气养阴宜肺化痰之品。以后患者因无明显自觉症状，服药不经常，至 1978 年 6 月 5 日胸部后前位照片报告：双肺呈间质性改变，双下肺叶明显，右上纵膈阴影不增宽，心膈正常。以后两年多来，患者因情况一直良好，很少吃药，为了判断远期疗效，于 1980 年 5 月 31 日，再做胸正后前位及肺门断层照片报告：疑右上纵膈型肺癌，胸片为双肺间质性病变患者照片复查，现纵膈阴影不宽，肺间质性病变情况大致同前，肺门不大，断层照片，除左主支气管外侧壁欠清晰外，其余未见异常。因此，证实纵膈病变基本消失。

以后又随访年余，病情未见反复，迄今健在，饮食起居如常。[19]

案二十六　肺转移癌

雷××，女，27 岁，农民。患者主诉：胸闷胸痛 1 年余。病史：1973 年 6 月因葡萄胎流产做刮宫术。术后月经每距 2～3 月来潮 1 次，1974 年冬突然发生胸闷胸痛，咳嗽，咯血。此后，终常头晕心悸，身体日渐消瘦，不能参加农业劳动。1975 年 3 月经医院胸片提示为"转移癌"。

证见：形体消瘦，面色萎黄，胸闷胸痛，咳嗽咯血，食纳差，月经每距二三月来 1 次，色淡红，量少，无异味，舌质淡，苔薄黄，六脉沉细。胸透报告：两侧肺叶见片絮状阴影，密度不均匀。疑为"转移性肺癌"。妇科检查：右侧附件可扪及鸭蛋大小包块，质硬，推之不移。

然本病例患者久病体虚，气血两亏。本"急则治其标"之意采取益气养肺、清热解毒法扶正而祛邪。其症之形成，系患者经行及产后有伤风冷，不知谨慎，兼之禀赋素弱，劳累过度，故导致斯疾。因温邪上受，必先犯肺，故现咳嗽咯血、胸闷胸痛诸症。本例患者气血已虚，症积未除，若先补气血，待气血充足，则积易蠲除。

处方：黄芪、党参、败酱草 15 党，当归、茜草各 12 克，冬瓜仁、赤小豆各 30 克，白及 15 克，山慈姑 18 克，阿胶 15 克。

上方经服 10 余剂后。胸闷胸痛，咳嗽咯血诸症俱减，精神、食欲转佳，但腹部肿块仍如前，遂标本兼施，继以活血逐瘀，行气抗癌之品参投。

处方：血府逐瘀汤化裁。归尾 15 克，赤芍、丹皮各 12 克，川芎、红花、桃仁、三棱、莪术、大黄（另泡）各 10 克，半枝莲、白花蛇舌草各 30 克。

本方与上方交替服用，观察病情，较为稳定。嗣后考虑白花蛇功擅祛风通络，露蜂房、蜈蚣解毒散结，即试以"蜂蛇散"给服。

处方：露蜂房 200 克，白花蛇 2 条，蜈蚣 10 条，共为细末，早晚各服 3 克，温开水送下。

持续治疗 2 月余，同年 5 月 14 日全胸片显示：大部分病灶已被吸收，右侧仅见第三前肋有直径约 0.62 厚米之块状影，外带有少许条状影，左侧第五前肋外侧亦有小块状影。头晕心悸症状缓解，胸痛咯血诸症消失，腹部肿块缩如核桃。患者出院时带益气补血、抗癌解毒药续服，并嘱用半枝莲，白花蛇舌草各 30 克，每日 1 剂代茶饮。

翌年 5 月复查时，患者头晕胸闷诸症俱无，腹部包块消失，月经正常。全胸片显示：右侧反见下肺叶纹理粗乱，左侧第五前肋内、中带有结节状影。其余无特殊变化。诊断：转移目前已明显吸收好转。1977年到病家追访，患者能作一般家务活，并能参加农业轻微劳动，又经拍片对照：两肺清晰，心膈正常。更为庆幸的是患者于 1978 年又生 1 子，母子均健。追访 10 年无恙。[20]

案二十七　左肺中央型肺鳞癌

万×，男，68 岁，已婚，1978 年 9 月 18 日初诊。主诉：咳嗽，痰中带血，胸痛进行性加重 4 个半月。患者于 1978 年 4 月中出现咳嗽，胸痛，痰中带血、甚则咯血，经一般对症治疗，病情不缓解，反呈进行性加重，时有低热，口苦口干，纳食不佳，精神疲惫。5 月 10 日出现一阵剧咳，咳吐出一块异物，患者即到解放军 169 医院作咳吐物检查，病理报告为鳞状细胞癌（病理号 14560）。随即又作了 X 线胸片检查：左肺门增大增浓，断层片左上叶呈支气管远端闭塞，舌叶密度增高，呈阻塞性肺炎，拟诊为肺癌（片号 1736。于 5 月 23 日到湖南医学院附院作痰沫片检查，发现有癌细胞（病理号257622）。5月24日又在该院作支气管镜检，诊为左上支气管癌。5月26日又到湖南医学院附二院作线胸片检查：左侧中央型肺癌并阻塞性肺炎（X线片号：06432）。于1978年6月开始在解放军某医院进行化疗，使用环磷酰胺、长春新碱、阿糖胞苷、联合间歇疗法，共进行了5次，症状不但没有控制，且由于化疗的副作用，患者已不能支持，出现头晕、胸闷、厌食、恶心呕吐、手指麻木等反应。因此，要求出院转用中医治疗，故于1978年9月18日来我院门诊就医。

就诊时，患者胸痛、咳嗽、吐黄稠痰、痰中带血、咯血、时有微发热、口苦口干、呕恶纳差、头昏、神疲乏力、小便黄、大便少不爽。脉濡数，苔薄黄而腻。中医诊断为肺积。证属温热毒邪郁结肺胃，化火伤络，中土不运，治宜清热利湿、解毒止血。又因患者年事已高，体弱乏力，正气虚损明见，祛邪之时当须扶正，故要益气健脾化痰。

处方：白花舌草20克，猫爪草20克，黄芩15克、猪苓（或泽泻）20克，大蓟20克，小蓟20克，三七6克（冲服），延胡索20克，黄芪20克，党参20克，薏苡仁30克，生半夏（或生南星）20克，守宫（或蜈蚣）2条（冲服）。7剂，每日1剂，水煎，日服2次。

9月25日二诊：咳嗽减轻，咯血止，血痰也减少，纳谷渐香，大便已调，舌苔由黄转白，但仍腻。余症同前，守原方加藿香10克，芳香化浊，增强除湿之力，继服20剂。

10月15日三诊：血痰明显减少，腻苔已去，舌苔变为薄黄。上方去藿香再连服3个月。

药后除胸痛，咳嗽偶有痰中带血外，余症悉除。患者即去医院复查，结果与1978年照片比较大致相同。肿瘤虽没缩小，但已经得到有效控制，同时，患者症状显著改善，证明药之有效，故继服原方。方中去大蓟、小蓟，加石上柏20克，连服半年后，咳嗽，胸痛明显减轻，血痰消失。再到医院胸片检查，发现肿块明显缩小。此后，患者信心大增，再坚持服药 1 年后，自觉症状消失，体重逐渐恢复。在医院作胸片复查，肺部肿块阴影已不明显。为巩固疗效，以收全功，嘱患者每 2 天服上方 1 剂，再坚持服药半年。半年后又在医院经 X 线胸片复查，显示心肺功能全部正常。

随访 6 年余，患者身体一直健康，退休后还坚持工作。患者自此后，没有再用过任何西药。其每年到地区职业病防治体检 1 次，最后一次体检和胸片复查表明，一切均正常。[21]

案二十八　右上肺癌

李××，男，50 岁，医师。患者于 1987 年 8 月起自觉神疲乏力，咳嗽，右胸隐痛，偶见痰血。用抗生素治疗半个月无效，遂去医院拍片检查。见右上肺有刺状阴影，即去医院复查，9 月 17 日 X 线断层报告：右上肺胸段结节，以背 16 厘米、165 厘米为最清楚，形态呈圆形，边缘毛糙，分叶，密度高，右上肺癌。不久右胸见有胸水，不宜手术，于 1987 年 10 月中旬接受外敷膏治疗。外敷肺癌逐水消肿膏。

处方：大黄、大戟、冰片、参三七、血竭、山慈姑、月石、蓬莪术、麝香。

膏药的配制与用法：将上药分别打成粉末，然后把药末和匀，调已溶化的黑药膏肉，摊在 15 丝厚的无毒塑料薄膜上，厚约 0.5 厘米左右，即成。每周换 1 次，先敷 1 个月。

复诊时，患者胸痛减轻，胸水减少，病情稳定。继续外敷治疗。患者于 1988 年初复查，胸水吸收，胸膜肥厚。病灶稳定。其后觉症状改善，取得了较好的近期疗效。[22]

参考文献

〔1〕陈玉琨等:除痰祛瘀法治肺癌的理论认识及临床应用,《新中医》1993:(1):10

〔2〕于德庭:应用气机升降理论辨治恶性肿瘤 3 例,《实用中医内科杂志》1991:5(4):17

〔3〕张书林等:理气解郁法治疗肺癌 42 例,《辽宁中医杂志》1991:(2):27

〔4〕梁学强:杨少山老中医治疗肺癌验案,《福建中医药》1992:23(4):6

〔5〕于德庭:晚期肺癌辨治举隅,《辽宁中医杂志》1991:(5):13

(6\)张进成:肺癌治验 1 例,《新疆中医药》1999:(4):44

〔7〕张新华:转移性肺癌治验,《四川中医》1991:(7):13

〔8〕张秀芹:肺癌,《山东中医杂志》1991:10(4):47

〔9〕李树仁等:肺癌 2 例治验,《河南中医》1991:11(5):36

〔10〕郑长松:支气管肺癌治验,《广西中医药》1986:(4):28

〔11〕王毓敏:运用经方改善肺瘤患者临床症状,《天津中医》1992:(4):28

〔12〕李文斌:肺癌治验 1 例,《山西中医》1993:(3):45～46

〔13〕徐振晔、刘嘉湘:重舌苔论治肺癌,《中医杂志》1993:34(6):334

〔14〕梁豪等:化痰散结丸治疗周围型肺癌 1 例,《新中医》1990:22(3):36

〔15〕柳克尊:治愈肺癌并肋骨转移,《四川中医》1988:6(10):16

〔16〕金振富:秘方治疗肺癌 1 例的再报道,《中医药研究》1987:(3):25

〔17〕施志明:温阳补肾治肺癌,《上海中医药杂志》1990:(11):14～15

〔18〕孔海云:晚期肺癌治疗与随访 1 例报告,《湖南中医学院学报》1987:(3):18

〔19〕谌宁生等:辨证治疗纵膈肺癌 1 例,《湖南中医学院学报》1982:(2):38

〔20〕张秋涵:1 例绒癌肺转移的疗效观察,《湖北中医杂志》1986:(2):24

〔21〕张变云:中医辨证治愈肺癌 1 例,《广西中医药》1987:10(4):19

〔22〕李慧刚等:外治法治疗肿瘤的临床应用,《北京中医药》1990:(5):36~38

第十一章　胃癌

胃癌是常见的恶性肿瘤之一，发病率为整个消化道癌的 40%～50%，占消化道癌的第一位，大多发生在 40～60 岁之间。胃癌有一定的好发部位，最多见于胃窦，依次为胃小、弯、贲门、胃体或胃底等处。在中医学中属于"噎膈"、"反胃"、"癥瘕"、"积聚"、"心腹痞"、"胃脘痛"等病的范畴。

胃癌早期可无明显症状，出现症状时多已进入晚期。常有上腹部饱胀不适和疼痛、伴有食欲不振、厌肉食、吞咽困难、恶心、呕吐、黑便等，全身症状可见消瘦乏力、贫血、低热等。部分患者可于上腹部触到包块，质地较硬并有压痛。淋巴结转移时，可在左锁骨上窝、左腋下等发现肿大的淋巴结。本病经 X 线钡餐，胃镜及细胞学检查可确诊。

案一　胃癌

陈××，男，54 岁。1980 年 11 月初诊。患者中脘隐痛，纳食呆滞，泛清水，大便呈黑色已有数年。伴恶心呕吐，下肢乏力，动则气逆，精神不振。送进中药附子理中汤，黄芪建中汤与西药均无效。经医院胃镜检查，诊断为"胃癌"，由于患者身体虚弱，不宜手术。嘱其调养 1 月，再作安排。患者以往有胃溃疡史。就诊时，面色㿠白，动作迟缓，双手紧按中脘，时时低声呻吟，脉细小，苔白厚。近来汤水不进，呃声频频，欲吐白沫，便坚色黑。此系中气不足，胃失和降。法以降逆和胃，佐以补气，投旋复代赭石汤合五汁饮加味。忌烟酒辛辣，油煎硬物。

处方：旋复花（包）、半夏、炙草各 10 克，代赭石（先煎）、潞党参、黄芪各 30 克，白术 20 克，姜汁、梨汁、甘蔗汁、韭菜汁、牛乳各一匙，半枝莲、半边莲、藤梨根各 30 克，煅瓦楞（先煎）15 克。20 剂。

二诊：患者服上方后，饮食已进，精神大振，已无呃声，面色稍红，厚白苔亦化，脉起有力。患者不愿再行手术，要求继服中药。去半夏加茜草炭 15 克。30 剂。

照上方略出入，服药近百付（其中用过升麻、六曲、佩兰、当归、阿胶），去原医院作第二次胃镜检查，病灶消失。[1]

案二　胃癌术后骨转移

范××，男，59 岁，离休干部。因上腹部间歇疼痛 9 年，2 个月来体重减轻，于 1979 年 12 月 12 日入院治疗。

患者入院后经胃镜检查为胃腺癌。于 1980 年 2 月 1 日手术治疗，手术所见胃体部近胃小弯有一约 9×4×4 立方厘米肿块，胃大弯淋巴结数枚黄豆大，质硬，脾门及胰尾黏连块状硬块，胃小弯近贲门处的淋巴结多枚肿大，术中活检仍为胃腺癌。行胃癌扩大根治术，全胃切除、胰体尾及脾切除，大小网膜及肝胃、胃结肠韧带切除及相应引流，胃旁淋巴结清扫，空肠与食道下端吻合，输入（出）段攀侧吻合。术后行支持及抗炎治疗 1 个月后出院。出院诊断胃癌Ⅲ期。

出院后采用疏肝和胃，益气降逆化瘀药物，药用参苓白术散合四逆散，酌佐以半枝莲、生薏仁、七叶一枝花，作为汤剂调治。患者在 1981 年 12 月出现右臀及右大腿疼痛，1 个月后波及左臀及左大腿疼痛，左膝关节肿痛灼热，活动障碍。在当地县医院治疗无效，于 1982 年 4 月 10 日再求诊中医。入院查 ESR、ASO 正常，RF2 次阴性，蛋白电泳其中 r 球蛋白 25.5 帖。X 线摄片：腰椎、骨盆、右膝关节疑胃癌骨转移征。5 月 10 日摄片复查比较发现病情有所发展，考虑左膝关节、左股骨下段、干骨后端骨转移癌可能性大。5 月 2 日摄片复查示左膝关节诸骨见骨质稀疏、股骨下段有散在小斑片状不规则骨破坏区、左髂骨髋臼上方、耻骨体及坐骨也有不规则小斑片状透亮区、骨纹也见稀疏，提示骨转移癌。5 月 4 日同位素扫描提示骨转移癌。考虑胃癌术后骨转移。固体质虚弱，转移灶广泛，不适化疗及放射治疗，继续中药治疗。根据患者腰臀、双侧大腿、右膝关节红肿热痛、口干苦、午后低热，纳差，舌红剥苔，脉细弱，辨证为阴虚夹湿热，癌毒入络至骨。

处方：海橘皮、川木瓜、黄芪各 15 克，土地骨、怀生膝、穿破石、生薏仁各 30 克，黄柏、苍术、蕲蛇各 10 克，白芍 45 克，田三七末 3 克（冲），每天 1 剂，分 2 次服。

半个月后以上方为基础，酌加防己、知母、秦艽、宽筋藤治疗 2 个月。同时服用费啶（Feldenc）20 毫克，日 1 次。住院 2 个月后，因病情发展，加用药散治疗。

处方：淮山药 30 克，全蝎、壁虎、僵蚕各 10 克，研成细末，分 3 次饭后服。

共治疗 2 个月，患者体温恢复正常，腰臀部疼痛消失，右膝关节红肿亦消失，能扶拐杖步行 100 米。其于同年 8 月 18 日出院。出院后，患者继续上述药散，并服养血益肾解毒通络之品。

处方：半枝莲、穿破石、鸡血藤、生薏仁各 30 克，桑寄生 20 克，黄芪、七叶一枝花、七叶莲、骨碎补、白芍各 15 克，蕲蛇 10 克，隔日 1 剂。

1983 年夏季患者腰骶疼痛再未复发，左膝关节肿胀消失，唯天气变化稍为酸痛。停服中药汤剂，继续服用药散。1983 年 8 月患者复查腰椎、骨盆左膝关节 X 线摄片，原骨转移癌病灶已修复正常，无骨破坏及异常增生影、同位素全身骨扫描（113mIn—泮替磷酸钠）提示骨盆及左膝关节未见明显活动性病变。钡餐检查除全胃切除术后改变外，无异常发现，腹部 B 超肝胆未见异常，血沉恢复正常。仍间歇服用上述汤剂及药散达 4 年多。

1991 年 5 月追踪患者，精神如常，每日食 400 克面食，未见骨痛，二便如常，自述健如常人，至今仍健在。[2]

案三　胃高分化腺癌

夏某，男，75 岁。1989 年 3 月 24 日入院。主诉：上腹痛，恶心呕吐，消瘦 3 个月。其被确诊为胃癌，病理高分化腺癌。便潜血阴性。化疗 MFV 方案（丝裂霉素 4 毫克，静滴，每周 1 次；5 - 氟尿嘧啶 250 毫克，静滴，每周 2 次；长春新碱 1 毫克，静注，每周 1 次）6 周，症无好转，便潜血阳性。会诊意见：症同前，体乏无力。脘满腹胀、大便干，舌质红，苔黄腻，脉弦缓，证属脾胃失和，湿热瘀结。治宜健脾和胃，清热除湿。方以六君子汤加味。

处方：党参、茯苓、三棱各 25 克，白术 20 克，陈皮、砂仁各 15 克，半夏、甘草各 10 克，苡仁、白花蛇舌草、半枝莲各 50 克。合加味平消散：枳壳 30 克，火硝、郁金、仙鹤草、白矾各 18 克，五灵脂、山慈姑各 15 克，川军 10 克，明雄黄、炒干漆各 6 克，蟾酥 3 克，研细面，调匀，每次 2 克，日 3 次口服。

服药 2 月后，患者自觉症状明显改善，于 1990 年 1 月 18 日出院。经随访，现病情稳定，生活自理。带瘤生存 2 年余。[3]

案四　胃小弯癌

赵××，女，61 岁。患者因胃脘部隐痛，胃纳减退 1 年，伴呕血 1 次及黑粪多次，于 1984 年 10 月入院就诊。当年 9 月患者曾在医院作胃肠钡餐检查，诊断为胃小弯癌性溃疡，嘱住院施行手术。由于患者对手术有顾虑，所以采用中药治疗，诊治时患者极度消瘦，中上腹可扪及7×5平方厘米大小隆起的肿块、质较硬、不易推动，神疲无力，腰膝酸软，胃脘不舒，舌苔薄腻、舌质偏暗，脉细无力。辨证为正气不足，脾气虚弱，气机不畅，气滞血瘀。治以益气补肾为主，佐以理气散结。

主要方药：党参、白术、茯苓、生黄芪、炙甘草、陈皮、淮山药、山萸肉、熟地、仙鹤草、广木香、生薏仁、合欢皮、八月札、佛手、赤芍、天龙（壁虎）、土茯苓、甘杞子、石见穿、石打穿、陈香橼等。酌情加用中成药：补中益气丸、金匮肾气丸、人参鳖甲煎丸、云南白药等。

患者连续服药 1 年左右。即将上述处方根据病情做成药丸，每日 3 次，每次 6 克，连续服药 2 年多（未用化疗药物），服药后大便色泽由黑色逐渐转为黄色，中上腹肿块缩小至 2×2 平方厘米，服药期间曾多次去医院作胃的钡餐复查。结果显示胃小弯病变明显好转，嗣后健康情况良好。

1988 年 5 月随访，身体比较健康，并能做一般家务。[4]

案五　胃癌伴梗阻

刘××，男，55 岁，铁路工人。患者被确诊为胃癌 3 个月，进食日益困难，进流汁亦有梗阻，常呕吐白色痰涎，进行性消瘦，精力疲惫，因不愿手术，1988 年 4 月 19 日由其亲友陪同就诊。

处方：

（1）粉剂：水蛭 30 克，壁虎 10 克，生半夏 10 克。上三药共碾极细末，用下方煎剂或浓米汤送服，每次服 0.3～0.5 克，每天 5～10 次。

（2）煎剂：黄芪 10 克，沙参 15 克。生赭石 30 克，红枣 30 克，白花蛇舌草 60 克，王不留行 10 克，甘草 6 克。每剂药加水约 400 毫升，煎成约250毫升，两天分多次吞服（1）方药粉。

服药3日，梗阻即开始减轻，约3周后，梗阻之症十愈七八，每天能多次少量地顺利进食软食，患者是自费疗疾，见其病情好转，水蛭昂贵，复因缺货，故自行将水蛭减去。约10余天，梗阻又开始出现，且日甚一日。于是药粉中又增加水蛭，不3日，梗阻又开始减轻，半年后患者认为病情已得到控制，又自行减去水蛭，不10日，梗阻又复明显，且日益严重，药粉中再加水蛭，梗阻又渐减轻。经此反复后，两年多来患者再不擅自减去水蛭。自1992年1月起，每天只服水蛭等药粉1～2次，多以浓米汤送服，煎剂药味亦略有增损。患者梗阻已得到有效控制，进食顺利，精力日佳，能做轻微劳动。1992年12月中旬复诊，病情稳定。

中药以水蛭为主，或为粉剂，或为蜜丸，或为煎剂，治疗胃癌和食道癌多例，对改善症状，延长生存时间，疗效较好。[5]

案六 胃贲门癌

王××，男，64岁，农民，1991年6月2日初诊。患者吞咽梗阻，进行性加重20余天。伴有胸背疼痛不移，嗳气，口干。就诊时，只能进食流质。无烟酒嗜好。舌质红而有瘀斑，舌苔黄腻，脉细滑数。检查：一般情况尚可，锁骨上淋巴结无肿大，也无其他阳性体征。血、尿、大便常规正常。6月5日在医院作吞钡透视检查，诊断为贲门癌，病理科的报告为贲门未分化癌，因不愿手术和放疗，故求诊中医。

治疗经过：西医投用静脉注射5－氟尿嘧啶，口服环磷酰胺、利血生等；中医辨证为痰热瘀结，热毒久踞，煎灼阴液，故口干便结；脾失健运，水谷不化精微而内聚为痰，故嗳气呕吐痰涎；痰气阻于气道，气机不畅，故胸背疼痛；气滞日久，引起血瘀，故痛有定处；热、痰、瘀互结于气道，故食之不下，苔黄腻，脉细而滑数。治宜清热化痰，祛瘀散结，并合用保元汤，以护元气。

处方：蚤休 15 克，黄连 10 克，山豆根 10 克，山豆根 10 克，半枝莲 20 克，昆布 15 克，海藻 15 克，浙贝 15 克，黄芪 20 克，白术 20 克，甘草 5 克，破谷子 10 克，熟地 30 克，当归 15 克，白芍 10 克，木香 10 克，肉桂 6 克。

患者 1 月后吞咽梗阻消失，能进普食。声低气短，面色㿠白，腰部酸痛，肢体清冷，舌淡质胖嫩，舌苔薄白，脉细无力。停用上方，肌注干扰素、转移因子、卡提素、聚肌胞。口服维生素 C、维生素 E、左旋咪唑、利血生等。中医根据患者声低气短，面色㿠白，腰部酸痛，肢体清冷，辨证为气血双亏，余邪未尽之证。改用健脾温肾、活血散结，清热化痰方 10 剂。

处方：黄芪 30 克，白术 20 克，茯苓 10 克，党参 20 克，甘草 5 克，当归 15 克，熟地 30 克。黑故纸 15 克，女贞子 15 克，老鹳草 30 克，赤芍 15 克，陈皮 15 克，蚤休 15 克，石菖蒲 8 克，浙贝 15 克。

药后，患者进普食已不梗阻，腰部酸软和肢体清冷已荡然无存，但声低气短仍未完全消除。面色好转，舌质胖，苔薄白，脉细无力。作吞钡复查食道，放射科报告：贲门癌治疗后缓解期。西药肌注胸腺肽，口服鱼肝油、左旋咪唑等。中药换用下方 10 剂。

处方：党参 30 克，茯苓 10 克，白术 20 克，甘草 5 克，黄芪 30 克，当归 15 克，熟地 30 克，陈皮 15 克，仙鹤草 20 克，鸡血藤 30 克，三棱 10 克，莪术 10 克，昆布 15 克，建曲 30 克。

继服 3 月后，患者作胃镜复检：贲门癌治疗后缓解期。[6]

案七 胃体腺癌

卢×，女，66 岁。患者因脘痛月余，胃镜检查示胃体癌（腺癌），于 1983 年 1 月 31 日初诊。苔薄，脉小弦。药用当归、白及各 9 克，青皮、陈皮、木香、赤芍、白芍、甘草、夏枯草各12克，海藻、海带、丹参各15克，山楂、六曲、谷芽、麦芽各18克，牡蛎、瓦楞、白花蛇舌草、铁树叶各20克，蒲黄炭、仙鹤草、党参各30克。患者药后脘痛减轻，1年后除偶有脘胀外，食欲正常，能操持家务，胃镜复查示局部癌灶明显好转。

1990年5月随访，患者一般情况良好，胃纳如常。嗣后，患者自觉左肩臂肿痛，继之右下肢疼痛，遂于10月31日以关节痛患者拍X片示左肱骨转移性骨肿瘤、右缘骨大粗隆骨质破坏，胸片示右上肺块影（4.5×4.5平方厘米），肺癌待排。胃肠摄片示胃窦近小弯侧癌（4.0×3.5平方厘米）伴十二指肠球及降段上部黏连可疑。胃镜示胃体后壁偏小弯（低位）肿块，示胃体癌。诊断：胃体部腺癌。患者于12月5日出院，门诊随访，8年无恙。[7]

案八　胃腺癌Ⅱ级

黄××，男，54岁，农民，1976年7月16日初诊。患者胃脘部隐痛不适3年，初起脘痛时麻时重，近来疼痛不断，纳食呆滞，泛吐清水，大便色褐，肢倦乏力，形体消瘦，精神萎顿，曾按胃溃疡治疗，予中西药物未效。1977年8月20日行胃钡餐造影诊断为"胃溃疡恶变"。患者同年9月28日在医院行胃大部切除术，手术所见为胃窦部恶性肿瘤，大小弯网膜淋巴结肿大，疑有癌细胞转移，病理报告为胃腺癌Ⅱ级，累及全层（病理号776886）。术后第9天拆线，第12天拆线可进食流质，未用西药化疗，嘱1个月后复诊服中药。

1977年11月15日，患者术后首次复诊。诊见患者面色不荣，舌淡苔薄白。脉弦细，主诉仅能饮少量稀食，腹胀不适。患者原系正虚邪实之体，复加手术创伤，气血益亏，治以和气养荣汤加减。

处方：广郁金10克，云茯苓12克，生党参10克，醋青皮6克，生白芍 12 克，生黄芪 10 克，炒白术 10 克，炒当归 10 克，炒莪术 10 克，京三棱 10 克，绿萼梅 6 克，香谷芽 10 克，每日 1 剂，分 3 次服。

1977 年 12 月 12 日再诊，诉经服上药 20 剂后，肢倦乏力之状得减，但食欲未增。拟原方去三棱、青皮加生麦芽 12 克，醋元胡 6 克。于该月 24 日再诊，诉肢体活动较有力，面色转润，食量渐增。前法既效，不必更改，嘱其再服前方以巩固疗效。1978 年 1 月 15 日续诊，谓进服 60 剂后，精神大振，体力渐复，又嘱坚持每月服 10 剂。以善其后。

术后 1 年随访，诊见面色转润，食欲馨旺，体力增强，已恢复农田体力劳动。随访 9 载，患者精神乐观，健如常人。[8]

案九 胃小弯后壁溃疡型癌

王××，男，62 岁，农民。主诉上腹部隐痛不适已年余，伴嗳气，近来加重，痛无规律，食欲减退，作胃钡餐造影检查，发现胃体后壁巨大溃疡，服药不效，1983 年 5 月 21 日又作纤维胃镜检查，诊断其为胃体后壁溃疡型癌，于该月 25 日在我院行剖腹探查术。术中见胃小弯后壁巨大溃疡型癌，约 4 厘米，周围浸润达 8 厘米，并与胰腺、横结肠系膜黏连成块，手术已无法切除，故探查术后即予关腹。术后常规处理，第 9 天折线，第 10 天出院，当时估计预后不佳。在此情况下，不宜化疗，要求服中药治疗。

晚期胃癌探查术后，肿瘤未除，气血复伤，消瘦乏力，面色晦暗，脘腹隐痛，舌边有瘀点，脉搏细涩。正虚邪实，络脉瘀阻，拟补中寓攻，活血与通络结合，和气与养荣并举。

处方：炒当归 10 克，广郁金 10 克，生党参 10 克，生黄芪 10 克，云茯苓 12 克，炒苡仁 12 克，京三棱 10 克，蓬莪术 10 克，醋元胡 10 克，生甘草 3 克，谷麦芽各 10 克。每日 1 剂。分 3 次服。

患者于 1983 年 7 月 12 日复诊，诉服药 30 剂，脘腹疼痛减轻，饮食略增，上腹部肿块仍可扪及（较前缩小）。于前方加鸡内金 10 克，绿萼梅 6 克，三棱、莪术减量。连服 30 剂，服完后又续 2 个疗程，至此病体大有起色，食欲增进，睡眠良好。嘱其按原方坚持每日服 10 剂，随访三年余，病情稳定，体力渐觉好转，可下田劳动。[8]

案十　胃窦部癌伴胸腔转移

张××，男，64 岁。患者胃脘疼痛 20 余年，加剧半年，伴有进行性贫血，胸闷，于 1980 年 12 月 10 日入院。检查面色㿠白，左下肺呼吸音减弱，肝脾不大，血红蛋白 96～69g/L，血沉 118mm/h，谷氨酰转肽酶 273U/L，甲胎球蛋白阴性。胃镜检查示胃窦部有浅表小溃疡，病理活检为"胃腺癌 I 级"，胸腔穿刺抽出血性胸水。诊断为"胃窦部癌，左侧胸腔癌转移积液"。住院期间共用青霉素 2560 万单位，链霉素 29 克，并服用健脾补气、化痰散结之中药 11 剂，胸闷胸痛缓解，胸腔积液减少，于 1981 年 1 月 28 日出院。但患者仍感全身无力，胸闷气短，纳差脘痞，面部浮肿，口唇淡白，舌淡苔白，脉来细弱。太阴健运无权，气血生化不及，仍以健脾补气治其本，软坚散结顾其标。

处方：党参、白术、茯苓，黄芪，熟地黄，当归。石斛，瓜蒌皮，败酱草，夏枯草，牡蛎，生半夏，狼毒。

患者服药合剂后消化道症状逐渐消失，食欲增加，一般情况良好。血红蛋白 115～193g/L，未发现任何新的转移病灶。逾三年后予胃镜复查，示胃窦部小弯侧可见约 3×2.5 平方厘米高低不平粗糙面，中央约 0.4～0.5 厘米浅表糜烂。病理活检"腺癌 II 级"。患者于胃镜活检后，胃脘疼痛，不能进食，继而因消化道出血死亡。其确诊患癌后共存活 3 年半。[9]

案十一　胃贲门腺癌

李×，男，56岁。1973年9月16日就诊。患者半年前在医院经胃镜及病理学检查，确诊为贲门腺癌，因家属对手术有顾忌，采用化疗配合中药治疗。近来病情恶化，症见胃脘部隐隐作痛，阵发性加重，喜暖喜按，甚时痛苦呻吟，冷汗淋漓，24小时用度冷丁2~3支，伴形体羸瘦，精神极差，面目虚肿，纳少乏味，舌质暗淡、苔白，脉虚大无根。治宜温阳益气，收涩固脱。

处方：赤石脂、干姜、人参（另炖）各15克，白芍、牡蛎各30克，粳米、甘草各6克。患者连续服药10剂，胃脘痛明显减轻，停用杜冷丁，精神、饮食亦随之好转。[10]

案十二　贲门癌伴转移

刘×，男，62岁。1991年4月8日初诊。患者2个月前行贲门癌切除术，术中见胃左淋巴结转移。术后大便溏泻，日2~3次，服土霉素、磺胺药，时好时坏不能治愈。渐见消瘦、体力不支、食少、神疲，舌淡，苔薄黄，脉沉细无力。证属脾胃虚弱，寒热错杂。用半夏泻心汤合四君子汤治疗。

处方：清半夏10克，干姜10克，黄连10克，黄芩6克，大枣3枚，炒白术10克，茯苓15克，太子参15克、甘草10克。日1剂，水煎服。服中药期间停服其他止泻药物。

连服6剂好转，又12剂泻止，大便成形，体力渐复，精神振作。随访3个月大便正常，经多次检查肿瘤亦无复发转移。[11]

案十三　胃贲门癌并发男性乳溢症

蒋××，男，64岁，无锡市柴油机厂职工。患者于1990年8月出现两侧乳房增大，乳晕发黑，继之出现进食梗阻，GT提示：贲门癌。患者于1990年10月17日在医院行贲门癌根治术。病理报告为腺癌侵及肌层，胃周围淋巴结未见转移。

术后梗阻缓解，两乳房缩小。曾进行MOF方案化疗6个周期（总量丝裂霉素36毫克，长春新碱6毫克，5-氟尿嘧啶9克），症情稳定。1991年5月25日起饮食梗阻加剧，难进流质，胸闷腹胀，恶心呕吐；两侧乳房增大，各12×12×4立方厘米，乳晕发黑，左乳房可触及乳腺小叶组织增生，两侧乳头时有乳白色液体溢出；平时烫发，身穿米黄色红条衣服，动作忸怩，言语调高声细。舌淡红、苔薄黄腻，脉细弦。中医辨证为肝郁气滞，痰气交阻，胃失和降，阴阳失衡。从理气化痰，降逆和胃，协调阴阳法治疗。

处方：橘皮6克，竹茹、茯苓、苏梗、橘叶、橘核、枳实各10克，半枝莲30克，五倍子10克，黄芩6克，仙灵脾15克，天冬10克。每日1剂，2煎分服。并配合气功锻炼。

以上方为基本方——随症加减，服药5月，进食梗阻明显改善，进半流质不受影响，呕吐亦止。两乳房缩小并恢复正常，乳溢症消失。身体健康，生活自理至今。[12]

按：肿瘤可有异位内分泌现象，这已为医学界重视，但男性贲门癌患者出现异位雌激素现象——乳溢症的病例尚属鲜见。

案十四　胃窦低分化腺癌

高××，男，53岁，××橡胶厂工人。1982年4月9日入院。患

"胃病"已三年，常感胃痛，有黑便史。半月前因胃痛加剧、解柏油状大便而入院治疗，经 X 线钡餐检查及胃镜检查、病理涂片，确诊为"胃窦癌（B－Ⅳ型）"，"低分化腺癌"。拟行手术治疗。但因患者及其家属拒绝手术而求诊中医，入院体检：面色黎黑，身体羸瘦，性情倦怠，卧床不起，胃脘部压痛明显，血压正常，心肺无异常，肝脾不肿大。见口苦、纳差、呕吐、嗳气，胃脘痛连及两胁，舌红、苔薄黄，脉弦。平素性情急躁，易动肝火。证属肝气不疏，气血瘀结。拟疏肝理气、止痛、活血破积治疗。方选柴胡疏肝汤合喜树煎剂加减治疗。

处方：柴胡、白芍、枳壳各 10 克，陈皮、香附、郁金、延胡、生姜、丁香各 6 克。日 1 剂，水煎服。另每日取鲜喜树叶 500 克，水煎服。

患者服 2 日出现口唇麻木、恶心。减喜树叶量为 250 克，继服 10 日，胃脘痛消失，精神好，饮食增进，大便潜血阴性。后减喜树叶为 150 克，连服二月停药。患者共住院 115 天。胃脘疼痛完全消失，面色转红润，食欲正常，体重增加，出院后有时偶见胃脘疼痛，而从柴胡疏肝汤加减调治。出院后反复 X 线复查，病情稳定，随访至今，未见复发。该患者于 1984 年退休，愈后 10 年无恙。[13]

案十五　胃腺癌

黄××，男，49 岁。患者既往有胃溃疡病史。于 1972 年 11 月经医院 CT 扫描、钡餐检查，疑诊为胃癌，当即做胃全切除术。经病理检查确诊为胃腺癌。于 1973 年元月检查直肠有转移性癌变，又施行二次手术。术后精神萎靡，脘腹胀痛，呕恶吐酸，纳呆，病情日趋恶化。

处方：制川乌 3 克，姜半夏 9 克，煅赭石 15 克，枳壳 9 克，半枝莲 30 克，红丹参 9 克，白茅根 30 克，鸡内金 12 克，党参 9 克，巴豆霜 0.15 克。浓煎取汁，加白糖 60 克，制成糖浆 200 毫升装瓶备用。每日

3次，每次20毫升。

患者服糖浆1周后，症状明显改善。其后经30个月连续服用100多瓶，诸症悉平，食增，精神愉快，临床治愈。复查未见异常改变。随访观察11年，一切情况良好。[14]

案十六　胃癌晚期

郝××，男，59岁。1987年10月25日入院。患者上腹疼痛9年，作胃溃疡处理能缓解，近8天来疼痛加剧。X线钡透示胃溃疡恶性变，转外科作胃癌根治术。10月27日手术，剖腹见胃小弯处有10×10平方厘米肿物，边缘不光滑，前壁已溃出浆膜面，后壁与胰腺及腹腔动脉黏连，胰腺僵硬，已入晚期而无法手术，当即关腹。疼痛难忍。以杜冷丁、吗啡等止痛药维持。舌润滑、苔薄白，脉弦紧、按之无力。证属脾胃虚寒，寒凝血瘀，中气阻滞不通，治宜暖胃散寒。化瘀疏滞。

处方：参三七10克，血竭、砂仁、冰片各2克，僵蚕5克，胡椒1.5克，上药研为细末，分为7包，每次1包，1日3次。

服药后痛减，停用杜冷丁、吗啡。服至11月9日，患者病情明显好转，腹痛消失，能进半流汁饮食，腹部略有胀感。另拟方。

处方：制马钱子、胡椒、粳米各1.5克，蜈蚣5条，水蛭3克，冰片0.9克，砂仁2克，上药研为细末，分为7包，每次1包，1日3次，食后白开水冲服，与以上散药穿插交替均匀服用。

带药出院，服药至12月25日，患者自觉恢复正常，体重增加了9千克。[15]

案十七　胃癌伴转移

姚××，女，35岁。1974年12月4日初诊。患者半年前胃痛厌食，经常恶心呕吐，有时大便黑如柏油。经医院钡剂透视，诊断为胃癌。手术时，发现胃癌业已扩散转移，未行切除病灶。出院后求诊中医。症见面色青黄，形体消瘦，言语低微，胃脘部有硬块，舌尖胖大，舌边有瘀斑，舌苔黄腻，脉细涩。治则：活血化瘀，攻积通滞。

方法：将鸡蛋上方凿一小口。再将斑蝥 1 个（去翅）装在鸡蛋内，用纸封口，蒸熟或火煨熟，每日服 1 个。

经服 2 天后，反应不大，乃将药量增加一倍，每日早晚各服 1 枚。服后大便下血，小便频数、刺痛，胃脘部有灼热感，但始终坚持服药。服药月余，共服斑蝥 60 个，胃痛消炎，呕恶亦止，饮食增加，胃脘部已扪不到硬块，但仍感气短，无力。舌上瘀斑消失，脉细弱。处以加味补中益气汤。

处方：党参、白术、黄芪、乌梢蛇各 15 克，升麻、全蝎各 6 克、当归、陈皮各 10 克，山楂 12 克，蜈蚣 1 条（去头足）。

10 剂后，由于天热，改服补中益气丸 5 盒而收功。至今已 13 年多，患者身体安康。[16]

案十八　胃癌转移伴黏连

周××，男，64 岁。患者 1980 年在香港确诊胃癌后回乡休养，同年 9 月 29 日行胃空肠吻合术，术后诊断为胃癌转移伴黏连。同年 12 月 15 日求诊，症见面色㿠白，全身浮肿，形体消瘦，神疲乏力，纳少腹胀，舌淡少苔，脉虚浮无力。血检：血红蛋白 48g/L，白细胞 7.6×10^9/L，中性粒细胞 70%。证属脾阳亏虚，水湿潴留，拟健脾益气，利水消肿。

处方：当归、白芍、陈皮、姜半夏各 10 克，灼白术 12 克，党参、茯苓各 15 克，甘草 5 克，瘪竹、蒲枳壳各 6 克，黄芪 24 克，薏米仁 30 克。

10剂后全身仍高度浮肿，气促难以平卧，少言乏力，本虚标实之证，急则治其标，拟五苓散合五皮饮加减。

处方：猪苓、茯苓、泽泻、白术、陈皮、大腹皮各10克，桂枝、桔梗各5克，姜皮3克，桑白皮、苏子、葶苈子各15克。

5剂后浮肿稍退，气促渐平，小便数，大便少，舌淡苔薄，脉虚细，再拟防己黄芪汤加减：防己、白术、大腹皮、陈皮各10克，炙甘草6克，茯苓15克，米仁30克，怀山药、黄芪各24克，大枣5枚。

上方出入1月余，病趋稳定，肿渐退，45天后又觉腰酸乏力，两足浮肿，小便少，舌淡，脉虚数，拟温肾健脾，利水消肿，真武汤加减。

处方：白术、淡附片、白芍各10克，茯苓、党参、桑寄生、丹参各15克，黄芪24克，五味子、陈皮各6克，生姜3克。

30剂后足肿渐消，面色㿠白，自汗怕冷，手足不温，再拟健脾益气，升提清阳。

处方：黄芪、茯苓皮、怀山药各30克，白术、陈皮、丹参、当归各10克，党参、川断、桑寄生、玉竹各15克，升麻、柴胡各6克，炙甘草5克。

连服3月，下肢肿退。5个月后，患者能行走到医院。精神尚好，运则乏力，继用归芍六君子汤合补中益气汤加减善后。患者共服药9个月，精神良好，胃纳正常，起居已能自理。1年后胃肠造影示：胃大弯侧造瘘通过良好，胃体柔软，未见肿块阴影等病变存在，血检：白细胞7.4×10^9/L，血红蛋白86g/L。随访至今，未见病情复发和恶化。[17]

案十九　胃腺癌伴转移

肖××，男，57岁，省科协干部。患者1970年前曾昏厥12次，食纳日减，血红蛋白70g/L，腹胀痛，扪及包块约6×8平方厘米，略可活动，肝、脾均大。在医院钡餐透视并摄片怀疑胃窦癌，于3月5日术探。肿块在窦部小弯侧如拳大小，几将幽门梗阻，癌瘤与胰腺相连，在肝十二指肠韧带内可以摸到肿大的淋巴结，无法行根治术。为了防止幽门梗阻，试作切除，分离肿瘤周围，发现癌细胞已侵入胰腺，将胰腺表面切断，残留的一部分癌瘤于胰腺内，取下带有癌肿1/2的胃，大弯侧与空肠作结肠后吻合。切除标本病理切片系腺癌，癌性溃疡约7×6平方厘米，癌组织侵及黏膜层已达肌层，癌细胞为高柱状或立方形，胞浆粉红色或空淡，隐约可见小空泡，胞核大小不一，浓染，癌细胞排列成乳头状或呈腺体，细胞层不一，多者可达3层。2个淋巴结病理切片系转移的腺癌。关闭愈合后，上腹部胀痛肿满，不思饮食。当时不宜化疗，求诊中药治疗，切其脉细短而数，辨证为气血两亏，拟扶正培本以祛邪，以益气健脾、疏肝和胃之补中益气汤、胃苓汤等方加减。

黄芪30克，白术12克，丹参30克，甘草9克，当归24克，陈皮12克，半夏9克，茯苓30克，猪苓15克，泽泻9克，川朴9克，柴胡9克，腹皮9克，元胡9克，黄连9克，生姜9克，大枣5个。水煎服。

患者服用12剂后腹部肿胀见消，疼痛缓解，可进软食。脉稍缓。药已中病，前方加蜈蚣3条，全蝎，明雄黄粉0.2克冲服。

服药30余剂，胀疼消失，饮食增加，精神好转，血象正常。遂加用5-氟尿嘧啶250毫克，隔日1次化疗。十余次后，因白细胞降到3×10^9/L而停止化疗。中药增用新加桂枝汤（桂枝、白芍、当归、人参、甘草、生姜、大枣）以及鸡血藤、维生素B$_4$等，月余，白细胞恢复到正常数值。由于化疗骨髓抑制的副作用较明显，故未再次使用。只得在中药原方的基础上增以抗癌化癥、活血祛瘀的消积丸、犀黄丸、化癥回生丹、清胰汤化裁。

处方：乳香、没药、牛黄、麝香、三棱、莪术、两头尖、槟榔、喜树根、鳖甲、血蝎、蟾酥、大黄。研末蜜丸服。

患者服药年余，恢复健康，上班工作，至今13年未再复发。[18]

案二十 胃腺癌伴幽门梗阻

陈××，女，67岁。患胃溃疡多年。1978年11月20日因胃脘疼痛伴呕吐而入院诊治，当时诊为幽门梗阻，于11月25日作手术切除，剖腹后发现胃小弯部有6厘米见方硬块，与周围组织黏连，解剖不清，已无法分离。遂中止手术，取一块组织以做病理检查，关腹。后经病理检查证实为胃腺癌。超声波探及左上腹实质性包块3×6×5立方厘米。至1979年元月11日，患者胃脘疼痛较剧，并伴有吐食，求诊中医。症见：上腹部疼痛作胀，时有刺感，不能进食，食入即吐，自诉可扪及包块。大便最少，小便如常，形体消瘦，面容痛苦，舌淡苔薄白兼黄中稍腻，脉弦细。此为癥瘕，证属气滞血瘀，邪毒结于中脘以致胃气上逆。法当消痞散结，行气活血，降逆止呕，佐以解毒。方用消症汤合旋复代赭汤化裁。

处方：炙鳖甲30克，瓦楞子12克，急性子10克。桃仁12克，红花6克，枳壳12克，青皮6克，香附1.2克，木香10克，白花蛇舌草30克，代赭石（先煎）30克，旋复花（包煎）10克，生半夏10克，威灵仙10克。1剂。

1月14日二诊：服上方后疼痛减轻，吐食停止。宗原方去赭石，加卫茅。并请西医给予支持疗法。

1月19日三诊：疼痛停止，唯胀满不适，舌质稍黯，苔薄白，脉细，仍按前方加减。

处方：炙鳖甲30克，瓦楞子12克，急性子10克，桃仁12克，红花9克，枳壳6克，木香10克，白花蛇舌草30克，半枝莲15克，卫茅10克，白条参6克（另炖兑入），京三棱10克。10剂。

西医给予支持疗法，服后自觉无恙，继用消症汤加减治疗，连服6个月，未见病情恶化，亦无明显疼痛等自觉症状，此后除时而西医给予支持疗法外，均用消症汤加减用药，出现疼痛时，侧重在理气，常加香附、木香、佛手片、延胡索等；疼痛静止时侧重在活血祛瘀及解毒，常用桃仁、红花、急性子、三棱、卫茅、白花蛇舌草、半枝莲等；舌苔白腻时常加米仁，蔻仁等；舌苔黄腻时加清热解毒药；正虚兼以扶正；消痞散结贯穿始终。

至 1981 年 7 月 31 日超声波探及左上腹部实质性包块 3×6×4.5 立方厘米。1982 年 8 月 15 日探及实质性包块 4×6×4 立方厘米。患者从 1983 年 7 月停服中药（因本人外出学习），至 1984 年 10 月，因其夫病故精神受创伤而诱发胃脘疼痛，于 24 日前往就诊自诉胃脘胀痛泛吐，当时作超声波检查，报告：空腹胃部见 3.5×6.5×7 立方厘米大小包块，饮水 3000 毫升后探查，包块在胃中部，液平 3.5 厘米，一有分段现象，胃位置正常。用消症汤加减治疗则痛胀、泛吐均消失。后因该厂医药费报销受控制及因丧夫而对生活悲观，故非痛时不肯服药，必待痛作方服药，药后则痛止。

观本案未能尽消其包块，但服中药后每能痛止，且包块日渐缩小，停药后则包块增大，带瘤生存 6 年，足见中药之功，值得探索。[19]

案二十一　胃窦未分化癌伴转移

王××，男性，61 岁，退休医生。患者 1980 年 4 月 10 日始持续性上腹部疼痛 4 个月。加重伴频繁呕吐一周。右上腹部可触及 7×8 平方厘米大小肿块，部位固定。表面尚光滑，边缘不清，质中偏硬，胃镜示：胃体下部胃窦巨大溃疡。活检报告为慢性溃疡恶变，未分化癌。于 5 月 19 日行剖腹探查，术中发现胃癌穿透胃浆肌层向后与胰腺黏连成团。整个胰腺组织与癌肿成块状，不易分离，向后与肝、十二指肠韧带黏连。小网膜孔不能伸入，癌肿穿透横结肠系膜与后腹膜浸润、黏连。癌肿腹腔内广泛扩散，不能消除。故行姑息手术。术后给予谷草转氨酶

1258U/L，丝裂霉素 60 毫克（总量）治疗，由于白细胞下降及胃肠道反应故停药。

患者 1974 年曾患恶性淋巴瘤，在医院行钴 60 胸部以上大面积放射治疗 2 个月，此后未见复发。1980 年 6 月 20 日入院治疗。患者头发脱落，面色㿠白，唇淡无华，形体羸瘦，咳痰喘息，腹胀如鼓，不纳水谷，气短懒言，神情淡漠，卧床不起，腹部隐痛时轻对重。出院后病情有所加重。舌质紫暗胖大，舌苔黄白垢腻，脉弦滑。拟诊邪盛正衰。痰湿壅肺困脾，先拟化痰止咳平喘，健脾化湿，调畅气机为治。

处方：生薏仁 30 克，冬瓜子 15 克。法半夏 10 克，炒麻黄 15 克，炙冬花 9 克，炙紫菀 9 克。苏子泥 9 克，炒枳壳 9 克，炒楂曲各 30 克，广木香 15 克，香橼皮 10 克，甘草 6 克。7 剂，每日 1 剂。水煎 2 次分服。

复诊：1980 年 6 月 28 日，咳嗽气喘减轻，腹胀已减，胃纳已馨，舌苔仍厚腻，脉弦滑。前方见效，再进 7 剂。

1980 年 7 月 6 日，患者咳喘已平，精神转佳，纳食渐增，脉舌如前，治拟除痰化湿。消肿散结为主，益气健脾和胃为辅。

基本处方加炒鸡金 9 克，白芥子 9 克，广木香 30 克，红参 6 克（另煎）大枣 10 枚，去脂猪肉 100 克煮汤后再煎药日服 2 次。

此方服 21 剂，患者全身状况好转，每餐能进 2 两左右半流食，能下床活动，脉舌如前，再拟前方去红参继服，3 个月后又加用小 1 剂量化疗辅助（方法如前介绍）。

依上方辨证加减用药两年后停药。现患者体质完全恢复，头发光泽，面色润泽不枯，每餐进食四两左右，现已停药 1 年多，情况仍转好，并能参加家务劳动。[20]

案二十二　胃窦部溃疡型癌

缪××，男，52 岁，德清县秋山乡人。1970 年 12 月 5 日初诊。

患者中脘隐痛，纳食欠佳，嗳气频繁已有数年。在医院被诊断为"慢性胃炎"，"消化性溃疡"。曾用胃舒平，复方维生素 U 及附子理中汤，小建中汤等中西药物治疗，病情时止时作。3 天前，中脘剧痛，大汗淋漓，大便色黑如柏油样。急送医院诊治。发现上腹部有 4×6 平方厘米之大小肿块，位置固定，边缘不清，质硬。胃镜提示：胃窦部巨大溃疡。输血 800 毫升，行剖腹探查后证实为胃癌，肿块已穿透胃浆肌层向后与胰腺黏连，不易分离。因病灶无法切除，仅作胃空肠吻合术。次晨就求诊中医。

现症：面色㿠白，眼眶凹陷，两目无神，手足厥冷，形瘦如柴，呼吸低微。小便失禁，苔少津干，舌质黯淡边有瘀斑，脉沉细弱欲绝。此乃气血俱衰，津液枯竭之危笃重证。若不急救，阴阳可在顷刻之间离决消亡。治宜大补气血，养阴生津，扶元固脱。方用八珍汤合麦门冬汤加减。

处方：潞党参 12 克，白术、白芍、当归各 10 克，茯苓、玉竹、麦冬、生地、熟地各 15 克，陈皮、甘草、砂仁（后下）各 6 克，黄芪、山药各 30 克，红参 30 克（隔水炖频服）。5 剂。

12 月 10 日二诊：药后精神稍振，面色略有红润，两目有神，能自己转动翻身，问话能答，自觉口干而中脘不舒，可食稀粥 1 小碗，脉搏较前有力。前方去熟地、红参，加石斛、建曲各 10 克，北沙参 15 克，生麦芽 20 克。10 剂。

12 月 20 日三诊：精神明显好转，饮食渐进，气色红润，大小便自理，全身无力。大便仍为黑色。苔薄白。质淡而红润，舌侧有瘀斑，脉沉小而涩。用气血双补合活血化瘀之法。

处方：当归、生蒲黄、延胡索、丹参、桃仁泥各 10 克，白术、白芍、生甘草、虎杖根各 15 克，生黄芪、白花蛇舌草、半枝莲各 30 克，鲜芦根 1 尺。10 剂。

12 月 30 日四诊：能来院门诊，精神已振，胃脘舒适，纳食渐增，大便转黄。舌红少苔，脉沉小有力。前方去虎杖一根、桃仁泥、鲜芦根，加生麦芽，藤梨根各 30 克，玉竹、北沙参各 20 克。

1971 年 1 月 10 日五诊：10 剂后，知饥，每餐能食 2 小碗一饭，生活能自理，手术刀口愈合良好。苔薄白，舌侧淤斑已消退十之八九，脉浮小。再拟益气养血、化淤解毒之法。

处方：黄芪 20 克，陈皮、潞党参、当归、生蒲黄、丹参各 10 克，白术 15 克，炙甘草 9 克，半枝莲、半边莲、藤梨根、白石英、生麦芽各 30 克。另：红参 30 克，隔水炖代茶饮。10 剂。

1 月 20 日六诊：步行数里已不感疲劳，体重增加，二便正常，时值春节，可陪客同餐。苔薄白，脉小缓。前方去藤梨根、白石英、生蒲黄、红参，加茯苓 12 克，生地、熟地、玉竹各 15 克，白芍、建曲各 10 克。15 剂。嗣后，治以补中益气丸以善其后。1985 年 9 月随访，仍健在。[21]

案二十三　贲门癌侵及食管下段

曹×，男，67 岁。患者因进食梗噎伴大便隐血，诊断为贲门癌侵及食管下段。在 1988 年 7 月行胃近端大部分切除，食管下端切除，术后病理示腺癌 II 级。2 年后复发，经胃镜确诊为残胃癌，因年老体弱，患者要求中药治疗。症见消瘦，进食有梗阻感，上腹部不适，尤其在进食后需经过半小时后渐缓解，不思饮食，大便不畅，舌净质嫩红，脉弦大。治拟益气养胃，理气宽中。

处方：南北沙参各 24 克，天花粉 30 克，白术 12 克，枳壳 12 克佛手 12 克，茯苓 24 克，玉竹 12 克，莪术 24 克，仙鹤草 30 克，八月札 12 克，生熟苡仁各 24 克，白花蛇舌草 30 克。

上药连服 3 周，进食梗阻感明显改善，腑行畅通，胃纳稍增。以后随证加减，仍以益气养阴、理气宽中为主，至今已连续服药 2 年，病情稳定。[22]

参考文献

〔1〕李笔怡、张士觐:治疗消化道癌症的经验,《湖北中医杂志》1984:(3):13

〔2〕刘和强:中药治疗晚期胃癌 1 例报告,《新中医》1992:24(3):43

〔3〕于德庭:应用气机升降理论辨治恶性肿瘤 3 例,《实用中医内科杂志》1991:5(4):17

〔4〕陈伟等:钱伯文教授学术思想及治疗肿瘤经验简介,《中医药研究》1992:(1):14

〔5〕朱曾柏:水蛭治癌、治痛举隅,《中医杂志》1993:34(5):261～262

〔6〕李大海:中西医结合治疗癌症 2 则,《湖北中医杂志》1992:14(5):44

〔7〕汤新民:中药治疗消化道痛存活 6 年以上 3 例,《上海中医药杂志》1992:(7):34～35

〔8〕黄永昌:和气养荣法治疗胃癌的临床观察,《中医杂志》1986:27(12):40

〔9〕申屠瑾等:健脾补气法在恶性肿瘤治疗中的应用,《中医杂志》1986:27(12):42

〔10〕杨树明等:桃花汤加味治疗晚期癌症疼痛,《陕西中医》1992:13(3):366

〔11〕杨瑞合:半夏泻心汤合四君子汤治愈消化道肿瘤术后腹泻 43 例,《河北中医》1992:14(3):10

〔12〕赵景芳等:治疗贲门癌并发男性乳溢症 1 例,《江苏中医》1992:(10):21

〔13〕张晓明:柴胡疏肝汤合喜树煎剂治疗胃癌 1 例,《新中医》1990:22(3):38

〔14〕桂忆昌、桂梦熊:老中医治疗胃癌验案。《辽宁中医杂志》1984:

（8）：37

〔15〕王兰宾等：验方治疗晚期胃癌,《浙江中医杂志》1988：（8）：368

〔16〕王纪民：胃癌治验,《四川中医》1988：6（2）：22

〔17〕徐文达：胃癌转移伴黏热治验,《浙江中医杂志》1986：21（11）：516

〔18〕丁国华：胃癌3例,《山东中医学院学报》1983：（3）：58

〔19〕胡德泉：自拟消症汤治胃腺癌1例,《江西中医药》1987：（5）：34

〔20〕魏品康：中西医结合治疗晚期肿瘤的体会,《吉林中医药》1984：（1）21～22

〔21〕李笔怡：胃癌1例治验,《湖北中医杂志》1987：（6）：28

〔22〕钱心兰：钱伯文运用攻补兼施治疗肿瘤的经验,《上海中医药杂志》1993：（6）：1～3

第十二章　肝癌

　　肝癌由于其恶性程度高，自然生存期极短，平均生存期一般为 1 个多月，是目前最险恶的癌症之一。其发病率居世界上主要癌症的第八位。我国是原发性肝癌高发地区，高发年龄为 30～60 岁，男性多于女性。好发部位多位于右叶。肝癌在中医学中属于"肝积"、"肥气"、"癥积"、"癖黄"等病的范畴。

　　肝癌早期。患者可无自觉症状和体征。出现典型症状时多已进入中晚期。常见症状有右胁下疼痛，并伴有恶心、呕吐、腹胀、腹泻、食欲减退等，症状可见全身乏力、消瘦、发热、黄疸、出血、腹水等，上腹部触及有包块，质地坚硬，并有压痛。本症经甲胎球蛋白（AFP）检测、肝功能检查、超声检查、电子计算机 X 线横断断层摄影（CT）检查，即可确诊。

案一　原发性肝癌

　　李×，女，52 岁，工人。初诊日期 1989 年 1 月 13 日。患者因肝区疼痛进行性加重，经两家医院肝部超声波检查为典型束状波，肝右叶肿块 5.2×4.7 平方厘米，左叶肿块 2.7×3.6 平方厘米，放射性同位素肝扫描显示为占位性病变，γ-谷氨酰转肽酶测定为 138U/L，甲胎球蛋白试验阳性，便 X 线检查发现右膈明显抬高，活动受限，有局限性隆起，后经穿刺，细胞学检查诊断为原发性肝癌。

　　现症：低热，肝区进行性疼痛病势较重，腹围 91 厘米，腹水严重，腹胀满呼吸困难，纳差疲倦、消瘦，皮肤巩膜黄染，腹壁静脉曲张，肝肋下6厘米，质硬表面凸凹不平，触痛明显，便结，溺赤、舌苔黄腻、质红紫暗，脉弦数而滑。辨证：温热毒邪蕴结，肝失疏泄。治法：泻火解毒，清利肝胆。

处方：

（1）茵陈、熟军、栀子、片姜黄，草河车、连翘、金钱草、蒲公英、商陆、土茯苓。每日1剂，水煎服。

（2）人参、鹿茸、紫河车、麝香、雄黄、藏红花、广角、羚羊角、冰片、内金、水蛭、牛黄、炙马前子、蟾酥、血竭、甘遂、祖师麻、鳖甲、川乌、穿山甲。将上药研为粉末，每日中午白开水冲服3克。并用此药粉适量，加黄酒调成糊状外敷肝区。

经2个月治疗，服水煎剂60剂，冲服粉剂18克，外敷用去150克，低热消除，腹水消退，腹围72厘米、胀满减轻。食欲增加，皮肤巩膜黄染退净，肝大回缩至肋下1厘米，肝区疼痛已不明显，二便调和，舌苔淡白稍黄质红和隐见紫斑，脉缓稍弦。

经B超复查，肝右叶肿块3.9×3.5平方厘米，左叶肿块2.6×2.7平方厘米，提示肝右叶肿瘤面积缩小44.15%，左叶肿瘤面积缩小27.78%，γ-谷氨酰转肽酶测定为26单位，甲胎球蛋白致至阴性，X线检查右膈抬高不明显，此后存活14.5个月。[1]

案二　原发性肝癌并腹水

潘××，男，53岁，工人。患者因原发性肝癌合并大量腹水，于1989年11月7日入院。初诊：神疲体倦，声低气弱，腹胀纳呆，便溏尿少。体查：慢性病容，面色㿠白无华，明显恶病质。腹胀如鼓，腹壁静脉显露，腹水移动性浊音（＋＋＋＋），肝脾触诊不满意，双下肢凹陷性浮肿（＋＋），舌淡、苔薄白，脉沉细。检查：红细胞2.1×

10^{12}/L，血红蛋白 64g/L，血小板 192×10^9/L，白细胞 8.5×10^9/L。甲胎球蛋白 >1:1000，阳性。碱性磷酸酶 194.9U。谷氨酰转肽酶 47.9U/L。谷丙转氨酶 60.6U/L。白蛋白/球蛋白 3.09/3.39。二氧化碳结合力 409mL/L，血沉 100mm/h。B 超及 CT 提示：①肝右叶癌并大量腹水；②脾大。心电图提示：心肌劳损。

诊断：原发性肝癌（Ⅲ期），证属臌胀、癥瘕（脾虚湿困，血瘀内阻）。治法：健脾益气，活血化瘀。

处方：黄芪、熟地、鳖甲（先煎）各 30 克，红花、川芎各 10 克，党参、当归、白芍、赤芍、桃仁各 15 克，丹参 18 克，甘草 6 克。

二诊：服 4 剂后，症状明最好转，神佳，腹胀及双下肢浮肿减轻，原方加减连服 50 多剂。至 12 月 26 日复查 B 超提示：肝脏肿大致如前，少量腹水。心电图：正常。红细胞 3.24×10^{12}/L，血红蛋白 92g/L，血小板 100×10^9/L，血沉 17mm/h。白蛋白/球蛋白 3.95/1.99。肝、肾功能正常。1990 年 1 月 31 日患者因回家过春节，劳累过度而出现吐血，量约 2000 毫升，排柏油样便，8 次/日。即用止血药如 6 - 氨基己酸、甲氰咪胍、紫地合剂、输血、输液等抢救措施。

2 月 5 日，三诊：仍每日排柏油样便 8 ~ 10 次，声低息微，面色㿠白，舌暗淡、苔白，脉微欲绝。查：红细胞 1.28×10^{12}/L，血红蛋白 37g/L。

处方：黄芪、仙鹤草、棕榈炭、白及各 30 克，柴胡、白术各 10 克，党参 20 克，茯苓、白芍各 15 克，陈皮、甘草各 6 克，砂仁（后下）10 克。日 1 剂，分 3 次服。另边条参（炖服）12 克。

服 3 天后，出血止，大便色黄，唯觉头晕体倦，腹胀纳差，舌淡、苔薄白，脉沉细。转以陈夏六君子汤加减调理，日 1 剂，连服近 2 个月。病情稳定，身体情况有所改善，复查 B 超提示：腹水消失。红细胞 3.13×10^{12}/L，血红蛋白 91g/L，血小板 105×10^9/L。至 1990 年 4 月 29 日死于再次消化道大出血。治后共存活 174 天。[2]

案三　II期原发性肝癌

李×，男，42岁，干部。患者因上腹部胀痛，食欲减少，消化不良分别在医院就诊，均发现肝实质占位性病变，且甲胎球蛋白阳性。又去肿瘤医院门诊检查，经同位素肝扫描与B超检查，再次证实肝内实质占位性病变，且甲胎球蛋白阳性，确诊为原发性肝癌。1986年3月因无手术指征求诊中医。入院检查：肝脏右肋下未触及，肺肝界于右锁中线第五肋间，无黄疸及腹水。CT检查：肝右叶可见4.4×2.5密度增高区，肝体积增大，甲胎球蛋白定量为920μg/L，肝功能正常。临床确诊为II期原发性肝癌。中医诊断为积症。由于肝气气郁，气滞血瘀，日久而成瘀积，拟以疏肝理气，活血化瘀，软坚消瘀治之。中医选用了香附、郁金、八月札等药理气，当归、赤芍、桃红等药活血，同时选用夏枯草、煅牡蛎等软坚消瘀。

经过半年治疗，患者肝区胀痛好转，食欲增加，B超检查，肿块缩小为3.0×2.0，甲胎球蛋白定量下降至200μg/L。1年后B超复查，肝区病变消失，甲胎球蛋白转阴。CT扫描：肝区密度均匀，体积正常。患者临床症状基本消失，出院后，续继门诊中药治疗。此后4年多，定期复查B超，肝脏仍未见占位性病变。[3]

案四　原发性肝癌

潘×，男，64岁，干部。患者于1978年6月在体检普查中发现甲胎阳性。同年8月住院，甲胎复查：放射免疫>1000g/L，对流阳性，血凝1:1000，扩散阴性，肝功能正常。经同位素、超声波检查，诊断为原发性肝癌。患者不接受手术治疗，要求内服中药。初诊：一般情况尚可，仅感口干欲饮，乏力，苔小舌红，脉弦，辨证为气阴两虚型。予养阴益气、健脾理气，随症加减。

主要处方：沙参、麦冬、太子参、石斛、黄精，白术、八月札、枳壳、合欢皮、淮山药等。随症加减：蛇舌草、半枝莲、七叶一枝花、田基黄、苦参、茵陈等。酌情增服人参鳖甲煎丸、枳术丸等。

患者连续服药至 1983 年 11 月。在此期间，甲胎复查：放射免疫持续在 440～250mg/mL，其他指标与服药前均无变化。B 型超声波检查，提示肝右叶占位由 75×87 平方毫米逐渐增至 81×120 平方毫米，患者于 1984 年元月死亡。在这 5 年半中，其自觉症状长期稳定。[4]

案五 原发性肝癌

戴×，女，54 岁，教师。患者于 1989 年 7 月 14 日初诊。患者爱人代诉；发现其妻右上腹肿块 1 年半，手术不能切除后 1 月。患者于 1987 年 11 月发现右上腹有一肿块，未引起注意。1989 年 5 月肿块迅速增大，伴右上腹疼痛，食欲减退，乏力，明显消瘦，3 个月内体重减轻 5 千克，先后在两个医院进行 B 超及 CT 检查，提示肝脏占位性病变。于 5 月 15 日在医院住院治疗，于 6 月 16 日手术，术中发现肝脏肿块巨大，已侵及肝脏。左右叶大部肝门。失手术机会，即行动脉插管化学药物灌注，用丝裂霉素及阿霉素。几天后，因腹痛及血白细胞上降而中止化疗，于 7 月 8 日出院，术中取活检病理报告为肝细胞肝癌。检查：精神状态极差，不能行走，呈恶液质，体重 42 千克，皮肤巩膜未见黄染及蜘蛛痣，肝掌（＋），各浅表淋巴结未扪及肿大，心脏无异常，腹部隆起，右上腹可触及肝脏巨大肿块，于右肋下 8 厘米，剑突下 13 厘米，质硬，表面不平，压痛明显，脾脏左肋下刚急，腹水征（－）。实验室检查：血红蛋白 100g/L，红细胞 2.8×10^{12}/L，白细胞 1×10^9/L，血小板 108×10^9/L。肝功正常。白蛋白/球蛋白 3.7/3.6，碱性磷酸酶 43 U/L，甲胎球蛋白（－）。西医诊断：原发性肝癌（巨块型）晚期，不能切除。按中医主要症见：右胁腹巨大症积，硬痛不移，面色晦暗。形体消瘦，饮食大减，精神疲惫，气短乏力，表情抑郁，爪甲色淡，舌质暗紫有瘀点，苔薄白，舌下脉络青紫，脉沉弦。中医诊断：右胁腹癥积（毒瘀交结，肝脾气血俱虚）。治法：解毒化瘀，健脾益气，滋肝养血。

处方：白花蛇草30克，半枝莲、生黄芪各20克，当归、郁金、枸杞子各15克，丹参24克，生山楂、白芍、陈皮各12克，白术、神曲各10克。加减法：胁痛明显，加川楝子、元胡；腹胀便溏加苡仁、茯苓、莱菔子；气短乏力甚加党参、五味子；腰酸痛加川断、菟丝子。西药仅口服肌苷、维生素类，未用其他任何药物。

治疗2个月，诸证明显减轻。手术后9个月时，医院CT检查提示肝脏肿块较前缩小。治疗17个月，服中药300余剂。患者自觉症状完全消失，精神饮食俱佳，面色红润，恶液质完全消失，体重增加到52千克，自觉右上腹肿块缩小，疼痛消失，并可从事轻微劳动，生活可完全自理。检查体见肝脏右胁下6厘米，剑突下30厘米，肝区叩击痛（-），脾左肋下未及，腹水征（-）。化验血红蛋白150g/L，血小板150×10^9/L，肝功、谷丙转氨酶均正常，白蛋白/球蛋白5.3/31，碱性磷酸酶5U/L。患者手术（未能切除）后续一直在治疗中。[5]

案六　Ⅲ期原发性肝癌

梅×，男性，58岁。患者主诉上腹部包块伴胀痛、低热、乏力、消瘦1个月于1990年2月入院。检查：消瘦，浅表淋巴结未及肿大，皮肤巩膜无黄染，肝上界位于右第七肋间，肝下界右肋下4.5厘米，剑突下8厘米，质硬，结节感，触痛，脾左肋下2厘米，质中，腹水征，舌质红边有瘀点，苔白，脉细弦缓。B型超声示肝肿块约88×89平方毫米，腹水，胸部X线示右膈抬高，甲胎球蛋白>400μg/L，α-FG对流免疫电泳阳性，γ-谷氨酰转肽酶1000U/L，SHCSP阳性，蛋白电泳：

白蛋白 58g/L，a_1 球蛋白 5%，a_2 球蛋白 6%，β 球蛋白 7%，γ 球蛋白 24%，HBsAg 阳性，HBeAg 阳性，抗 HBc 阳性，血液流变学指标反映为高聚状态。临床诊断为原发性肝癌（Ⅲ期）。中医辨证为气滞血瘀型，治以活血化瘀、疏肝理气。

处方：桂枝、茯苓、丹参、丹皮、桃仁、红花、白芍、柴胡、川楝子、郁金、蒲黄、五灵脂、香附、鸡内金、山楂。每日 1 剂，水煎，服两次。服汤剂 4 天后加用安宫牛黄丸 1/2 丸，每日 2 次。

服药 1 周后，患者腹胀、肝区疼痛减轻，纳食好转。服汤药 110 剂，安宫牛黄丸 77 丸后临床症状完全缓解，复查 B 超示肝区肿块缩小至 32×32 平方毫米，腹水消失，α – FG、甲胎球蛋白、SHCSP 均转为阴性，γ – 谷氨酰转肽酶降至 200U/L，胸部 X 线复查无异常发现，血液流变学复查，高聚状态得到渐显改善，检查：肝剑突下 2 厘米，质软，触痛，肝、脾肋下未及，体重仍维持在入院时的 60 千克。[6]

案七　原发性肝癌

孙××，男，50 岁，工人。主诉：腹胀 1 年，右季肋疼痛 2 周。

病史：患者从 1985 年 5 月觉腹胀，自服健脾和胃药无效，进食逐渐减少，形体消瘦、右肋部疼痛入院治疗。经 B 超肝内实体回声图像（原发性肝癌）。肝扫描诊断为：肝右叶占位性病变。肝动：碘反应（+）、麝浊 10U、锌浊 17U、谷丙转氨酶 140U/L。甲胎球蛋白（+），澳抗（+），1986 年 5 月 23 日以肝癌求治中医。

中医辨证施治：腹胀 1 年，右季肋部及腰部疼痛 2 周，触诊肝大右季肋下 5 厘米，剑突下 4 厘米，质硬，脾不大。腹平柔软，腹水征，饮食减少，倦怠嗜卧，头晕目眩、舌质淡红、舌苔薄白、脉弦细。辨证：患者正气不足，邪毒乘隙而入，致使脏腑功能失调，气滞血瘀，痰结湿聚，阻塞经络，不通则痛，瘀血日久形成肿块。肝阴血不足，则头目眩晕；肝气不舒，肝脾不和，则腹胀便稀；脾虚不能健动，则饮食减少，倦怠嗜卧；舌质淡红，舌苔薄白。脉弦细，则为肝血不足，肝郁脾虚所致。证属：肝郁脾虚。治则：养血舒肝、益气健脾、消肿散结。

逍遥散加味：当归15克，白芍15克，柴胡15克，茯苓15克，白术15克，薄荷10克，生姜15克，三棱15克，莪术15克，七叶一枝花50克，白花蛇舌草50克。

服中药90余剂。患者症状明显好转。肝大右季肋下1厘米，剑下3厘米，腹泻消失，肝区疼痛减轻，于1986年8月18日出院，1990年6月5日死亡，生存期4年零半个月。[7]

案八　原发性肝癌并肝炎

郭××，男，39岁，工人。主诉：右季肋下胀痛1个月。病史：右肋下疼痛、腹胀，于1987年8月就医，被诊断为肝内占位性病变；B超报告：肝内弥漫性实体回声图像（慢性肝炎、肝内占位性病变）；肝功碘反应（－）、麝浊5U、锌浊12U，谷丙转氨酶12U/L、ATP扩散（－）、对流（－）、血凝（＋）1987年8月21日门诊以肝癌收入中医病房。

中医辨证施治：患者右肋疼痛，肝大质硬，有时头晕目眩，手足心热，口干不多饮，饮食二便正常，舌红无苔、肤沉弦细。辨证：证系阴虚。阴虚生内热，则手足心热、夜间盗汗、舌红无苔、脉沉细，肝肾阴虚。邪毒乘隙而入致肝气不舒，气滞血瘀、痰结湿聚、阻塞经络、不通则痛，痰瘀日久形成肿块。

证属：肝肾虚型。治则：滋补肝肾、活血散瘀、软坚散结。

滋水清肝饮加味：生熟地各20克，山药50克，山萸肉15克，黄芩15克，泽泻30克，丹皮15克，当归15克，炒白芍15克，柴胡15克，栀子15克，大枣15克，丹参25克，龟板15克，鳖甲15克，七叶一枝花 50 克,白花蛇舌草 50 克。煎剂,每日 1 剂。

患者服 50 余剂,腹胀肝区疼痛减轻,肿块稳定,住院 50 天,1987 年 10 月 9 日出院。1990 年 3 月 22 日随访仍健在。[7]

案九　肝硬化伴肝右叶原发性肝癌

董××,男,65 岁。1979 年 3 月初诊。患者有肝炎、肝硬化病史。4 个月前因自觉右胁胀痛,赴医院检查,确诊为肝硬化伴肝右叶原发性肝癌,行手术切除,继以化疗 1 个疗程出院,求诊中医。症见:面容㿠白,自觉创口隐痛,足跗浮肿,肝掌。舌质红带紫,苔淡黄,脉弦细。肝功能检查:谷丙转氨酶为 40U/L,白蛋白 43g/L,球蛋白 24g/L,乳酸脱氢酶 41U,γ-谷氨酰转肽酶 168U/L,甲胎球蛋白 80μg/L。证属肝郁血瘀、气营两虚,治宜益气活血,柔肝消积。

处方:制鳖甲、炙黄芪、当归、半枝莲、白毛藤、麦冬、生苡仁、莪术、丹参、茜草、蛇舌草、黄精、猪苓、茯苓、甘枸杞子、生晒参、焦白术、柴胡、赤芍、陈皮、炙甘草等。

随症加减,服用上方达 6 年之久,期间甲胎球蛋白曾降至 31μg/L,但 γ-谷氨酰转肽酶仍徘徊在 150U/L,蛋白电泳为 14%,谷丙转氨酶 <40U/L。至 1985 年 4 月间,又觉右胁疼痛,触之有肿块,甲胎球蛋白上升为 80μg/L,认为肝癌复发。再度手术,疗效未卜,求治中医。

二诊见:面色㿠黄,精神不振,腹微膨满,恶液质状显露。舌质紫,脉弦细,再宜益气活血,运中分清法。

处方:清炙黄芪、女贞子、鳖甲、当归、桃仁、失笑散、白毛藤、半边莲、半枝莲、猪苓、茯苓、茜草、广木香、生晒参、焦白术、八月札、青皮等。

至 8 月间因衰竭而死亡。[8]

案十　原发性肝癌已扩散

郑××，男，62岁，干部。1990年2月初诊。患者原有肝炎史。5个月前发现右胁下有硬块间有隐痛。1989年11月4日在医院行剖腹探查，确诊为原发性肝癌，已扩散。不宜手术切除，经化疗后，因白细胞减少而停药，改用中药治疗。症见：面色微黄无华，神精疲乏，腹满、动摇有水声，纳尚佳，大便2~3天一次，足肘浮肿。舌质带紫，苔薄黄，多裂纹，脉弦细。此乃邪毒结稽，伤气耗血，以致气滞血瘀，治益气养阴、柔肝消结。

处方：制鳖甲、清炙黄芪、女贞子、当归、猪苓、茯苓、茜草、丹参、焦白术、白毛藤、蛇舌草、半边莲、枳壳、八月札、莪术、郁金、鸡内金、柴胡、赤芍、陈皮、西洋参、炙甘草、青皮、乌药等。

随症加减，并每周加注白蛋白1支，其后一般情况稳定。[8]

案十一　原发性肝伴癌淋巴结转移

龚×，男，53岁。该患者于1980年患黄疸型肝炎入院，经治疗后肝功能正常，黄疸消失出院。1985年因工伤撞于右上腹后，腹部剧烈疼痛，按之有肿块，有移动性浊音，腹穿为血性液，剖腹探查后见肝包膜下大量血块，肝右叶膈面见10×10平方厘米肿块，表面有裂口活动性出血，肝质地硬表面有小结节。经止血后修补，未行切除肿块。肿块病理切片为原发性肝癌伴淋巴结转移。中医会诊：诊见面色㿠白清瘦、神萎、巩膜略黄，纳食差，脉细滑软无力，苔薄白质略红。症属肝气肝血瘀滞、肝阴不足。正气亏损，以养阴入手，扶正为本，兼以疏理。方以四君子汤合一贯煎为主加减。

处方：生晒参4.5克（另煨冲），黄芪12克，白术、白芍各9克，炙甘草 3 克，沙参、玄参各 12 克，天冬、麦冬各 12 克，当归 9 克，玉竹 12 克，首乌 12 克，杞子 12 克，猪苓 30 克，枳壳 9 克，青皮、陈皮各 9 克。

服此方直至 1985 年 10 月出院，症状稳定，饮食见增，精神好转。脉小滑苔薄白，嗣后反复来诊，坚守原方未作更改，于 1986 年 11 月出现少量腹水，仍守原方加用双氢克尿塞 25 毫克，每日 3 次。两周后，腹水消退，仍用原方。1987 年 9 月因外感发热后再次出现腹水入院，停服中药，经西药治疗腹水略减，至 10 月底病情恶化。再次中医会诊：诊见面黧黑，HBsAg、抗 HBe 阳性，B 超示肝硬化、肝癌，伴大量腹水，脉细无力，苔薄白根厚腻，症属肝阴不足，脾失权统、水湿潴留。当急固本以防其脱。仍以原方加党参 12 克，40 剂。患者于 12 月中旬因呼吸循环衰竭死亡。[9]

案十二　巨块型肝右叶原发性肝癌

侯×，男，41 岁。患者有慢性肝炎史 18 年，1976 年急性复发后经常腹胀、腹泻。1988 年 1 月因受凉，突然发热 38℃左右，伴肝区剧烈刺痛、恶心、呕吐，因解热镇痛药无效。进一步经医院做 B 超及肝 CT 检查，确诊为肝右叶原发性肝癌，巨块型（9×9.7 平方厘米），按 1987 年国际抗癌联盟（UICC）对肝癌进行 TNM 分类，属于 $T_2N_8M_0$，按我国 1977 年全国肝癌防治会议分型为炎症型 II 期。于 2 月 26 日行右肝动脉结扎术（HAL），伤口 I 级愈合，于 3 月 17 日出院。4 月开始坚持气功锻炼。1988 年 6 月 1 日到医院。同年 6 月 4 日求诊中医。症见：肝区隐痛，大便稀溏，日行 4～5 次，时有小便频数。食可，眠好。脉滑数。舌苔润，舌下静脉较长。证属：脾不得木疏而湿滞。

处方：党参 20 克，生芪 25 克，苍术 12 克，青陈皮各 10 克，半边莲 30 克，猪茯苓各 25 克，枳壳 10 克，郁金 10 克，丹参 20 克，龙葵

30 克，炒山药 10 克，车前子包 15 克，肉蔻 7 克，佩兰 10 克，生麦芽 20 克。5 剂。

服后仍腹痛，腹胀，大便溏，日 2 行，纳香，依上方随症加减。至 1988 年 7 月检查肝功已正常，XFP 阴转，B 超：肝右叶强回声团由 6.8×7.0 平方厘米缩至 6.0×7.0 平方厘米，腹水减为少量，脾厚 4.3 厘米。于 1988 年 8 月 1 日出院休养，仍续继依上方随证加减，服至 1989 年 7 月 21 日再次入院复查。

7 月 22 日诊查：体重明显增加，肝区疼痛消失，偶有恶心，便溏，日 1~2 行。舌暗红，苔白略干，证属：肝脾失调，瘀内结，继予健脾益气，养肝解毒法。

处方：生芪 30 克，党参 15 克，白术 15 克，茯苓 12 克，生地 12 克，当归 15 克，麦冬 12 克，五味子 6 克，竹茹 15 克，玉竹 12 克，丹参 10 克，丹皮 15 克，龙葵 30 克，白花蛇草 30 克，枳壳 15 克，每日 1 剂。

至 1989 年 8 月 5 日出院时，患者大便溏日 1~3 行，轻微下坠，便后缓解，下肢酸软，口腔易溃烂，口干苦，尿略黄，饮食好，睡眠佳。脉滑软，舌苔薄少。法主益气化瘀。

处方：生芪 30 克，党参 15 克，血竭粉（分吞）2 克，龙葵 39 克，白花蛇舌草 30 克，半枝莲 30 克，生苡仁 15 克，生地 15 克，丹参 20 克，猪苓 20 克，当归 10 克。水红花子 15 克，郁金 10 克，石见穿 12 克，赤芍 15 克。10 剂。

以后加重活血化瘀用药。至 1990 年症状全面改善，体重增加，4 月 4 日第三次入院复查，B 超：肝右叶呈 3.0×3.3 平方厘米不均回声团，界限欠清晰，脾厚 3.8 厘米，腹水消失仍用原法加。减服中药至同月 17 日出院。带回中药续服至 1990 年 12 月 3 日在医院作肝 CT：肝形状大小正常，被膜光滑，肝右叶可见一小低密度灶，CT 值 47HU，与原片比较为手术遗留所致。为慎重起见，同年 12 月 25 日到医院复查 B 超均未见肝内占位病变。此后继续服中药至 1992 年 10 月全面体检，患者肝癌无复发。自此恢复全面正常工作，存活多年。[10]

案十三　肝癌破裂伴腹腔血肿

朱×，女性，62 岁。患者于 1980 年 10 月右腹持续性疼痛伴发热，拟腹膜炎、内脏穿孔。于 10 月 20 日行剖腹探查术。术中发现肝癌破裂伴腹腔血肿，即行肝肿瘤部分清除，明胶海绵填塞及肝动脉结扎术。病理切片示：肝细胞性肝癌。同年 11 月 12 日出院后求诊中医。10 年间，除断续出现肝区胀痛、下肢浮肿等症外，无其他不适应，也未发现其他脏转移。

1990 年 4 月下旬，患者又出现不规则发热，右侧腰痛，全身浮肿，查尿常规红细胞（＋＋＋），白细胞少许；血常规白细胞 $13.8 \times 10^9/L$，中性粒细胞 84%，淋巴细胞 16%；血沉 95mm/h，B 超示右侧肾盂轻度积水。经医生对症处理症状未见减轻，于同年 7 月 24 日以发热待查。住院后，B 超见右肾上极上方 2.8×2.2 平方厘米实质性肿块；上腹部CT 提示右肾上方之肿块可能为肝上腺转移瘤或肝癌局部复发转移。即进行剖腹探查术。术中发现已广泛黏连，无正常层次，进腹膜困难，经分离后发现腹膜肿块位于右肾脏内则至脊柱旁（与肾浸润无界限），上面与肝脏融为一体，腔静脉位于瘤体内，推不动，中央坏死液化大约 10×20×8 立方毫米，手术无法切除而作静脉化疗加瘤体穿吸活检术。活检病理诊断右肾上坏死物中有恶性瘤细胞（因组织少、碎，无法分型）。

出院后，患者仍低热（38℃左右），胸腹部疼痛作胀，尿少，面白形瘦，精神萎靡。于 1990 年 11 月 20 日求诊中医。其随即持续用中药辨证施治。除术中作过 1 次静脉化疗外，未曾用过药物化疗及放疗。

其第 2 次剖腹术发现腹膜转移后已存活多年：从第 1 次剖腹术起，

已长达11年之多。1992年5月3日随访，情况是：一般情况下，体形略消瘦，轻度贫血貌，饮食略少；时有发热，大便干结，右腹部及背部时作疼痛，发热和疼痛缓解后精神尚可，能下楼轻微劳动，谈笑如常。体检：血压160/10.7kPa，体温37℃；心脏听诊律齐，心音略低沉，未闻及杂音，心率75次/分；腹平、软，无明显肿块扪及，右上腹及背部轻压痛，2条手术痕无异常。治则：益气养阴、化瘀软坚、健脾醒胃。

处方：川石斛、炙山甲各9克，太子参、党参、制大黄、三棱、莪术各12克，牡蛎、丹参、白花蛇舌草、半枝莲、石见穿各30克，海藻、昆布各24克，炙鳖甲15克。加减：气虚加黄芪15克、生晒参6克（代茶）；阴虚加生地12克，赤芍9克，枫斗9克（代茶）；腹水加陈葫芦30克、车前子12克（包）、泽泻9克、大腹皮30克、槟榔9克、舟车丸9克（包）；腹痛加金铃子9克、元胡12克、甘松9克、制川乌4.5克；纳谷减少加建曲12克（包）、砂仁4.5克（后下）。[11]

案十四　原发性肝癌并肝硬化腹水

蓝××，华侨，男，60岁。患者1987年10月在新加坡医院确诊为原发性肝癌，其家属被告之准备1周内料理后事。家人心有不甘，冒死返国求治中医，1987年10月14日由朋友介绍求诊中医。诊时见腹胀如鼓，隐隐作痛，极度疲乏，纳果，脚肿，尿少，便溏，舌质暗红，苔黄腻，脉弦。肝功能检查：麝浊18U，麝絮（＋＋＋＋），锌浊20U，脑絮（＋＋）、谷丙转氨酶160U/L，甲胎球蛋白甲胎球蛋白（＋）。CT、B超均证实肝内肿物如乒乓球大，肝硬化腹水。本病确诊无疑。

处方：柴胡、延胡各10克，白芍、川萆薢、郁金各12克，枳壳6克，土茯苓、丹参各15克，半枝莲20克，水3碗，煎成1碗，分次服用。

拟片仔癀每次半粒，1天2次；花旗参10克炖服，另切薄片频频含服。尿少腹胀时辅以西药利尿剂。另以土茯苓炖金钱龟，间断服食。

经治疗月余病情稳定，腹胀消除，眼黄已退，纳增，精神转佳，由于返期已到，嘱回新加坡按上法继续治疗。1988 年 10 月 4 日患者又回国观光旅游，顺路前来复诊，B 超检查未发现肝内肿物，肝功检查除甲胎球蛋白（＋）外，其余转正常，患者异常高兴。后家属告之，由于患者恢复后心情高兴多次往日本、西欧等处旅游，劳累太过，且饮食未加注意，于 1990 年 4 月病情复发，腹胀、呕吐，最后痔疮大出血合并肝昏迷而亡。存活近 3 年。[12]

案十五　原发性肝癌

关××，男，58 岁。1985 年 10 月因上腹部出现包伴疼痛 110 多天，体重下降约 5 千克。在医院 ECT 及 B 超检查发现肝内占位病变（8×7×7 立方厘米），因靠近肝门不能手术转由中医按肝癌基本方治疗。

处方：

（1）七叶一枝花、白芍、大蓟根各 30 克，炮南星、酥制水半夏各 6 克，盐蛇（守宫）4 条（约 5 克），川蜈蚣 3 条（约 5 克），全蝎 5 克，甘草 10 克，鲜石猪肝（蕨类又名山马甲）31 克（切细），亦可加服鳖甲煎丸。

（2）鲜苏和铁叶一块，洗净剪碎，8 碗水浓煎成 2 碗，分数次饮用。加减：如肿瘤疼痛较剧加西黄丸 2 小瓶，与云南白药 1/4 瓶，加大蜈蚣、全蝎、盐蛇等用量；高热加石膏、连翘、黄芩、一枝黄花、九节茶等。

患者经上方治疗 2 个月后好转，肿块缩小，自觉无不适。遂改用六君子汤加味，方中人参用吉林参，加柿蒂 6 克，白芍、麦芽各 30 克及少量辨病抗癌药和小金丹以加强身体抵抗力，同时补充营养，可延长缓解期。治疗后食欲增加，体重恢复再改为隔日1剂，直至3日1剂，缓解2年10个月。

1988年7月患者上腹包块又开始增大，腹泻日4~10次/日，无里急后重，无脓血，无发热，纳尚好，体重又下降约5千克。于10月17日入院体检：发育营养中等，巩膜轻度感染。浅层淋巴结不大，心肺无异常。腹壁静脉无曲张，肝上异第4肋间、肋下2厘米，剑突下12厘米，质硬、缘钝、表面粗糙，脾未触及，有移动性浊音，上肢无浮肿。实验室检查：红细胞4.0×10^{12}/L，白细胞8×10^9/L，中性粒细胞60%，淋巴细胞38%。尿粪无异常。总胆红素2.6847μmol/L，直接胆红素10.773μmol/L，谷丙氨转酶、麝香草酚浊度，硫酸锌浊度、癌胚抗原均无异常。白蛋白/球蛋白3.8/4.0，γ-谷氨酰转肽酶332.8U/L，HEsAg阳性，HBeAg阴性，抗-HBe阳性，抗-HBc阴性，甲胎球蛋白>50μg/L，腹水为漏出液，未见癌细胞，胸片心肺未见异常。同位素电脑断层扫描（ECT，1985年10月）肝显影清晰，体积增大，形态失长，qqmTc（锝）分布不匀，肝叶间上极一大片放射性稀疏残缺区（8×7平方厘米），意见为肝左、右间上方占位性病变，同年12月B超提示肝癌。

住院经过：入院后仍间有腹泻，第5天突然上消化道大出血，冰盐水洗胃及先后输血3100mL，止血2天后再次大出血，于1月31日死亡。[13]

案十六　原发性巨块型肝癌

黄××，男，36岁。湖南籍。患者因进行性消瘦，乏力、纳差1月，于1988年11月入院，经CT检查结果：原发性巨块型肝癌，径17×19平方厘米，甲胎球蛋白>20000U/L，肝功损害，即行肝动脉插管化疗，注射阿霉素60毫克，丝裂霉素12毫克，碘油20毫升，外加明胶海绵栓填肝动脉，插管后次日出现高热（体温 39℃~40℃）、畏寒、纳呆、呕吐、吐出胃内容物，烦渴，右胁剧痛，舌暗红、苔薄黄，脉弦大，辨证：症瘕，肝郁血瘀，实热。治宜疏肝、祛瘀、解热，用小柴胡汤加减。

处方：柴胡、法半夏、黄芩、延胡、川楝子各 12 克，党参 9 克，绵茵陈 15 克，石膏（先煎）40 克，田三七（冲）3 克，蛇舌草 30 克，甘草 6 克，日 1 剂。药后 5 天，热退至 38℃以下，胃纳增，呕吐止，舌质暗红、苔薄白，脉弦。守方夫石膏，加苡仁 30 克。3 剂后，热退，改用香砂六君子汤加绵茵陈、蛇舌草、田七末，善后调理。

从 1988 年 11 月~1989 年 3 月，先后行 4 次肝动脉插管化疗，除用西药对症处理、支持疗法外，一直坚持服中药，1991 年 5 月患者甲胎球蛋白<20000U/L，肝功能正常。CT 意见：原发性肝右叶癌灶缩小为 3×4 平方厘米，高密度碘油沉积区，考虑为坏死物与碘油残留。患者体重比发病前增加 10kg，于 1990 年底已恢复工作，定期到医院复查追踪。[14]

案十七 原发性肝癌伴胃转移

马×，男，63 岁，1985 年 11 月 28 日初诊。有肝炎史，近三四月来自觉全身乏力，胃纳减退，面容消瘦，肝区隐痛。9 月中旬经当地医院生化、B 超检查，拟诊为肝癌；后在上一级医院进一步检查，确诊为肝癌晚期。无特殊治疗，动员回家。

初诊：消瘦面憔，四肢乏力，近月来每日仅进稀粥几匙，靠输入葡萄糖液维持。言语低微，右腹部膨隆、疼痛，触之尤甚，大便干结，小便不多。当天 B 超报告见肝脏形态失常，右叶切面大小约 15.8 厘米，左叶厚 8.3 厘米，肝左叶可见切面大小约 9.3×6.2 平方厘米实质性团块，内回声强弱不均，部分液化；近十二指肠部可见切面大小约 4.2×

4.8 平方厘米肿块回声，内呈强回声，有包膜。诊断为肝左叶实质性占位病变，胃实质性占位病变。此与之前的 B 超报告比较，肿块已涉及胃，症情恶化迅速。切其脉细弱无力，察其舌尖红无苔、根腻而厚。予解毒抗癌、破癥消积、扶正益气。

处方：生鳖甲、生牡蛎、白花蛇舌草、半枝莲各 30 克，黄芪、丹参各 35 克，地鳖虫 15 克，三棱、生鸡内金各 10 克，干蟾皮 20 克，生甘草 6 克。

同时，配合新鲜蟾皮外贴局部（其法是：活蟾 1 只剥皮，将皮面贴敷癌肿患处，外以纱布包住。一般 2～3 小时即干，干后调换鲜皮，昼夜不停。如局部皮肤红肿起疹，停贴数天）。

患者服 5 剂后，泻下黑色粪便，腹膨疼痛已减，然胃脘不舒，纳食仍呆，全身乏力，不能起坐，连续服 5 剂，仍配合外贴蟾皮，前症渐减。此后依原方内服为主，酌作加减。2 个月后，腹平，右肋痛止，能进米饭。至 1987 年已能参加轻便劳动。随访经年，健康无虞。[16]

案十八　多发性肝癌

刘××，女，25 岁，洪都拉斯华侨。1989 年 2 月 11 日入院。患者去年 10 月起见肝区胀痛不适，呈阵发性加剧，伴呕吐、消瘦。曾在当地作 CT 等检查诊为多发性肝癌，并于 12 月行肿瘤切除术，但因开腹后见病灶广泛，且与腹主动脉黏连，难以手术而中止。术后症状无明显改善，肝区疼痛呈刀割样，需常服止痛片，故回国寻求中医治疗。入院体查见形体消瘦。肝区叩击痛明显，肝大肋下 3 厘米，舌暗苔白，脉弦。实验室检查：TTT 8U，TFT（＋＋＋＋），ZnTT 18U，谷丙转氨酶正常，HAA 1:512，血液流变学提示高黏滞。B 超：肝右叶上下斜径 14.3 厘米，左叶大小 9.1×5.9 平方厘米，右后叶见一包块大小 8.9×9.2 平方厘米，边缘不整。西医诊断：①多发性肝癌；②乙型肝炎。中医诊断：

癥瘕，证属瘀血内结。

处方：服用大黄地鳖虫丸每次 8 克，1 日 3 次。并辅以养肝护肝的中西药。

服用 2 个多月后，肝区疼痛基本消失，停服止痛片。消瘦、乏力、呕吐等症状明显减轻，肝肋下未扪及。实验室：TFT（＋），ZnTT 14U，谷丙转氨酶正常，HAA 1:64。B 超：肝右叶上下斜径 12.7 厘米，右叶 10.0×5.1 平方厘米，包块缩小至 7.9×8.0 平方厘米，病情好转稳定后出院，1 月后回院复查，病情稳定带药回国。[16]

案十九　肝左叶癌

××，女，38 岁。1991 年 1 月 23 日就诊，患者因发现右上腹包块，伴食欲下降，右上腹隐痛不适而来院门诊。无肝炎和胆囊炎史。检查：一般情况尚可，在剑下偏右发现 1 个 11×6×6 立方厘米大小之包块，质硬，有轻度压痛，余无阳性体征，血、尿、大便常规正常。肝功正常，HBsAg（－）。患者曾先后在三个医院作 B 超检查，都在肝左叶内探及 10×6×5.5 立方厘米的团块图像，边缘欠清晰，呈分叶状，边界可见声晕，肝左叶内血管受挤推移；胆囊大小形态正常，皆诊断为肝左叶肝癌。

处方：黄芪 30 克，白术 20 克，黑故纸 15 克，当归 15 克，女贞子 15 克，熟地 30 克，丹参 20 克，山楂 20 克，莪术 15 克，建曲 30 克，赤芍 20 克，首乌 30 克。

西药静脉内注射 5－氟尿嘧啶，口服环磷酰胺、利血生、安定等。

治疗 20 天后病情明显改善。面色始华，精神也逐日好转，在剑突下偏右仅扪到 3×2×1.5 立方厘米大小的包块，压痛已消除。

西药改用肌注干扰素、卡提素、聚肌胞、转移因子。口服左旋咪唑、维生素 C、维生素 E、鱼肝油等。

中药以固本治癌方加减：老鹳草 30 克，蚤休 20 克，石菖蒲 8 克，黄芪 30 克，白术 20 克，黑故纸 15 克，女贞子 15 克，熟地 30 克，菌灵芝 20 克，山楂 20 克，赤芍 20 克，建曲 30 克。

续服 20 天后，患者先后到医院进行了反复的复查，结果都是肝内无明显占位病变。西药改用肌注胸腺肽，口服鱼肝油等。中药调整为：五加皮 10 克，黑故纸 15 克，女贞子 15 克，枸杞子 15 克，建曲 30 克，黄芪 30 克，当归 15 克，白花蛇舌草 30 克，仙鹤草 20 克，败酱草 20 克，茯苓 10 克，山楂 20 克。熟地 30 克。

患者续服 3 月后观察。在停药 1 个月、3 个月时，患者先后去医院复查，B 超检查结果：肝内未见明显占位病变。[17]

案二十　肝右叶癌术后复发

朱×，男，53 岁，职员。1984 年 7 月 31 日初诊：患者于 1984 年 5 月 25 日作肝右叶细胞性肝癌切除后曾作化疗，未及 1 月，出现腹水，白细胞下降，消瘦纳呆，食后作泛，小便色黄等症。脉细，苔薄质淡红。证属热毒未净，脾运乏力，气阴内耗。治拟健脾益气，清热养阴。

处方：太子参、生黄芪、白芍、人参鳖甲煎丸（包煎）各 12 克，牡蛎、白花蛇舌草各 30 克，石见穿、茵陈各 15 克，八月札、茯苓、猪苓各 9 克，炒鸡金 5 克。7 剂。

8 月 26 日二诊：近有低热，稍怕冷，咳嗽无痰，咽痛。7 月 23 日查肝功能谷丙转氨酶为 320U/L。8 月 2 日作 B 超亦有胸腹水。脉小弦带数，苔腻而干。内有热毒，外受时邪。治以养肝泄热，解毒祛邪。

处方：茵陈、白花蛇舌草各 30 克，黑山栀、制大黄、清水豆卷、淡竹叶各 9 克，桑白皮、茯苓皮、生薏仁、六一散（包煎）各 12 克，银花、连翘、杏仁各 10 克，干芦根 15 克，鲜荷叶 1 张。21 剂。

9 月 17 日三诊：有时腹胀，小便不多，睡眠不佳，大便先干后溏，今有流涕，咽痛且干，身重。脉细弦，苔薄白、舌胖。肝病传脾，脾湿内困，下焦泄化无力，兼受外邪。治拟养肝清热，解毒利尿。

处方：太子参、南沙参、米仁各12克，赤白芍、川楝子、制大黄、淡竹叶各9克，白花蛇舌草、牡蛎、茵陈各30克，茯苓皮、猪苓各10克，姜皮3克，生草6克。14剂。另荆银合剂（荆防败毒散、银翘散加减而成）200毫升，口服30毫升1次，每天3次。

10月5日四诊：低热、咽痛、流涕均除。肝区作胀，溲黄，苔薄、舌偏红、脉细。脾虚气弱，肝脾失调。治以健脾养肝，理气活血，佐入淡渗化湿利水之品。

处方：太子参、炙黄芪、炒谷麦芽、薏仁、漏芦、赤白芍、郁金、川楝子、当归各9克，白术、猪苓、茯苓、木香、陈皮各6克，牡蛎30克，丹参、蜀羊泉、海藻带、白花蛇舌草各12克，铁树叶10克，夏枯草15克。7剂。

10月12日五诊：腹胀尚存，小便量增，大便先干后溏，B超证实胸腹水消退。苔薄腻，舌质淡有裂纹，脉细弦。肝阴内耗，脾湿未清。再拟前方以巩固。若见便溏，加党参、山药、泽泻等；白细胞偏低，加鸡血藤、首乌等。

上药治疗2个半月，饮食见馨。小便通利，唯有腹胀，偶有便溏。经定期复查B超、甲胎球蛋白、肝功能、谷丙转氨酶等均为正常。治疗1年半后症状完全消除，但仍予中药长期服用，并从免疫功能和血液流变学等测试指标着手，进行微观辨证，调控治疗，使各项指标均恢复正常。治疗后，随访8年又8个月，健康无虞。[18]

案二十一 肝右叶癌

万××，男，60岁，干部。患者有乙型肝炎病史10年，1989年10月6日因发热、腹泻、呕吐、谷丙转氨酶升高而入院治疗。10月12日

B 超检查报告：肝包膜欠光整，肝区光点密集，分布欠均匀，肝右后叶见 8.9×9.0 平方厘米实质不均质肿块，提示肝内占位性病变。10 月 17 日行 CT 检查报告：肝右叶后段有一约 12×11×10 立方厘米大小圆形低密度影，境界较清晰，诊断：肝右叶癌。10 月 23 日患者要求外贴法治疗。患者肝区胀痛，右胁膨隆、饱满，触痛明显，舌紫暗、苔花剥，脉弦紧。证属痰凝瘀滞。

处方：山慈姑 5 克，蓬莪术 3 克，雄黄 0.5 克，地鳖虫，参三七 3 克。大黄 5 克，蟾酥 0.1 克，月石 3 克，大戟 3 克，冰片 5 克，麝香 0.3 克，大贝母 2 克，胆星 2 克，乳香 2 克，没药 2 克，黑膏药肉 50 克。

此方不能内服，必须制成膏药，外用。配制方法：首先将所用的中药打成细末，然后把药末和匀，调入已溶化的黑膏药内，匀摊在无毒塑料薄膜上，厚约 0.5 厘米左右，每张膏药的规格为 25×15 平方厘米大小。嘱患者在右侧前后胁围处外敷膏药 2 张，5 天换膏药 1 次。1 个月后复诊。

复诊时患者诉上腹胀痛已减轻，胃纳增加，不再发热。又继续外敷 1 月后，患者精神、食欲转佳，体重由 55 千克增至 60 千克，能在室外活动。连续外贴 6 个月后，诸症消失。1990 年 5 月 19 日，B 超提示：肝脏大小正常，形态规则，内部光点分布均匀。患者已能从事较轻工作。[19]

案二十二　原发性肝癌晚期

王×，男，48 岁，于 1984 年 3 月 2 日入院。患者两月前无明显诱因出现右上腹胀痛，食欲减退，日渐消瘦，偶有发冷发热，时有稀便，但无脓血便。经服中西药物保肝治疗不效而入院。既往无传染病史，体温 37.5℃，脉搏 85 次/分，呼吸 20 次/分，血压 17/12kPa，轻度贫血貌，神志清，心肺无异常，腹部平坦、肝肋下 3 厘米，质中硬压痛，未扪及包块，腹部移动性浊音阴性。血常规：白细胞 9×10^9/L，红细胞 3.5×10^{12}/L，中性粒细胞 75%，淋巴细胞 25%，甲胎球蛋白阳性，HBsAg 阴性，尿便常规正常。B 超示：肝右叶可见 3×3.2 平方厘米较强回声团，界欠清楚。诊断：原发性肝癌。予中西医结合治疗 7 周，病情加重，出现血性腹水，肝脏可扪及 6×8 平方厘米肿块，质硬。双足部浮肿、腹水病检，查到癌细胞。因出现恶液质，又去医院诊断为原发性肝癌晚期，自动出院，后事已备，卧床无人扶助、已不能自行翻动。

此时从民间得一偏方：用猫儿眼睛全草（鲜品约 500 克）切碎，白公鸭 1 只煮汤约 2000 毫升。频吃肉喝汤，约于 1 周内服完。初期宜少量，1 汤匙汤及 3~5 克鸭肉，2~3 周即适应，再渐适当加量服之，以保持 24 小时大便 2~3 次，无恶心呕吐为度。

患者服半月可下地活动，食欲增加，每日大便 3~4 次，稀臭并杂以少量烂肉样物。患者服至第六周可自行到门外散步，维持上述 1 周用量，连续服用 8 个月症状渐消失，可参加一般性体力劳动。患者又坚持服药 4 个月，一切症状消失。复查肝脏 B 超检查无异常，腹部无液性暗区。患者停药后 7 年，一切正常，且能参加体力劳动。

注：该患者所用猫儿眼睛全草为泽漆的全草。又称泽漆、五风草等。除新疆、西藏外，分布几遍全国，性味辛、凉，有小毒，其主要成分为泽漆皂甙及脂肪油等。临床常用于治疗水气肿满、痰饮喘咳、瘰疬、骨髓炎等，其煎汁对金葡菌、绿脓杆菌及伤寒杆菌有抑制作用。也有人称用于治疗食道癌、胃癌、淋巴肉瘤等。泽漆有小毒，孕妇忌服。泽漆脂肪油有峻泻作用，初服宜从小量开始，每日干品为 3~6 克，体虚病重者尤为注意。一般服药 2~3 周即适应，以保持每日大便 2~3 次为度。因临床观察病例较少，其治疗肝癌的作用机理有待研究。[20]

案二十三 原发性肝癌

高××，男，58岁。1979年3月15日初诊。患者于2月前发现右上腹有肿块，经诊断为肝癌。症状：右胁疼，腹胀满，纳呆，疲倦无力。面色黄，目白睛黄，舌质绛苔白。脉弦而略数。检查：肝大胁下10厘米，剑突下5厘米，质硬不平。血检：甲胎球蛋白（＋），转肽酶700U，血小板45×10^9/L。肝功：浓碘（＋＋），麝浊18U，锌浊24U，谷丙转氨酶10-84U/L，黄疸指数342μmol/L。超声波：肝区呈丛状波，提示为肝癌。

察其人平素性情急躁，易动肝火，气失条达，经络不疏。络脉瘀闭，故症现胁痛积块；肝胆相表里，胆火郁滞，故出现面目与身微黄；肝气乘脾，脾失运化，故出现纳呆，腹胀满。肢体倦怠不欲动。脉弦主肝，数为有热。脉证合参，乃肝郁及胆脾所致。诊断为积聚。治宜：舒肝利胆理脾，佐以清热化瘀消导。

处方：

（1）佛手20克，郁金20克，茵陈蒿50克，生薏仁50克，半枝莲50克，当归20克，丹参40克，大青叶30克，鸡内金30克，甘草15克。

（2）康复丸（马齿苋浓缩为丸10克重）每服1丸，日3次。

（3）马齿苋注射液4毫升肌注，每日1次。

（4）独角莲根，剥去外层薄皮，捣烂，敷肝肿块处，每天换药1次。

4月10日复诊，右胁有时疼痛，胃纳见增。查肝大右胁下7厘米，剑突下3厘米质硬。患者仍按前法治疗观察，5月4日复诊，右胁有时微疼，胀闷亦减，但敷独角莲处有破溃流水。查肝大右胁下2.5厘米，剑突下3厘米，较前有明显缩小。血检：甲胎球蛋白（－），谷氨酸转肽酶 279U，谷丙转氨酶 40U/L 以下。继服前药，停敷独角莲。6 月 21 日复诊，右胁疼止，胃纳转佳。查肝大右胁下 3 厘米，剑突下未触及。脉弦细已不数。8 月 2 日复诊；诸证明显好转，右胁不痛，腹不胀。查肝脏，均转正常范围。甲胎球蛋白（－），转肽酶 49 单位。9 月 19 日复诊，病情转好，无明显症状。停服汤药及马齿苋注射液，康复丸与强肝丸交替服，日 3 次。

1980 年 4 月 24 日复诊，有时右胁微痛，腹微胀。查肝大右胁下 1 厘米质稍硬。血检：甲胎球蛋白（－），转肽酶 102 单位。肝功、谷丙转氨酶均在正常范围。超声波为较密微小波。继用前药观察。10 月 31 日复诊：肝未触及。一切化验检查均在正常范围，停药观察。1982 年 6 月 2 日复查，肝未触及，身体较健，一切化验检查均正常。1983 年 11 月随访仍存活。[21]

案二十四　原发性肝癌硬化型 Ⅱ 期

霍××，男，51 岁。患者于 12 年前因胃纳减退，乏力，肝功能损害，诊断为急性迁延性肝炎。虽经治疗，病情反复，后发展为肝硬化。8 年前因肿瘤普查，发现血清甲胎球蛋白血凝法 1:100 ~ 1:1000。后在某肿瘤医院进一步检查，拟诊为原发性肝癌，准备手术探查；因对手术有顾虑转用中医中药治疗。每隔 3 ~ 4 周复查甲胎球蛋白，血凝法介于 1:200 ~ 1000，继之对流免疫电泳法（＋）。因纳差、口苦，尿赤 2 月余而入院。

检查：面色晦暗，面颊部毛细血管扩张，肝掌（＋），巩膜无黄疸，心肺未见异常，肝肋下 1 厘米，质中，剑突下未触及，脾肋下触及，质硬，睾丸及副睾丸无异常。肝功能正常。入院 3 周检测甲胎球蛋白 3 次，血凝法 1:800 ~ 1:1000，对流免疫电泳法（＋），火箭电泳法 > 1000μg/mL。同位素肝扫描，显示脏体积缩小，诊断：原发性肝癌、硬化型Ⅱ期。

治疗经过：症见纳差、口苦尿赤，舌苔黄腻，质淡红而暗，肝掌、面颊部毛细血管扩张，脾大而硬，为热毒夹湿瘀证。予清热解毒、化湿活血法。

处方：七叶一枝花30克，半枝莲15克，赤白芍各10克，白花蛇舌草30克，龙葵30克，茵陈10克，三棱10克，莪术10克，当归10克，丹参10克，郁金10克。

1周后食增，口苦尿赤消失。1月后脾脏回缩，肋下未触及，但甲胎球蛋白检测仍未见好转，住院86天康复后出院。门诊继续治疗除见舌苔黄或黄腻外，无自觉不适，纳佳，仍以前方出入。治后8个月，为了加强抗癌，加用自制中草药抗癌。

处方：夏枯草，白花蛇舌草、半枝莲、七叶一枝花、丹参、血见愁各等量，每支2毫升，含生药4克。

每日阳陵泉穴注入1毫升，共1月，体力转佳，状如常人，乃于治后1年半复工，不感疲劳。[23]

案二十五　原发性肝癌

吴××，男，47岁，农民。1986年9月17日初诊。患者因上腹部疼痛不适数月，于1986年8月28日在医院作胃镜检查，诊断为：胃溃疡（活动期）。又于9月13日作肝胆B超检查，发现：肝内光点分布不均，右叶可见9.9×9.6平方厘米增强回声区，胆囊右侧还见一直径1.6厘米低回声区，胆囊未见异常。提示：肝内实质性占位。血沉82mm/h；甲胎球蛋白阳性；γ-谷氯酰转肽酶92.2单位。诊断为原发性肝癌，即求诊中医。症见：面色萎黄，形体消瘦，神疲乏力，右上腹部胀痛，纳差，舌质淡、苔薄，脉弦细。系肝郁气滞，痰瘀互结所致，治拟疏肝解郁，化瘀散结，佐以解毒抗癌。

　　处方：柴胡、生白芍、炒白术、茯苓、当归、姜半夏、陈皮、鸡内金各 10 克，丹参 24 克，仙鹤草、白英、半枝莲各 30 克清炙草 6 克。

　　在药物治疗同时，医生鼓励患者树立战胜疾病的信心，积极配合治疗。上方加减服用 70 余剂，患者自觉症状明显改善，唯常感肢倦乏力，此瘀毒内滞以致肝肾渐亏，正气耗损，治拟滋养肝肾，佐以解毒化瘀。

　　处方：当归、杭白芍、茯苓、山萸肉、泽泻、丹皮、广郁金各 10 克，生地、杞子、旱莲草、怀山药各 15 克，仙鹤草、白英、半边莲、半枝莲各 30 克。

　　加减续服 2 月余，于 1987 年 2 月 7 日作 B 超复查提示：肝未见占位性病变。血常规：白细胞 3×10^9/L，中性粒细胞 58%，淋巴细胞 42%，血红蛋白 104g/L，血小板 78×10^9/L。患者情况良好，精神渐佳，右胁胀痛消失，纳增，时感头晕乏力、目糊，为巩固疗效，续以滋养肝肾为主，用归芍六味饮加杞子、制玉竹、制黄精、旱莲草、党参、白术，并配服消瘀益肝片。1987 年 3 月 2 日再次 B 超复查：肝未见异常。1987 年 6 月 17 日检查甲胎球蛋白为阴性，γ - 谷氨酰转肽酶 82U/L。随访 7 年，患者情况良好，能参加劳动。[23]

案二十六　肝右叶原发性肝癌

　　陈××，男，46 岁，教员。1981 年 12 月 18 日入院。患者肝区阵发性隐痛 7 月。1981 年 10 月在天津人民医院检查谷丙转氨酶 420 U/L，甲胎球蛋白阳性，肝扫描提示肝右叶占位病变，诊断为原发性肝癌。入院时检查：消瘦、面色晦暗、巩膜黄染、肝右肋下 5 厘米、压痛，脾肋下可及、腹水征阴性、两下肢轻度浮肿、黄疸指数 136.8μmol/L、胆红素 7mg/L、谷丙转氨酶 414U/L，TTT（－）、TFT（－）、HBsAB（－）、甲胎球蛋白对流免疫电泳阳性。B 超、肝扫描均提示肝右叶占位性病变。诊断：原发性肝癌。西医以尿素及喃氟啶治疗，因恶心、呕吐自行停药而求治中医。脉弦、舌苔薄白。属肝脾不和，气血凝带。法当疏肝健脾、活血化瘀、投以逍遥散加减：柴胡、陈皮、三棱、苍术、红花各10克，白术12克，茯苓、白芍各15克，莪术18克，丹参、郁金各20克，甘草3克。以上方为基本方。随症加减，莪术逐加至70克，日1剂。

并配服抗癌1号（主要由蟾酥等药组成），每次半瓶，日2次，药后病情逐渐改善，食欲增加，体重由76.5千克增至69千克，肝由右肋下5厘米回缩至1.5厘米，肝功正常，甲胎球蛋白由阳转阴，共住院129天，服中药110余剂于1982年4月25日好转出院。出院后患者一直坚持服药。1984年4月9日复查，一般情况好、食欲佳，唯肝区仍阵阵疼痛，肝右肋下2厘米、质中等、腹水征（－）、谷丙转氨酶207 U/L、TTT（－）、TFT（－），黄疸指数102.6μmol/L，胆红素8mg/L，甲胎球蛋白<25μg/L，B超：肝右叶占位性病变，但肿块较前缩小，肝扫描右叶膈顶部放射性稀疏区无明显变化。原方加半枝莲、白花蛇舌草续服，日1剂，此后患者身体健康状况感觉良好。自明确诊断之日起，已存活五年。[24]

案二十七　原发性肝癌

周××，女，49岁。1978年4月15日初诊。患者于1978年4月13日由医院确诊为肝癌。经用西药治疗无效果。刻诊：面色晦、形体消瘦、巩膜黄染、畏寒发热、大便燥结、小便黄红，饮食难下，脉弦数，两关沉涩。舌红紫，苔黄腻。检查：肝区可触及凹凸不平的包块，疼痛拒按。证因忧患多怒，气机不舒、血行不畅，湿热结滞于肝胆、毒邪热蕴、灼烁肝脏，日久邪毒湿浊凝聚成肿块。治宜舒肝解郁、活血化瘀、行气消胀，软硬散结。用逍遥散合舒肝散化裁。

处方：当归、夏枯草、焦楂、半枝莲、郁李仁、金钱草各30克，赤芍、海藻、昆布、鳖甲各 15 克，软柴胡、玄胡各 6 克，牡蛎 60 克。青皮 9 克。

服 2 剂后，肝区疼痛大减，寒热交作停止，并能食稀饭。根据病情继用此方加减，同时服用丸药。

处方：鳖甲、甲珠、当归、云苓、牡蛎、焦栀子、瓦楞子，丹参各 30 克、焦楂、金钱草、白花蛇舌草各 60 克，木瓜 31 克。以上药物打细末，蜜为丸，每日 3 次，每服 6 克，开水送服。感冒停服。

患者治疗 7 个月后，肝区包块及疼痛完全消失，食欲大增，体重增加。并于 1978 年 9 月 20 日和 1978 年 12 月 5 日两次到医院经放射性同位素扫描复查，结论是："肝脏左叶稍大，图像轮廓清晰，放射性集点分布均匀，未见占位性病变"。随访观察 7 年未见复发。[25]

案二十八　原发性肝癌硬化型 II 期

刘××，男，58 岁。患者纳差乏力，上腹胀气加重 2 年。1982 年 4 月出现上腹隐痛，并摸到有一硬块。经医院 B 超、肝扫描等检查，诊断为肝癌。同年 5 月 26 日行剖腹术，术中发现肝右叶增大，在肋下 3 厘米，结节状硬块；左叶背侧靠近腔静脉及大血管，并紧密黏连，有 $102 \times 102 \times 8$ 立方毫米小包块与周围不易分离，极易出血。腹腔、肝门黏连，肝静脉不易显露，食管下静脉曲张。经针吸活检，由大网膜静脉注入 5 - 氟尿嘧啶 250 毫克后，即关腹（肿痛未切除）。病理诊断：原发性肝细胞癌。术后创口一期愈合即出院。6 月 14 日入院。症见：形体虚弱，情绪悲观，舌苔薄白，舌质青紫，脉象细弱。腹部隆起，肝右肋下 3.5 厘米，剑突下 10 厘米，质硬、边钝。B 超示：肝右叶最大斜径 170 毫米，上界第 6 肋间，肝下长 53 毫米，厚 95 毫米，剑下长 56 毫米，肝区静脉显示：走向紊乱，肝区光点分布不均匀，于左叶下向及右叶后下方分别见 78×77 平方毫米及 74×59 平方毫米包块型实质性音区，其边缘不光整，与肝脏光点界限不清。印象：肝巨块型实质性占位病变。甲胎球蛋白 1:1000，临床诊断为原发性肝细胞癌，硬化型Ⅱ期。

治疗：①定期化疗：用 5 - 氟尿嘧啶 250 毫克，静滴，1 周 2 次，总量 8 克。而后，在门诊随访中作间断化疗，又用 6.5 克，先后总共用 145 克。②中药：化疗期间，以益气养阴为主。

处方：党参、生地、天冬、麦冬、杞子、白芍、白术各 9 克，炙甘草 6 克，炙黄芪、天花粉、鸡血藤膏各 15 克，五味子 5 克，木香 6 克。

化疗暂停与结束期间，以活血化瘀、软坚散结为主。

处方：莪术、丹参、生山楂、石燕、八月札、瓦楞子、生米仁各 30 克，全当归、广郁金、生香附、炮山甲各 12 克，炙鳖甲 21 克，赤白芍各 15 克。

患者全身状况日渐好转，肝巨块逐渐缩退。1 年后，B 超复查证实：肝右叶最大斜径 135 毫米，上界第 5 肋间，肋下、剑下未见占位性病变，肝区静脉显示清晰，肝区光点分布稀疏、均匀，未见实质性暗区或光团。甲胎球蛋白复查已转为阴性。此后，患者恢复良好，每餐 4 ~ 5 两饭，体重已增加 20 斤，可以从事一般体力劳动。随访 3 年无虞。[26]

案二十九　原发性肝癌硬化型Ⅳ期

王×，女，56 岁，农民。1984 年 2 月 23 日入院就诊。患者右上腹部胀痛，胃纳锐减已 70 天。近日腹胀痛加剧，疲倦乏力，大便秘结。自摸右上腹部有肿块，无畏寒，发热。既往无肝炎病史，无结核病史，无慢性腹泻史。检查：急性病容，消瘦，皮肤及巩膜无黄染，舌质紫，苔黄，脉弦数。左锁骨上窝淋巴结可触及黄豆大、质硬、心肺无异常，右上腹部膨隆，肝上界第四五肋间，下界肋下 7 厘米，剑突下 12 厘米，质硬，边缘不齐，左叶表面可触及结节，触痛，脾未能触及，腹部无移动性浊音，双下肢无凹陷性浮肿，谷丙转氨酶 86U/L（赖氏法），甲胎球蛋白阳性（对流免疫电泳法），碱性磷酸酶 44.3U/L（金氏法），肝脏 A 型超声波检查可见迟钝波上升，左肝下可见束状波，占位性病变。B 型超声波、肝扫描检测均提示肝占位性病变。诊断：原发性晚期肝癌，硬化型、Ⅳ 期，属气滞血瘀兼热毒证候。治宜活血化瘀、清热解毒。

处方：三棱、莪术、当归、赤芍、丹参、郁金、紫草根、白毛藤、蒲公英各 10 克，鳖甲、猪苓各 12 克，大黄 9 克，半枝莲 15 克，白花蛇舌草 20 克。水煎服。

患者连服 7 剂后，精神好转，腹胀痛减轻。

二诊照上方加谷麦芽、建曲各 10 克，连服 1 个月。复诊右上腹部胀痛基本消失，食欲正常，二便通畅，肝脏缩小 3.5 厘米，甲胎球蛋白转阴性，碱性磷酸酶 23U/L，随症照上方加减连服 4 个疗程。随访至 1985 年 12 月仍存活，体重增加 4 千克，能做一般家务。[27]

案三十　原发性肝癌

战××，男，64 岁，干部。患者 1991 年 5 月自觉右肋下隐痛不适，伴口干而苦，小便色黄，体检时发现原发性肝癌。经医院 CT 示：肝左叶 6.93×12.37 平方厘米大小低密度肿块影，胰腺、腹腔内及腹膜后未见肿大淋巴结影。因肿块较大，不宜手术，患者于 1991 年 6 月求诊中医。患者面色㿠白，神气委顿，右肋下隐痛，并可扪及肿块、压之痛、质硬、推之不移，食欲减退，口干苦，小便黄，舌中根微黄腻，脉弦滑。此属脾胃虚弱，湿浊久蕴，血络瘀滞，治宜补脾益气，燥湿泄浊，逐瘀消症。

处方：东北白参 10 克（另服），生白术 10 克，川连 6 克，干姜 6 克，天花粉 30 克，瓜蒌皮 30 克，地肤子 30 克，丹皮 30 克，生川军 5 克，制香附 10 克，每日 1 剂。

连服 7 剂，药后食欲好转，口苦亦轻，右肋下痛不著，尚口干，前方加天冬 30 克续服。以后随症加减，服药 1 年，全身情况良好，面色红润，食欲佳，两便调，生活能完全自理。1991年10月曾作CT复查：原左叶原发性肝癌未见明显复发，肝右叶囊肿。[28]

案三十一 晚期肝癌

冯××，男，58岁，某公司干部。患者1983年2月18日初诊：因上腹包块2个月，伴腹胀纳差，胃脘饱满，肝区作痛，小便短赤，口干鼻衄。同年元月初经医院肝同位素扫描提示：肝内巨大占位病变，腹水（＋＋），甲胎球蛋白750U/L，诊断为"晚期肝癌"。口服喃氟啶2瓶（既往无肝病史）。病情日渐加重。患者一般情况欠佳，颜面灰暗，形体消瘦，神疲乏力，呃逆嗳气，肝大肋下10厘米，剑突下14厘米，质硬，腹水，双下肢凹陷性浮肿，脉弦数滑。舌苔黄腻。中医辨证：气滞不行，瘀血内阻，肝病及脾，运化失司，水湿内停蕴结成块，脉弦数滑为湿热之象，苔黄腻为湿热内蕴，正虚邪实。治则：化瘀降逆，健脾利湿，益气养血佐以解毒抗癌。

处方：生赭石15克，太子参15克，麦门冬15克，生山药12克，八月札10克，丹参15克，杭白芍10克，猪苓片30克，龙葵30克，蒲公英15克，白茅根30克，白术10克，生鳖甲15克，仙灵脾10克，三七粉（分冲）3克。

脾肾冲剂1袋，每日2次汤药内冲服。

二诊：上方进药14剂，自觉腹胀减轻，鼻衄减少，周身皮肤瘙痒。前方加白癣皮15克，大枣5枚、枯草15克。续诊15次，共服药204剂。

16诊：下肢浮肿消退，尿量增多，精神好转，腹胀减轻。肝大肋下8厘米，剑突下10厘米，腹水（＋），寝差，有时鼻衄，脉弦细，苔黄，复查甲胎球蛋白140U/L。方①加磁石15克，远志10克，枣仁15克，续诊34次，服药共408剂。

50诊：自觉症状明显改善，精神好，食欲佳，肝肿瘤缩小至肋下

4.5厘米，剑突下8厘米，脉弦细，舌黄，继续治疗。

服药468剂，病情日渐好转，精神情绪好，肝脏明显缩小至肋下3厘米，剑突下6厘米，二便调，复查B超提示：肝内未见明显占位病变，甲胎球蛋白37U/L，自确诊晚期肝癌到1994年3月随访止仍健在。[29]

案三十二 原发性肝癌伴胆结石

司××，男，28岁，农民。于1985年3月27日初诊。患者1984年发现右侧上腹部及肋下不舒，自认为是胃病，因不影响劳动，未曾治疗。后病情加重，有时胁痛难忍，去医院检查，诊断为肝癌、胆结石。患者原来服中药治疗。就诊时痛苦病容，面色㿠白，全身浮肿，活动受限，精神不振，懒言嗜卧，腹部坚硬，腹大如抱瓮。肝区压痛，肝脾触及不理想，心肺未发现异常。同位素扫描：肝内占位性病变（左叶）。B超检查：①肝左叶占位性病变；②肝右叶胆管结石（0.6×0.7平方厘米）。上消化道造影胃外占位性病变多与胃小弯有黏连。尿淀粉酶470单位，血淀粉酶139单位。肝功正常。脉象弦细，舌苔薄，质暗红。综其脉证，属气虚血瘀，本当以益气活血法治之，但患者近来不欲饮食，嗜卧懒言等脾胃气衰症状严重，暂用香砂六君子，大补中州之气。

处方：党参25克，白术10克，茯苓30克，陈皮10克，制半夏10克，木香10克，砂仁10克，制香附15克，甘草3克，水煎内服。

患者服6剂后精神好转，饮食增加，浮肿减轻，能自主活动。但肝区疼痛不减，此乃淤血未散，血络不通之故，改用益气活血，散淤止痛之法，以攻补兼施取效。

处方：黄芪30克，全当归15克，白芍25克，党参18克，白术（土炒）10克，茯苓30克，制香附15克，三棱10克，莪术10克，白花蛇舌草30克，半枝莲30克，元胡10克，三七粉2克（冲服）。水煎内服。

24 剂后胁痛大减，浮肿消退。照上方继服 30 剂后，临床症状消失，已如常人。于 6 月 14 日自己骑单车到医院就诊，未感疲劳。患者除饮食过量稍有胃胀满，其他无任何不适，因经济条件所限，不愿再服药治疗。

1986 年 9 月随访，患者于 1985 年 6 月已开始参加体力劳动，无不适感觉。同年 9 月 22 日去医院复查，检查结果：肝未见占位性病变。作 B 超：肝右叶胆管小结石。随访 3 年，每日参加体力劳动，身体无不适，一如常人。[30]

案三十三　原发性肝癌并肝硬化

陈××，男，54 岁，干部。患者于 1970 年底起有右上腹隐痛不适感，每遇劳累后加重，当时未予重视。1974 年 1 月，医生发现其有"肝掌"。查肝功能，提示锌、麝浊偏高，拟诊为"早期肝硬化"。因当时除右上腹稍有压痛不适外，无明显食欲减退、乏力等症状，仍未引起重视。同年 9 月，因肝区压痛明显，伴头昏乏力，食欲减退，鼻衄。复查肝功：麝浊 7U，锌浊 14U，谷丙转氨酶 62U/L，白蛋白/球蛋白 3.94/3.19。先后在两家医院各住院三月，以中西药物治疗，一度有所好转。1977 年 9 月因劳累以致病情反复，在本院作 B 超，示前 1/3 段较密中小波，并有轻度腹水。住院一月，经应用保肝、利尿药物，腹水消退，回家休息治疗。1979 年发现口渴多尿，查空腹血糖 119 毫克，尿糖（＋＋＋），诊断为续发性糖尿病。以长效胰岛素 8 单位，每晨肌注。1981 年 3 月患者因肝区疼痛加剧，腹胀纳减，牙龈出血，在医院查甲胎球蛋白 1:1000，立即送医院就治。作肝扫描检查，示较密微小波；胆管造影，多次试插失败（胆管下有梗阻感）；胰管、肝动脉造影及 B 超均未见异常。拟诊为：①慢性肝硬化，②继发性糖尿病，③肝癌。经中西药物治疗 184 天，胎甲球仍波动在 1:400～600 左右。分别在 1981 年 9 月、11 月，因肝区剧烈疼痛，出现黄疸并进行性加深，复查肝功能：黄疸指数 1624.5μmol/L，麝浊 12U，锌浊 14U，谷丙转氨酶 92U/L，尿三胆、尿胆原阴性，胆红素阳性。曾 2 次送医院复查 B 超，发现在肝左尾状叶有一 3.5×4.2 平方厘米大小之肿块，再次诊断为阻塞性黄疸、肝癌，慢性肝硬化活动期，糖尿病。经用茵栀黄、庆大霉素、654－2、杜冷丁、中药等镇痛、消炎、利胆，黄疸消退，症情稳定。于 1982 年 4 月第 4 次送医院准备手术切除。结果打开腹腔，发现肝左尾状叶有 5×5.5 平方厘米肿块，组织切片检查为肝细胞性癌，分化程度"中等"。因重度肝硬化，肿块已侵犯肝门部，未能手术切除。于 5 月 26 日继续治疗（在此以前，未作抗癌治疗）。

患者入院时，面色灰滞，可见毛细血管充血，肝掌明显。右锁骨上窝扪及绿豆大淋巴结数枚；肝肋下 1.5 厘米，质硬，表面不光滑，压痛明显；腹软，中上腹可见 12 厘米长疤痕。肝功检查：麝浊 12U，锌浊 16U，谷丙转氨酶 56U/L，白/球蛋白倒置 3.2/3.8，黄疸指数 171μmol/L。内科治疗：复方氟尿嘧啶 1 片，1 日 3 次（实际用药不到一月），配合应用如肝泰乐、复 B、利血生、鲨肝醇等保肝和升白细胞的药物。主要以中药治疗。

处方：

（1）黄芪 30 克，茯苓、生熟苡仁各 24 克，淮山药 12 克，陈皮 6 克，佛手 9 克，赤白芍（各）12 克，焦查曲（各）24 克，仙鹤草、蒲公英、车前草、炙鳖甲（先煎）各 30 克，蛇舌草 24 克。每日 1 剂，水煎服。

加减：口渴、苔少舌红加生地 30 克，沙参 15 克；气虚乏力加党参 20 克；肝区疼痛加石见穿 20 克，鸡血藤 30 克。

（2）人参鳖甲煎丸（镇江老存仁堂制），平均每日 7 粒，早晨空腹服（每斤约服 1 月）。

（3）铁树苡米粥：铁树叶 1 尺，苡米 50 克，大枣 10 枚，每日下午煮粥当点心食服。

患者共住院治疗 10 个月，临床症状基本消失。肝功：麝浊 6U，锌浊 11U，谷丙转氨酶 49U/L，白蛋白/球蛋白 3.85/2.57（基本正常）。1983 年 4 月 28 日复查 B 超，肿块阴影明显缩小，胎甲球 128。6 月 28 日再次复查 B 超，阴影消失，多次检查胎甲球均在正常范围。以后每 3 天服用基本方 1 剂，并坚持服用铁树苡米粥，患者于 1984 年 10 月正式上班，随访 4 年，情况良好。[31]

案三十四　原发性肝癌

徐×，男，75 岁，医生，椒江市人。于 1985 年 2 月，开始感四肢乏力，食欲减退，乃至厌食，尿黄便秘，肝区疼痛，就诊于医院。肝功能化验：黄疸指数 495.9μmol/L，碱性磷酸酶 20U，转氨酶 48U，甲胎球蛋白定量 140μg/L，"B 超"提示肝内占位性病变。又经医院 CT 扫描提示：内肝占位 33×35×38 立方毫米。会诊后诊断为原发性肝癌。于 1985 年 4 月求诊中医。当时患者面色黄染略带暗黄色，有数颗痴蛛痣，两手掌面潮红，消瘦呈恶病质，口苦纳呆，神疲，四肢乏力，尿黄便秘，舌质赤红，边有瘀斑，舌下静脉增粗呈紫瘀色，黄腻厚苔，脉弦细，肝区疼痛。肝肿大在右肋下 2.5 厘米，边缘不整齐，表面有结节。中医辨证为肝胆失疏，湿热蕴结，瘀血阻络，给予疏肝利胆、活血化瘀方药。

处方：柴胡 3 克，枳壳 10 克，赤芍 10 克，茵陈 25 克，当归 8 克。川楝子 10 克，元胡 10 克，红花 8 克，丹参 15 克，半枝莲 25 克，白花蛇舌草 25 克，米仁 30 克，神曲 10 克，川芎 10 克，每日 1 剂，共服 15 剂。

同时给蕲蛇治疗，服法：每条蛇重量 400 克至 1200 克左右，先将掌面大纱布塞进蛇的咽喉部，然后杀死此蛇，生吞蛇胆，再将蛇肉用适量大蒜炒后煮熟，分 1~3 次在 1 天内吃完。同时取出蛇口腔内纱布晾干存放，再把蛇头、皮、尾、内脏等一起烘干，连同含毒汁的纱布分四等份，隔1天水煎服1份。可以1周或2周服1条蛇。

患者2个月共服7条蕲蛇，食欲增进，一天能吃八两米饭、黄疸消退，小便转清，肝区疼痛消失，肝功能恢复正常。此后每年夏天用蕲蛇治疗。5年共服34条。于1989年3月复查，甲胎球蛋白＞400μg/L，"B超"提示肝区占位75×75平方毫米，其被称为是奇迹般带癌生存者。

按：原发性肝癌是癌症中恶性程度很高的一种，由于本病早期症状不典型和缺乏特异性，往往不易被发现，一旦确诊，其病势发展迅速，常在短期内恶化直至死亡。本文病例原发性肝癌治疗先后"B超"提示肝内占位病灶不仅存在，且有缓慢增大趋势，提示：蕲蛇治疗本病疗效似在提高患者自身抗病力、延缓癌细胞生长发展速度，延长生命时间。临床无副作用，诚可推广应用。[32]

参考文献

〔1〕王泽光等：中医药治疗原发性肝癌110例临床观察，《北京中医》1990：(5)：32～33

〔2〕吴玉生：中药治疗晚期原发性肝癌35例临床观察，《新中医》1991：(10)：21～23

〔3〕智焕杰：中医中药治疗Ⅰ期原发性肝癌1例报告，《中医药学报》1992：(3)：26

〔4〕汪希文：肝癌防治当扶正，《上海中医药杂志》1990：26～28

〔5〕汶明琦：原发性肝癌治验。《陕西中医》1991：(3)：123

〔6〕王晓等：活血化瘀为主治疗晚期原发性肝癌24例临床观察，《北京中医学院学报》1992：(3)：31～33

〔7〕马伯亭：60例原发性肝癌临床疗效观察，《中医药学报》1992：(5)：21～24

〔8〕潘澄濂：中医药治疗原发性肝癌举隅，《浙江中医杂志》1991：(4)：147

〔9〕潘宇栋：扶正养阴在原发性肝癌中的运用，《上海中医药杂志》

1991:(3):15

〔10〕巫君玉:中药配合动脉导管结扎治愈巨块型肝癌1例,《北京中医》1991:(2):48~49

〔11〕乔汇宗:肝癌术后腹膜转移存活1年半1例,《中医杂志》1992:(10):56

〔12〕钟嘉熙等:刘仕昌教授治疗肝癌经验简介,《新中医》1992:(2):15~16

〔13〕赵英恒:名老中医赵恩兢治疗恶性肿瘤经验,《新中医》1992:(2):14~15

〔14〕叶安娜等:小柴胡汤在肝癌介入治疗后的应用,《新中医》1992:(11):31~32

〔15〕吕志连:治疗肝癌一得,《浙江中医学院学报》1992:(1):21

〔16〕李颂华:大黄地鳖虫丸为主治疗肝癌1例,《内蒙古中医药》1991:(3):19

〔17〕李大海:中西医结合治疗癌症二则,《湖北中医杂志》1992:(5):44

〔18〕郭松云:健脾养阴消癥法治疗肝癌术后存活8年以上1例,《上海中医药杂志》1993:(6):15

〔19〕李慧刚等:外贴法治疗肝癌四例报告,《中医杂志》1992:(1):37~38

〔20〕李风山等:猫儿眼睛草治肝癌案一则,《吉林中医药》1992:(3):28

〔21〕孙宜麟:恶性肿瘤两例治验,《辽宁中医杂志》1984:(1):8

〔22〕林宗广:中医中药治疗原发性肝癌存活八年1例报告,《辽宁中医杂志》1984:(7):20

〔23〕徐文达:原发性肝癌诊治1例,《浙江中医杂志》1988:(4):200

〔24〕江玉文:治疗原发性肝癌2例观察,《四川中医》1987:(2):36

〔25〕林旭阳:治愈肝癌1例,《四川中医》1987:(2):38

〔26〕周志东等:治疗原发性肝细胞癌,《浙江中医杂志》1986:21 (11):517

〔27〕张克平:活血化瘀清热解毒治疗原发性晚期肝癌 7 例存活观 察,《福建中医药》1986;(3):10

〔28〕宋焱:屠揆先治疗恶性肿瘤验案简介,《中医杂志》1993:34 (10):588~589

〔29〕段风午:晚期肝癌四则,《黑龙江中医药》1987:(2)17~20

〔30〕赵国岑:益气活血法治愈肝癌 1 例,《河南中医》1988:(1):31

〔31〕孙锡元:原发性肝癌治效 1 例,《江苏中医杂志》1985:(10): 14~15

〔32〕徐荷芳:蕲蛇治疗原发性肝癌,《浙江中医学院学报》1992:16 (1):28

第十三章　胰腺癌

胰腺癌是临床最常见的一种胰腺肿瘤，约占所有癌瘤的1‰~2‰，发病年龄多为40~70岁之间。发病男性高于女性，男女之比约为1.8:1。本病属于中医学"伏梁"、"瘤"、"癥"、"积"、"痞块"、"黄疸"、"腹痛"的范畴。

胰腺癌的临床表现呈多样化，这与癌肿所在部位，病程早晚、胰腺破坏程度、胆道或胰管梗阻的有无及程度有关。最常见症状有腹痛、黄疸，其次有乏力、纳差、腰背部疼痛、恶心、呕吐、腹泻、呕血、黑便、发热、少见症状有多饮多尿、精神失常等。体征可见上腹部压痛，胆囊肿大，肝脾肿大，腹部包块等。

本病经实验室检查，X线钡餐检查，内窥镜逆行胰胆管造影，电子计算机X线断层摄影、超声波检查等一般可确诊。

案一　胰头癌淋巴转移

黄×，女，44岁，已婚。于1988年4月以上腹部疼痛3年、皮肤黄染3天。后以"急性胆囊炎、胆结石"之初步印象住院。入院后诊断"胆囊炎"。于1988年4月18日行剖腹探查术。术中见胆囊、胆总管、胃及十二指肠均正常，胆囊内亦未有结石，在胃底部及十二指肠降部扣及约10×12平方厘米大小的包块，表面不光滑且与腹后壁组织黏连，分离困难而终止手术。术后诊断：胰头癌淋巴转移。术后第10天刀口Ⅰ期愈合后入院治疗。

初诊，颜面浮肿，皮肤及巩膜轻度黄染，神萎，大便干结，舌淡紫、边尖红、苔薄津少，脉细数。选用现代医学对中药研究具有抗癌作用的药物。拟五味清胰汤合大黄浸液内服，方药组成：丹参、生薏仁各30克，赤芍15克、公英、白花蛇舌草各40克。水煎服，日1剂。生大黄50克开水100~200毫升浸泡频饮。

服药1周后精神转佳，皮肤黄染稍减轻，颜面浮肿逐渐消退，腹部疼痛缓解，舌质红、少苔、脉细数。3个月后、生活自理，精神转佳。6个月后加服多抗甲素1支/次，口服1年后患者精力充沛，面色转入正常，能料理家务，能参加娱乐活动。停服中药时患者如常人行动，能参加家务劳动。曾多次B超复查。首次（1990年1月2日）报告胰头厚32毫米，体厚16毫米，表面光滑，实质回声分布不均匀，胰管内径3毫米，下腔静脉右侧探及约26×18平方毫米椭圆形团块。肝脾正常，胆囊26×15平方毫米轮廓不清晰，提示胰头体积增大占位改变（癌头癌）。末次B超报告（停药后1991年3月1日）肝、胆、脾均正常，胰头厚35毫米，体厚17毫米，表面光滑，胰头回声较体部回声强。随访3年，患者精力充沛，一般情况良好。[1]

案二 胰腺头癌

陈××，男，64岁。1972年5月8日初诊。患者4年前始觉中脘胀痛，饮食不香，嗳气不舒，经某医院诊为慢性胃炎，肝肿待查。曾服多种中西药治疗均无效。1月前，突然上腹部呈阵发性剧痛，大汗淋漓，面目略黄，恶心欲泛，呕吐绿水，两小腿浮肿，急送医院诊治。住院一周病情逐日加重，全身发黄，又转他院诊治。查肝功：黄疸指数1436.4μmol/L，谷丙转氨酶570U/L，麝浊14U，麝絮6U。B超检查：肝肿2厘米。X线钡餐示十二指肠弯曲增宽且厚，十二指肠引流涂片检查找到癌细胞，确诊为胰腺头癌。因不宜手术，特邀中医诊治。

现症：形体消瘦，精神不振。低声呻吟，全身面目俱黄，呈黑绿色，皮肤瘙痒。上腹部可扪及包块，坚硬拒按。恶心呕吐，汤水难下。

腹胀便秘，数日不解。小便黄赤刺痛，舌质紫黯，苔黄腻而燥，脉弦滑。此乃湿热蕴结，瘀阻成毒，壅滞中焦，胃失和降。急拟清热利湿，解毒化瘀，佐以通腑，俾得转机为佳兆。方用茵陈蒿汤合龙胆泻肝汤加味治之。停用其他一切药物。

处方：茵陈、车前子（包煎）、半枝莲、代赭石（先煎）、美人蕉各 30 克，白花蛇舌草 40 克，六一散（包煎）20 克，丹参、虎杖、龙葵、延胡索各 15 克，生大黄（后入）12 克，胆草、柴胡、黄芩、三棱、莪术各 10 克。

患者服用 7 剂药后，病情稍有好转。上腹部阵发性剧痛缓和，精神略振，能稍进食而不呕，大便隔日 1 次。苔黄腻已十去三四，舌质紫黯，按脉弦滑。邪有外泄之兆。前方减龙葵、三棱，加失笑散 10 克。连服 10 剂，黄染基本消退，上腹剧痛已止，身痒亦瘥，胃纳渐增，无呕吐，二便正常。舌质紫，苔薄白，脉小弦略滑。此乃险期已脱。因病日久，瘀毒根深，正气亦衰，治拟标本兼顾，扶正祛邪，以得胃气回复之机。法当生津益胃、清热解毒，佐以化瘀。

处方：白术、川石斛、知母、泽泻、生蒲黄、当归、黄柏各 10 克，玉竹、北沙参、茵陈各 20 克，益元散（包）、花粉、虎杖根各 15 克，猪苓 12 克，生苡仁、半枝莲、白石英各 30 克，白花蛇舌草 40 克。

又进 10 剂，饮食大增，精神转佳，语气洪亮，肿块缩小。唯觉身软乏力，食后中脘饱胀。舌质红。苔薄白，脉小缓。宜以补养气血，健脾和胃。

处方：潞党、当归、白术、白芍、陈皮各 10 克，茯苓、大腹皮各 12 克，玉竹 15 克，北沙参、生鳖甲各 20 克，黄芪、白花蛇舌草、半枝莲各 30 克，广木香 3 克，砂仁（后入）6 克。

10 剂药尽，患者面色红润，全身有力，中脘舒适，肿块消失。为固其本，以前方去半枝莲、白花蛇舌草，加炙甘草 3 克，熟地 15 克，淮山药 20 克。30 剂。[2]

案三　胰头癌

贺××，男，50 岁。1985 年 8 月 15 日初诊。上腹部疼痛已两月，伴见呃逆泛酸，解黑大便，（无溃疡病史），消瘦，体重由 50.4 千克降至 46 千克。经医院胃肠钡餐检查及 B 型超声波检检查，诊断为胰头癌。刻诊：上腹疼痛，头昏乏力，饮食大减；目眶深陷，面色黎黑，肌肤甲错，腹部凹陷，上腹偏左压痛明显，脉沉细，舌质紫暗，苔白腻。证属痰瘀互结。法当活血化瘀，软坚敢结。用消瘰丸、小金丹与营卫返魂汤加减。

处方：牡蛎、夏枯草各 20 克，贝母 12 克，玄参、青皮各 15 克，党参、炒白芥子、首乌各 30 克，白术、当归、赤芍、胆星、法夏各 10 克，木通、白芷、台乌各 7 克。水煎，送服小金丹，每日 2 次，每次 1 支。

患者服上方 6 剂后，自觉头昏更甚，腹痛减轻。仍用上方，只将党参易为人参 10 克，小金丹减为每次半支。继进 4 剂后，腹痛明显减轻，微有头昏，舌苔厚腻，腹胀，饮食无味，大便滞涩不畅，下肢水肿。证属脾被湿困，三焦气化失司。治当醒脾化湿，通利三焦。用藿朴夏苓汤加减。

处方：藿香、厚朴、茯苓各 15 克，陈皮 6 克、杏仁、建曲各 10 克，大腹皮、茵陈各 20 克，大黄 3 克，苡仁 30 克。小金丹每次冲服半支，每日 2 次。

服上方 3 剂后饮食转佳，二便通畅，上腹部已不痛，但有不适感。此乃正气回复，当乘势攻积以图尽功。

处方：牡蛎 20 克，贝母、玄参、厚朴各 15 克，白芥子、瓜壳、柴胡各 30 克，三棱、莪术、熟大黄各 10 克。小金丹每日 1 次，每次 1 支。

服 5 剂后，上腹部不适感已消失，体重已增至 50.5 千克，精神转佳，面色红润光泽。改用活血养血法以善其后。用血府四物汤加减。

服6剂后，诸症消失。经医院用CT扫描："胰腺内未见占位性病变"。乃痊愈。追访半年，身体情况一直良好，未有任何不适感。[3]

案四　胰头癌伴肝转移

邸××，男，50岁，干部。患者因右上腹部包块，疼痛，到医院作灰阶超声继层检查及剖腹探查，确诊为胰头癌，肝转移。于1983年10月22日入院治疗。症见：慢性病容，面色㿠白，形体瘦弱，胸闷，脘腹痞满，疼痛，刺痛尤甚。

检查：右上腹部块包，肿块约8.7×9.2平方厘米大小，质硬，触痛，腹部酸困，舌淡苔白，脉弦细虚。证属肝脾不和，气滞血瘀。治以疏肝理脾，软坚散结。

处方：柴胡、黄芩、清半夏、党参、丹参、广木香、金钱草、龟板、枳壳、光茨菇、山甲珠、茵陈、栀子、焦三仙、甘草。每日1剂，水煎分2次服30剂。

二诊：服药后患者病情稳定，肿物软小、隐痛。拟方宗原意：三棱、莪术，金钱草，光茨菇、丹参、广木香、灵脂、生蒲黄、元胡、生鳖甲、龟板、王不留行。患者服药半年，诸症好转，肿物软小、不疼。于1984年5月14日经医院超声波检查：超声波提示：①胰头区占位性病变约7.6×8.3平方厘米大小。②肝内未见明显转移灶。③总胆管轻度扩张。

三诊：患者遇到天气变化或饮食不适时，上腹部痞满憋胀，精神、纳食、睡眠，二便尚可。血压13.3/9.3kPa，舌苔薄白，脉弦细。查包块软较前小。

处方：三棱，莪术，丹参，龟板，沉香，重楼，广木香，金钱草，山茨菇，山甲珠，鸡血藤，黄芪，生姜，大枣。

药后肿物隐痛不甚，舌苔薄白，脉弦细，守方加桂枝、灵脂、生蒲黄、姜枣为引，水煎服。并辅以健身丸、散，每次1.5克，日3次，连续服药半年，于1984年7月2日，再经医院灰阶超声断层检查提示：胰头癌、肝转移。

按：患者经医院剖腹探查后，只能幸存3个月，此后已存活一年多，此后仍在继续治疗中，患者病情稳定，由此可见中医中药的疗效。[4]

案五　胰头癌并发阻塞性黄疸

张×，男，55岁，农民。患胰头部恶性肿瘤并发阻塞性黄疸，原住院准备手术治疗，后因所需费用甚多，加之手术中的情况和术后效果难以预料，故住院半月后，自动出院。当时患者精神很差，全身黄疸，胸闷气促，腹水（腹围85.5厘米），下肢水肿。病情危重，在绝望中求治于中医。

初诊：面目黄不鲜2月余，胸闷腹胀，纳果食少（每餐不足1两），腰酸肢软，腰以下浮肿。按之没指，大便色匀稀烂，日行2~3次。小便量少色淡黄，舌质淡胖，舌苔白腻，脉右弦，左濡缓。证属脾虚湿浊而成黄。治拟健脾利水，化湿退黄。茵陈五苓散加味。

处方：茵陈30克，带皮苓30克，猪苓15克，白术9克，泽泻15克，桂枝4.5克，大腹皮9克，陈皮9克，川朴4.5克。3剂。

二诊、三诊时病无进退，守原方继服。服上方9剂，病情依然如故，良由脾阳不振，运化失常，寒湿凝滞，胆汁外溢为黄；肾阳虚衰，气化不利，水湿内停，旁溢肌肤为肿。当湿肾健脾治其本，淡渗利湿治其标。茵陈术附汤加减。

茵陈30克，白术9克，熟附片9克，带皮苓30克，桂枝6克，泽泻15克，大膜皮15克，生姜皮6克，枸杞子12克。5剂。

五诊时，面目身黄渐退，知饥欲食，胃纳大增（每餐近半斤），食后胸腹已无作胀（腹围减为82厘米，腰以下水肿减半，大便日行1次，色转黄，小便量多色清，精神渐佳。因前方有效，原方续进 5 剂后，患者病情大减，黄疸、水肿退尽，其余症状亦全部消失，后以香砂六君调理收功，此后疗效颇佳。[5]

案六　胰腺癌并转移

陈××，男，63 岁，农民。1980 年 8 月 3 日初诊。患者曾于 1959 年作胆囊切除术，术后情况尚好。1980 年 8 月 3 日突然右上腹疼痛甚剧，皮肤、两目、小便均深度黄染，并在右上腹触及节结状肿块（约 15×8×8 立方厘米），质硬压痛明显。经抗菌、补液、纠酸、止痛等对症处理未见好转，即于 8 月 12 日转上级医院治疗。超声波检查：上腹部探及 6 厘米厚度不均的肿块波形，范围不清。X 光透视：右横膈上抬，活动明显减弱，中下腹可见密度增高阴影，下界连脐水平，下腹反射性肠郁和，未见液平。血液检查：二氧化碳结合力 600mL/L，白细胞 $1×10^9$/L，中性粒细胞 92%，淋巴细胞 18%。尿双胆检查：胆红素阴性，尿胆原（＋＋）。内外科会诊不能确诊，于 8 月 25 日剖腹探查，确诊为胰腺肿瘤，并有转移结节。随即关腹，7 天后拆线，动员出院。

患者出院前 2 天求诊中医，当时患者骨瘦如柴，大肉尽脱，全身黄而灰滞，精神极度萎顿，二目时开时闭，口唇干燥，饮食不进，大便不解 7～8 天，右上腹肿块平卧如复盆状，按之硬而有结节，下腹部呈轻度胀满，脉沉弦，舌红绛，前半部苔已光剥，舌根苔黄腻。证为正气衰败，邪气尚盛，大便 7～8 天不解，虽未多食，但以舌根苔黄腻之证，当祛其肠内宿垢，随即用调味承气汤加味。

处方：大黄 5 克 5 克（后下），元明粉 10 克（冲），枳壳 10 克，甘草 5 克，茯苓 10 克，1 剂。

翌日，家属代诉：药后大便泻下如酱状，腹稍平，患者素食，给予米汤一碗（约 200 毫升），食后醋睡一宿。转方予茵陈蒿汤加味。

处方：茵陈 15 克，焦山栀 10 克，川柏 10 克，大黄 5 克，谷芽 30

克，枳壳 10 克。2 剂。

5 天后，患者 2 剂毕，能食稀粥，病情日见好，又守原方 3 剂。所见患者体质虚弱，但精神尚可，问之能答，每日以稀粥自调，大便畅行，小便黄赤。检查：上腹部肿块如旧，脉弦紧，舌淡、苔微腻。证属正常邪实，似正虚为本，邪实为标。然从上两次祛邪之剂运用后的情况来看，正尚不见更虚，而反致病情日见好转，邪之本未清楚。按全身黄疸、腹中症积，邪毒内蕴三方面立法、选方、遣药，即健脾利湿退黄，药选茵陈、苡仁、赤小豆、茯苓；治痰祛瘀以化积，药选干蟾皮、山慈姑、水蛭；清热解毒以祛邪，药选半枝莲、白花蛇舌草、夏枯草。合成一方。

处方：茵陈 30 克，赤小豆 30 克，茯苓 10 克，苡仁 5 克，干蟾皮 30 克，水蛭 10 克，山慈姑 10 克，半支莲 30 克，白花蛇舌草 30 克，夏枯草 15 克。

同时随症加减：便秘不畅加大黄 5 克（后下），纳差乏味加谷芽 30 克，腹胀不适加广木香 5 克。每次复诊给 5～7 剂，调治 3 个月，服药百余剂，诸症若失。按中医临床治愈标准，又经西医多方检查肿块消失，诸症已除，并能参加田间劳动，随访 4 年未见复发。[6]

案七　胰体癌

许××，女，63 岁，工人。1983 年 8 月起上腹疼痛，食后尤甚，饮食减少，消瘦明显，经医院检查，确诊为胰体癌。B 超示肿块约 10×5×4 立方厘米大小，给予口服呋喃氟尿嘧啶，每日 3 次，每次 1 片。1983 年 9 月求诊中医。患者面色少华，精神萎顿，形体消瘦，食欲不佳，食后不适，上腹疼痛，两便尚调。舌微黄腻，根较厚，脉弦。体检：上腹中部可触及鸭蛋大肿块，质较硬，推之不移，触之疼痛，此属脾虚失运，湿毒瘀血中阻。治以健脾补气，化湿解毒，破瘀消癥。

处方：东北白参 5 克（另服），茅术 10 克，生白术 10 克，川连 7

克，肉桂 7 克（后下），煅瓦楞 15 克，猪苓 20 克，茯苓 10 克，参三七片 4 克，生山楂 30 克，生赤芍 10 克，生白芍 10 克，每日 1 剂，随证略作加减。

服药至 1984 年 3 月，B 超复查，肿块消失。1989 年 9 月 B 超：肝、胆、脾、胰均正常，全身情况良好。至 1992 年尚存活，生活能自理，获得良好临床疗效。[7]

案八　胰腺癌

胡××，女，38 岁，武汉市自来水公司工人。1977 年 3 月 21 日初诊。患者于年初感觉腹胀、纳呆，发现上腹部有一肿块，时值半月，恶心呕吐，全身及面目俱黄，上腹部阵发性剧痛。即前往医院检查：肝功能：黄疸指数 735.3μmol/L，谷丙转氨酶 640U/L，碘试验（＋＋），麝浊 12U，麝絮 7U。超声波检查：肝肿大 2.5 厘米，脾正常。初作急性黄疸型肝炎治疗，每逢疼痛发作时，均予注射杜冷丁等止痛剂，但病情未见改善，反而加重。后作进一步检查：X 线钡餐检查显示十二指肠肠曲增宽，十二指肠引流涂片检查找到癌细胞。诊断为：胰腺癌。拟手术治疗，因患者不愿手术，经他人介绍用中医中药治疗。

一诊：面目及全身皆黄，腹胀大，上腹部压痛明显，并可能触及到一鸡卵大小肿块，嗳气，纳呆，大便秘结，其色时黑时灰，小便黄，月经三月未潮。舌质红，边有瘀点，苔黄微腻，脉弦缓而涩。证属湿热困脾，气滞血瘀所致。治宜清热利湿，理气活血，化瘀消积。

处方：茵陈 30 克，半枝莲 30 克，栀子 10 克，茯苓 15 克，当归 12 克，郁金 10 克，丹参 15 克，元胡 10 克，炒鳖甲 30 克，牡蛎 24 克，僵蚕 12 克，鸡内金 8 克，桃仁 10 克，王不留行 15 克。每天 1 剂，水煎 3 次服（下同）。

二诊（4 月 19 日）：服上方 30 剂，症状已见减缓，肿块较前缩小，疼痛稍敛，可不用注射止痛剂，月事已通，大便每日 1 次。舌红，苔淡黄，嘱继服原方 20 剂。

三诊（5 月 11 日）：服药期到医院检查：肝功能已正常。有时感头晕及上腹部隐隐作痛。舌淡红，仍有瘀点，脉细涩微弦。症属瘀积未消，气血两虚。治宜双补气血，消瘀化积。

处方：党参 12 克，白术 10 克，大枣 10 枚，当归 12 克。生地 12克，何首乌 15 克，炒鳖甲 20 克，栀子 10 克，桃仁 10 克，僵蚕 10 克，浙贝母 20 克。

四诊（8 月 14 日）：患者按照上方服了近 2 个月，情况稳定，肿块消失，黄疸会部消退，疼痛已无。患者去医院检查：肝功能正常，X 线钡餐检查：十二指肠肠曲增宽消失。脉细弱，舌淡，触诊时未见上腹部肿块。拟投养胃健脾，调理气血之六君丸及归脾丸，并嘱其常服，以巩固疗效。随访四年余未复发，并于次年恢复正常上班。[8]

案九　胰腺腺泡癌

李××，女，36 岁。1976 年 4 月 28 日初诊。患者经医院活检确诊为胰腺腺泡癌已 2 月。症见：形容憔悴，疲乏无方，精神萎靡，失眠多梦，胁下隐痛，不思饮食。舌淡苔黄，脉细滑数。血检：血红蛋白75g/L，白细胞 4×10^9/L；血小板 78×10^9/L。证属气、血、痰、食郁结瘀滞而致，气阴两虚，邪毒内陷。治宜补益气血、攻毒消肿、软坚散结、活血祛瘀。

处方：黄芪、茯苓、白术各 10 克，鸡血藤、半枝莲各 60 克，元参、苡仁、牡蛎、花粉各 30 克。

患者服 30 剂后，食欲转佳，精神渐好。上方增损又服 96 剂，患者体质逐渐恢复，食欲、二便已调。唯有双侧锁骨上下窝及右肩胀感严重。此时患者正气已复，采用以攻为主施治。

处方：柴胡、鸡内金、白豆蔻各 10 克，当归、丹参各 15 克，生水蛭 6 克，夏枯草、七叶一枝花、花粉各 30 克，蜈蚣 2 条。

同时服用治胰腺癌Ⅱ号方药丸（莪术、当归90克，三棱、枳壳、桔梗、郁金各60克，乳香、没药、柴胡、青皮各30克、制马钱子10克，蜈蚣10条。共为蜜丸。每服6克，日服2次。适用于恢复期）。

患者服药至1977年2月5日，已服上方146剂，服药丸4剂，精神、食欲一如常人。血检：血红蛋白、血小板、白细胞均恢复正常。配治胰腺癌Ⅱ号方药丸1粒，同时服用自种自采中草药半枝莲、白花蛇舌草至今。随访至1991年春节已达15年，情况良好。[9]

参考文献

〔1〕李天长:胰头癌治验,《陕西中医》1993:14(1):26

〔2〕李笔怡:胰腺头癌1例治验,《辽宁中医杂志》1986:(7):34

〔3〕谢民福:治愈胰腺癌1例,《四川中医》1987:5(2):38

〔4〕夏步程:中医治疗肿瘤2例观察,《山西中医》1985:1(2):23~24

〔5〕徐志芳:心衰、胰头癌,《湖南中医杂志》1987:(6):33

〔6〕董汉良:胰腺肿瘤治验1例的报告,《江西中医药》1985:(3):12

〔7〕宋焱:屠揆先治疗恶性肿瘤验案简介,《中医杂志》1993:(1):588~589

〔8〕董瑞雄:胰腺癌治验,《江苏中医杂志》1983:(3):33

〔9〕韩先知:黄中槐治疗癌症经验,《浙江中医杂志》1991:26(6):278~279

第十四章　大肠癌

大肠癌包括结肠癌、直肠癌及肛管癌，为我国常见恶性肿瘤之一。发病率和死亡率列在恶性肿瘤中 4~6 位。发病年龄以 40~50 岁之间为最高。男女间的发病差别不大。中医学对大肠癌未有确切称谓，仅有近似于大肠癌的临床体征记载，如"肠积"、"积聚"、"肠覃"、"肠风"、"下痢"、"锁肛痔"、"脏毒"等。

早期临床可毫无症状，随着病程的发展，病灶不断增大，可出现排便习惯和粪便性质的改变，腹痛，腹部肿块、肠梗阻和便血以及全身乏力，体重减轻及贫血等全身症状，由于癌肿的部位及病理类型等不同，临床表现亦不同。但凡 30 岁以上的患者有下列症状时需考虑有大肠癌的可能：①近期出现持续性腹部不适，隐痛、胀气，经一般治疗症状不缓解；②无明显诱因的大便习惯改变，如腹泻或便秘等；③粪便带脓血、黏液或血便，而无痢疾、溃疡性结肠炎等病史；④结肠部位出现肿块；⑤原因不明的贫血或体重减轻。

本病经直肠指诊、直肠镜或乙状结肠镜、钡灌肠或气钡双重造影、纤维肠镜检查可明确诊断。

案一　结肠癌伴转移

俞×，女，55 岁。患者因结肠癌于 1984 年 9 月 20 日行剖腹探查，术中见癌肿浸润右肾，腹主动脉，已不能切除，仅行转流术。当时医生估计该例患者生存不超过三个月。术后第 4 天初诊，诉纳呆、腹胀。苔薄剥，脉细。

处方：党参、太子参、南北沙参、丹参、红藤、败酱草、蜀羊泉各15克，花粉、海藻、海带各12克，丹皮、白术、白芍、生熟苡仁、茯苓、猪苓、青皮、陈皮、炒山楂、炒六曲、炒谷芽、炒麦芽、炙甘草各9克。

患者药后胃纳渐增，以后用药剂量递增，又加入黄芪、山药、川楝子、延胡索、白花蛇舌草、石见穿等，病情稳定，能操持家务。治疗后6年4个月，情况良好。[1]

案二 肿块型结肠癌

徐×，女性，47岁，个体针灸医师，余杭人。患结肠癌（肿块型）已1年余，食欲不振，面部黄胀，左下腹痛拒按，且可触及鸡蛋大小块状物，里急后重，便下时干时稀，时带脓血，全身不适，乏力，气短，形体消瘦，苔薄微黄而腻，脉弦滑滞细。治宜：健脾理气，解毒利湿，软坚化瘀，扶正抗癌。拟方：红藤30克，川朴10克，广木香10克，败酱草30克，生米仁30克，猪茯苓各12克，莪荚30克，野葡萄根30克，蒲公英30克，生芪30克，赤芍10克，炙草5克，丹参30克。

患者服药7剂后，上述病情明显好转，腹胀渐消，腹痛渐减，纳增，后再按上方加减治疗3个月，诸症消除，肿块消失，面色红润，体重较服药前增加10斤，肺部胸片及B超检查未见异常病理现象，全身浅表淋巴结未见有转移，生化检查，ESR，CEA等均在正常范围，且患者能参加轻便劳动，恢复病前医师工作。[2]

案三 结肠癌骨外转移

王××，男，44岁，干部，1987年6月15日初诊。患者1年前曾反复出现血便，体质亦日渐消瘦，经纤维结肠镜检查，又经病理切片确诊为"结肠癌"，1986年6月于医院手术切除。术后旬日，右臀部出现疼痛，持续不休，甚则不能侧卧，但局部皮色正常，亦无肿块可见，依止痛片艰难度日。1年后，右臀部肿块渐起，皮色略暗，质地较硬，按之疼痛，原手术医院病理切片活检发现有癌细胞，诊为"结肠癌髂外转移"，建议手术切除，患者虑其体弱，拒而改求中医。自诉病灶刺痛，累及整个右臀部，瘐胀难忍，不能右侧卧，伴纳呆、乏力、便溏。检查：形体消瘦，痛苦病容；右臀外侧可见一鹅卵大小的肿块，色暗质硬，表面不平，推之不移，痛不可触。体温37.8℃，白细胞3.6×10^9/L，中性粒细胞59%，淋巴细胞41%；舌质淡红、苔白厚腻，脉沉弦。证由脾虚气弱，热毒与寒痰互结，积于臀部所致。治宜益气健脾，温阳化痰，清热解毒，方用补中益气汤合克癌汤化裁。

处方：生黄芪30克，太子参13克，当归身15克，酒川芎9克，怀山药10克，炒麦芽9克，神曲9克，砂仁米9克，制附子6克，浙贝母13克，猪苓50克，炙鳖甲30克，草河车15克。15剂，水煎服。

6月30日二诊：患者饮食大增，精神好转，病灶疼痛减轻，质地略软，肿块皮色转红，且有轻度发痒，二便通调，舌红、苔白略腻，脉沉弦。

处方：生黄芪30克，太子参13克，元参15克，浙贝母15克，猪苓5克，炙鳖甲30克，当归身15克，炙山甲10克，皂刺9克，银花30克，防风9克，制附子6克，没药9克。15剂，水煎服。

7月20日三诊：肿块溃破，内溢淡黄色血水，腥臭异常；舌淡红、苔白，脉弦滑。宗上方再服15剂，同时请外科清创引流，每日1次。

8月15日四诊：疮口分泌物渐停，肿块亦消，疮口周围已有肉芽新生。上方去炙山甲、皂刺、没药续服30剂，外科局部常规换药，每日1次。

9月20日五诊：疮口愈合，右臀痛失，饮食倍增，精神大振；舌红、苔白、脉和缓。

处方：生黄芪 15 克，当归身 15 克，元参 13 克，浙贝母 15 克，炙鳖甲 30 克，猪苓 50 克，蜈蚣 3 条，制乳香、没药各 9 克，草河车 15 克。每以 5 倍剂量加工成粉装胶囊，每日 3 次，每服 5～7 粒，以防死灰复燃。1992 年初追访，面色红润，体胖有力，坚持正常工作。[3]

案四　直肠腺癌Ⅲ期

石××，女，65 岁。患者腹痛腹泻，大便夹黏液半年，经治无效。于 1977 年 3 月住院治疗。肛诊，直肠内壁及肿物，指套带有血性黏液，镜检查见腺癌细胞。两侧腹股沟淋巴结肿大。西医诊断：直肠癌Ⅲ期（$T_3N_1M_0$）。因患者年高体羸手术困难，且化疗反应严重，故单纯采用中药治疗。症见：面色无华，腹痛腹泻，大便混有胀血，腰痛肢冷，纳少乏力，舌淡苔白，脉沉细弱。法宜解毒化瘀，消肿排脓，温肾健脾。

处方：八角金析 12 克，山慈姑 30 克，蛇莓 30 克，八月札 30 克，石见穿 30 克，败酱草 30 克，薏苡仁 30 克，黄芪 15 克，鸡血藤 15 克，丹参 15 克，大黄 6 克，枳壳 10 克，肉桂 10 克，补骨脂 10 克，炒白术 12 克，陈皮 10 克，生山楂 15 克。

连服 90 余剂，痛除泻止，饮食增加。出院后仍以原方去肉桂、补骨脂、增党参 12 克。隔日 1 剂，续服半年，诸症皆除。随访 7 年，仍健在。[4]

案五　直肠腺癌Ⅱ级

钱××，女，77 岁，家庭妇女。于 1978 年发现大便带血，大便不畅，肛门疼痛，初疑为"痔疮"，1979 年后，患者病情日渐加重，大便变细，伴有黏液及脓血，里急后重。肛门指诊：距肛门 7～8 厘米处有菜花状肿物，易出血，呈环状狭窄，经活检病理报告为"直肠腺癌Ⅱ级"。由于患者年老体弱而拒绝手术，于1979年5月应用中药治疗，初诊时，患者精神软弱，心情焦虑，腹痛恶心，大便次数无度，多为血水和少量粪水，胃纳不振，口燥而苦，苔白腻，舌质暗紫，症系湿邪下注，瘀毒郁结肠道，予槐角地榆汤加减治疗。

处方：槐角、银花各12克，白花蛇舌草、生苡仁、藤梨根、土茯苓各30克，猫儿参60克、无花果15克，侧柏叶、苦参、生地榆各9克。

患者服上方2周，便血即止，次数减少，但肛门处仍感不适，口臭，仍遵上方加减，治疗三个月，病情逐渐好转。1年后，患者面色红润，体力增强，症状改善，能参加家务劳动。至第四年，曾有一次反复，大便次数增多，多黏液及血水，如鱼冻状，肛门失禁，垂胀难忍，有时一天大便多达30余次，体质虚弱，面目浮肿，精神疲惫，舌苔腻而带黄，脉濡数，病久体虚，湿热邪毒瘀滞，久泄中气下陷，治以清热解毒，化瘀消肿，佐以升提固涩。遵前方加入升麻、诃子等加减，经治一年，症状明显好转，大便成形，虽偶有大便出血，但经服药即能控制。随访6年半，能参加家务劳动。[5]

案六　直肠腺癌Ⅱ级浸润至浆膜层

石××，女，71岁，退休工人。于1978年7月诊断为直肠癌，曾在医院作腹会阴联合术，术后病理报告为"直肠腺癌Ⅱ级浸润至浆膜层"。出院后，患者虚弱，情绪悲观，胃纳不振，胸闷，夜不能寐，大便多黏液，苔薄白，脉濡细，系老年肠癌，术后损伤气血，脾胃虚弱，治以益气养血扶正，健脾和胃，佐以清解。

处方：太子参12克、姜半夏、当归各6克，炒白术、茯苓、苦参各9克，生苡仁、藤梨根30克，无花果15克，猫人参60克。

患者服上方 2 周后，诸症均减，精神转佳，唯少腹微有隐痛，继续投以扶正益气，健脾理气方药，随症变化，半年后即恢复正常生活，并参加居民区工作，随访 7 年余，生活均能自理，并参加家务劳动，胃纳旺盛，面色红润，二便正常，一如常人。[5]

案七　直肠蕈型腺癌 II ~ III 级伴转移

谢××，女，43 岁，工人。1982 年 3 月患直肠蕈型腺癌 II ~ III 级，在医院行肿瘤切除及直肠改道术，术后活组织检查术：肠旁及盆腔淋巴结均有转移，给予口服呋喃氟尿嘧啶，每日 3 次，每次 2 片。1982 年 5 月求诊中医。患者面白无华，形疲乏力，头昏心悸，夜睡不酣，上腹隐痛，大便干结，舌中根腻，脉弦细。证属心脾两虚，瘀毒内结。治宜补脾养心，解毒消瘀。

处方：党参 10 克，丹参 15 克，酸枣仁 16 克，生决明子 20 克，木灵芝 5 克，参三七片 7 克，地鳖虫 12 克，生甘草 12 克，川连 4 克，肉桂 4 克（后下），仙鹤草 30 克，青木香 10 克，五灵脂 15 克，生蒲黄 10 克。

患者此后随证加减，断续服药 8 年，全身情况良好，无特殊不适，能正常工作。[6]

案八　直肠未分化细胞癌

赵×，男，60 岁，农民。于 1990 年 8 月 16 日就诊。其近年来常大便不爽，小腹不适，便意频作，日行数次，呈黏液稀便偶有成形，状如面条，时轻时重，缠绵不愈。3 个月前因情志不遂病情日益加重，大便呈脓血样，其味腐臭，里急后重，食欲不振。直肠镜检：肛门无异常，直镜插入 5 厘米处可见四壁有菜花状物突入肠腔，表面不光滑，质硬，性脆，褶皱消失，无蠕动，肠腔缩窄，只能通过一指尖，故镜无法插入，肠腔内有血性黏液。病理报告：未分化细胞癌。患者不愿做手术及化疗，求中医诊治。症见：面色灰暗，目窠黧黑，双下肢浮肿，伴疲乏无力，肛门坠胀灼痛。舌质淡质青紫，苔黄腻，脉弦数。证属湿热下迫，瘀毒交阻。治以清热解毒，散结消肿。

处方：白花蛇舌草 150 克，蚤休 10 克，槐米 10 克，每日 1 剂，同时加服复方阿胶浆 2 支。

患者服 20 天后，症状明显减轻，食欲增加，大便渐通畅，每天达 2～3 次，但仍有腹胀肠鸣，守上方续服至 1992 年 10 月，大便通畅，已基本成形，体重增加，能参加轻微的体力劳动。于 1992 年 10 月 28 日直肠镜检查：直肠镜能通过，肿块明显缩小。[7]

参考文献

〔1〕汤新民：中药治疗消化道癌存活 6 年以上三例,《上海中医药杂志》1992:(7):34～35

〔2〕周维顶：略论恶性肿瘤的中医治疗原则,《浙江中医学院学报》1991:15(3):8

〔3〕张香琴等：乔保钧治癌验案四则,《中医杂志》1992:33(1):15

〔4〕马吉福：中西医结合治疗直肠癌 78 例疗效分析,《辽宁中医杂志》1986:(1):14

〔5〕王绪鳌：老年肠癌的中医药治疗,《浙江中医学院学报》1986:(1):21～23

〔6〕宋焱：屠揆先治疗恶性肿瘤验案简介,《中医杂志》1993:34:(10)588～589

〔7〕杨荣彪：大剂量白花蛇舌草治疗直肠癌 1 例,《云南中医杂志》1993:14(2):17～18

第十五章　肾癌

肾癌即肾细胞癌，占肾肿瘤的 80%，患者男性多于女性，50～60 岁多见，偶见于儿童。属于中医学的尿血、"腰痛"等病的范畴。

血尿为本病常见的症状，为肾盏、肾盂受侵犯的表现，一般不伴疼痛，发生疼痛时多已为晚期，常呈腰背钝痛，如有血块或瘤细胞块阻塞输尿管时，则引起肾绞痛。腰部肿块，偶于体检或 B 超时发现。其他症状有类似消化道溃疡或胆囊炎的症状，不明原因的发热，体重下降、乏力、贫血或红血球增多症。骨痛、自发性骨折，肺部或皮下出现转移灶及左锁骨上肿块等。本病经实验室检查、X 线检查、B 超检查，CT 等检查即可确诊。

案一　肾癌术后广泛转移

邵×，男，75 岁，高干。1987 年 5 月 7 日在医院行左肾除术，术后病理切片证实为：（左）肾细胞癌（G_1 胶粒细胞＋透明细胞型），体积 $9 \times 12 \times 8$ 立方厘米，浸润血管及肾被膜。术中出血量多。术后体温一直偏高（38℃），胸片示"左肺可疑转移癌"，于 1987 年 6 月 9 日入院就治。症见小便清长。夜尿多达十余次，午后发热缠绵不退，头晕乏力，不思饮食，咳嗽声怯，痰多色白，面色㿠白无华，形体消瘦，舌暗淡，苔白微腻，脉沉。胸片："左肺第 4、5 前肋间可见 2.5×3 平方厘米大小之球形灶，右下肺可见两个较小的阴影，结合临床考虑肺转移癌"。B 超："肝右叶可见两个融合的 $2.3 \times 1.9 \times 2.3$ 立方厘米大小的稍强回声，以转移癌可能性大。骨扫描："T_{12}有一异常放射性浓聚区，考虑为转移灶改变"。化验检查：$AKP_1$182U/L，谷氨酰转肽酶76U/L，甲胎球蛋白（＋），尿素氮314mg/L，铬15.1mg/L。结合病史与临床，入院诊断为：左肾癌切除术后广泛转移。

综观脉症，为肾气不固，气血不和，阴阳失调。拟固肾培本，调和气血为治。

处方：生熟地（各）15克，山药15克，山萸肉10克，熟附片6克，杏仁10克，炙甘草6克，陈皮10克，桂枝10克。当归10克，芡实10克，菟丝子10克，覆盆子10克。

患者照此服药20余剂后，体温降至正常，咳嗽、咯痰不明显，唯夜尿仍频。前方去杏仁、炙甘草、陈皮，加炒杜仲10克，五味子10克、金樱子19克。继服2个月后，夜尿减少至4~5次，精神转佳，体重增加。1987年8月27日复查，B超："肝右中叶可见2.0×1.9×2.0立方厘米稍强回声，结合临床转移癌较前缩小。"碱性磷酸酶305U/L，谷氨酰转肽酶21U/L，甲胎球蛋白（－）。此后于11月3日，12月2日、下年1月13日连续3次复查B超，均报告"肝内占位消失。"1月18日胸片报告"左肺第4、5前肋间球形灶及右下肺阴影基本消失"。骨扫描报告"未见异常"。嘱其出院后坚持服用金匮肾气丸以巩固疗效。随访3年，患者工作如常。[1]

参考文献

〔1〕张纾难:辨证治疗肾癌术后广泛转移1例,《上海中医药杂志》1992:(12):12

第十六章 膀胱癌

膀胱癌是泌尿及男性生殖系最常见的恶性肿瘤，约75%，膀胱肿瘤中，以移行上皮细胞癌最多见（约90%），其次为腺癌及鳞状上皮癌。发病年龄多在50岁以后。膀胱癌在中医学中属于"尿血"、"血淋"等病的范畴。

血尿为本病常见的症状，呈间歇性肉眼血尿，有时伴血块。合并感染可出现尿频、尿急、尿痛及夜尿等膀胱刺激症状。肿瘤位于膀胱颈或尿道时可发生排尿等待，射程短和尿线细，偶可尿潴留。肿痛侵犯膀胱周围耻骨上区疼痛，累及输尿管口则因肾积水产生腰痛。本病经 X 线、膀胱镜及实验室检查可明确诊断。

案一 膀胱后壁癌

刘××，男，73岁，农民。1984年3月21日初诊。患者于1983年12二月初，偶见小便带有少量血液与尿道涩痛，当时未予重视。1984年2月又见尿中带血，且血量较多，经用青霉素、止血敏等药物治疗而收效不显。于医院 B 超检查提示"膀胱后壁 1.5×1.4 平方厘米占位性病变"，建议住院手术治疗。患者年事已高，拒绝手术，后用中药治疗。诊见：尿血紫暗，夹有血块，尿道灼痛，面黄形瘦，精神萎靡，食少。舌质红、苔薄白，脉细涩，尿检：蛋白（＋），红细胞满视野、白细胞（1~2）/高倍视野，乳糜试验阴性。证属脾虚气陷，湿热下注，蕴结膀胱，灼伤血络。治以益气举陷、清热解毒，利湿散结、养血止血。

处方：黄芪、太子参、土茯苓、山药、墓头回、小蓟各 30 克，生地、藕节炭各 40 克，升麻、当归、赤芍各 15 克，射干、紫草、蒲黄、茜草炭各 20 克。

上方连服 5 剂后尿血锐减。尿检：蛋白微量，红细胞（10~15）／高倍视野，白细胞（5~6）／高倍视野。宗原方加乌贼骨 40 克，以增收敛止血之效。又服 10 剂，小便清长，未见尿红，尿道不痛。嗣后以上药为基本方，先后用丹皮、重楼、龙葵、六月雪、地龙、五灵脂、川断等药加减，共服 142 剂，形丰体健，尿如常人，曾去医院复检 3 次 B 超均提示"病灶稳定"。追访 7 年余，情况良好，尚能自理生活。[1]

案二 膀胱癌并尿潴留

秦×，男，80 岁。1990 年 4 月 9 日入院。诉：膀胱癌 6 年，咳喘浮肿，排尿困难加重 13 天。1984 年因小便困难，血尿，经医院膀胱镜检查确诊为膀胱癌。有慢性气支管炎 20 余年。查：两肺可闻湿性罗音，双下肢浮肿。B 超诊断膀胱内占位性改变。入院诊断：膀胱癌并尿潴留，慢性支气管炎，肺内感染。给先锋霉素 V 5 克，日 1 次静滴，噻替哌 100 毫克，周 2 次膀胱内保留灌注，症无缓解。诊断：咳喘，痰黄稠难咯出，小便困难无涩痛，脘满纳差，腰酸足软，双下肢按之凹陷。舌质红，苔白腻，脉弦细数。证属痰热阻肺，水道不通。治宜清热化痰，宣肺利水。方用麦味地黄汤加味。

处方：沙参、麦冬、熟地、泽泻、葶苈子、莱菔子各 20 克，五味子、枸杞子、车前子、丹皮、炒苏子、杏仁各 15 克，山药、茯苓各 25 克，生黄芪、白花蛇舌草各 30 克。

患者服药 14 剂后，咳喘轻，小便通畅，下肢无浮肿。继之以知柏地黄汤加苡仁、仙鹤草、白茅根、三七粉以滋阴降火止血，病情好转，于 6 月 12 日出院。经随诊，病情稳定，生活自理。[2]

案三　膀胱癌激光术后并发血尿

王××，73 岁，退休工人。患者于 1990 年 8 月 20 日因膀胱癌激光术后灌注丝裂霉素和卡介苗住院治疗，其间经常出现尿频、尿急、尿痛。1991 年 8 月经膀胱镜检查发现膀胱复发，并再行激光切除术，术后出现肉眼血尿，色鲜红，伴有小便频数，约 1 次/小时，尿通短涩，纳呆食少，大便溏沉，每日 3 次，面色萎黄，神疲困倦，腰膝酸软，舌淡苔白，脉沉缓。尿常规：红细胞满视野，白细胞（6 ~ 7）/高倍视野，红细胞阳性，血红蛋白 120g/L，治以抗炎止血，曾先后用先锋霉素、丁胺卡那、止血敏，云南白药、三七片、琥珀粉等，持续 15 天血尿仍不减，血红蛋白降至 100g/L。后停用上述诸药，根据中医辨证改用举元煎加减。

处方：党参、黄芪、白术、甘草、升麻、柴胡、寄生、川断、菟丝子、白茅根、白及等。

患者 3 剂后血尿大减，仅晨起一次血尿，再 3 剂未见肉眼血尿，尿常规红细胞（＋＋），白细胞（1 ~ 3）/高倍视野，小便频数缓解，终 1 次/3 小时，尿痛短涩减轻，大便成形，每日 1 次，饮食量增，面色萎黄，神疲困倦，腰膝酸软均减轻，再 3 剂，尿常规红细胞（－），白细胞（1 ~ 3）/高倍视野，血红蛋白升为 130g/L，停药后未见血尿。[3]

案四　膀胱移行上皮乳头状癌

黄××，男，58 岁，1978 年 5 月 8 日初诊。患者于 1977 年 12 月因无痛性血尿，在医院作膀胱镜检查为膀胱肿瘤。行膀胱部切手术，病理切片为膀胱移行上皮乳头状癌Ⅱ级。手术后曾服过当地（诸暨）中药，患者半年后于 1978 年 5 月膀胱镜检查为复发，并作电灼处理。脉濡微数，苔薄，以扶正祛邪为主。

处方：太子参 12 克，猪苓 12 克，白术 12 克，炙甘草 9 克，淡竹叶 6 克，白花蛇舌草 9 克，薏苡仁 30 克，黄柏 4.5 克，六味地黄丸（包煎）30 克。

以上方为基础，适当作一些加减：在扶正方面增加或更用党参、沙参、黄芪、天冬、平地木、黄精、红枣、炙鳖甲等，在抗癌方面酌加猪苓、半枝莲等。治疗三个月后作膀胱镜检查，未见肿瘤复发。半年后又作检查，亦未见复发。以后服用上方，并每日煮食薏苡仁 30 克不间断，此后患者已恢复全日工作。[4]

案五 膀胱右侧壁移行上皮癌

刘××，男，70 岁，工人。因肉眼血尿，伴排尿异常 1 月余。于 1987 年 2 月就诊。患者诉 1 月前发现全程肉眼血尿，每周左右出现 1 次，伴有尿频，无痛感。检查：心肺无阳性体征，肝脾未触及，肾区无叩击痛，右侧腹股沟淋巴结肿大。化验尿常规：红细胞满视野，血沉 35mm/h。肾盂膀胱造影术：肾盂正常，膀胱内中线偏右见一占位负影，3.5×5 平方厘米大小。X 线诊断：膀胱内占位病变。膀胱镜检示：膀胱右侧壁有一肿物，三角区受累。肿物活体组织检查，病理诊断：膀胱移行上皮癌。患者拒绝手术治疗，愿意接受中药治疗。当时患者精神不振，面色姜黄晦滞，形体消瘦，倦怠乏力，饮食少，腰膝酸软，小便频数，每周出现血尿，尿色如洗肉水，时有血块排出，无明显尿痛感，大便稀。舌质淡紫暗，苔白，脉沉涩。证属肾气自衰，热结膀胱，邪毒血瘀互结。治以滋肾清热，凉血化瘀。

处方：生地 30 克，山药、旱莲草、仙鹤草各 15 克，山茱萸、猪苓、女贞子、炒蒲黄各 10 克，丹皮、黄柏各 1 克，半枝莲、白花蛇舌草各20克，炒大小蓟各24克，三七3克（冲服）。水煎服，每日1剂。

半月后血尿间隔时间延长。依据病情变化，加减运用，气虚加黄芪、太子参；血虚加鸡血藤、当归；腰痛加川断、寄生；湿热明显加石韦、白茅根、车前子、滑石。经半年余治疗，尿血间隔延长到一月左右出现一次，色淡红偶有血块。回顾治疗过程分析病机认为：肾气虚衰，气血失调，膀胱邪毒瘀结成瘤，非一朝一夕见其功，采用常法，未能化其瘤，故血不止。元代名医张子和云："先攻其邪，邪气去而正气自复也，不补之中有真补。"血结有形，当下其瘀，小便自利者，则责为血。热瘀下焦而为有血。取张仲景抵当汤之意，采用温经破血远瘀治疗。

处方：桂枝6克，桃仁12克，红花10克，水蛭10克，赤芍15克，丹皮10克，大黄9克，甘草3克，水煎服，10剂。

内病外治，通过经络运行，温经活血达下下焦膀胱，外敷505神功元气袋。经内外配合治疗12天后出现尿血，血色鲜红，伴有血块，次日尿血加重，血块夹杂，致使排尿障碍。急入外科治疗，因尿潴留，行导尿，但引流管不畅通，小腹憋胀难忍，焦躁不安，十分痛苦，当晚7点做膀胱造瘘术，清除瘀血块，并夹出癌肿组织。经中药支持对症治疗，病情逐渐改善。化验血常规：血红蛋白70g/L，血沉450mm/h。尿常规：蛋白（+），红细胞（++），白细胞（++）。患者身体已极度消瘦，体重下降，精神萎靡，气短懒言，饮食少进，尿量尚可。舌质淡紫红，苔黄白相间，脉沉细。中医认为属膀胱癌最后阶段。中药用八珍汤加三七、仙鹤草、蒲黄、黄芪等治疗2个月后，病情较前有好转。出院后继续用中药治疗，以扶正培本为主、兼活血化瘀。

处方：党参、丹参各12克，黄芪20克，鸡血藤15克，茯苓、炒白术、赤芍、枸杞、女贞子各10克，当归9克，川芎6克，熟地12克，三七3克（冲服），甘草3克。水煎服。

患者服用3个月后，按本方比例加大做丸剂，长期服用，三七研粉1.5克/次，2次/日，现仍在继续巩固治疗。近期查血沉正常，膀胱造影示：膀胱内中线偏右壁稍粗糙，未见负影，与 1987 年、1990 年、1991 年各造影片比较，占位病变明显消散。膀胱镜检示：未见明显器质性病变。随访 5 年无虞，身体良好。[5]

案六 膀胱癌术后复发

于×，男，54 岁。滨县卫生局干部，1983 年 2 月 5 日入院治疗。病史：1975 年 2 月出现尿频、尿痛（刀割样疼痛）、血尿淋漓不止，经医院诊断为膀胱癌。曾先后做过四次肿瘤切除手术，术后经常复发。1979 年在医院先后做过五次枯痔疗法。3 个月后，又出现尿痛、尿频、血尿等症状。1982 年 6 月 5 日在医院膀胱镜检查发现有新的肿瘤，遂行手术。2 个月后，症状又相继出现。1983 年 1 月 30 日在医院膀胱镜检查发现膀胱红肿并有增生物。1983 年 2 月 5 日，再次求治，遂以蜀葵试用。

处方：干蜀葵 40 克，煎汤口服，1 日 2 次。连服 1 月后，血尿消失，症状减轻。继服 2 月后，症状基本消失。3 月后身体复康。为巩固疗效，改用蜀葵花 10～20 个泡茶饮，日 3 次。

1983 年 9 月 2 日医院膀胱镜检查示：膀胱清晰，无溃疡，无炎症。1984 年 3 月 15 日复查，结果与上次同。年余未复发。[6]

案七 膀胱乳头状癌

孙××，男，54 岁，工人。该患者自 1969 年 11 月，反复出现无痛性肉眼血尿，每次持续 3～10 天，伴尿频但无尿痛等证。1974 年 1 月因血尿频发，经医院做膀胱镜检查，诊断为膀胱乳头状瘤。1974 年 8 月，经尿脱落细胞检查，诊断同前，建议手术治疗。患者拒绝手术，求诊中医，按气阴营血俱虚，毒热内蕴，下注膀胱之证。治以益气养阴，通淋利窍，祛毒散结，补肾益精。

处方：党参、沙参、玄参、土大黄、苦参、茅根、扁蓄、瞿麦、枳实、芦根、苍术、大黄、生鼬、熟地、萸肉。其中茅根每天可用至100克，苍术、枳实、芦根、土大黄每天可用至50克。

用药后，自觉症状减轻，以后未见血尿，镜下偶见血尿。1977年在医院做膀胱镜复查，诊断为乳头状瘤。

患者除中药外，未服它药。一般情况良好，坚持工作。从发现第一个临床症状已健康存活达16年。[7]

案八　膀胱癌术后形成窦道

张××，男，52岁。患者于1982年5月17日因膀胱癌入院。5月31日作膀胱全切除、回肠膀胱术。6月14日出现粪样物从切口下端流出。8月11日、22日两次作碘油造影，造影剂达耻骨上方与回肠末端相通，并向下与尿道相通，诊断为低位小肠瘘。经双套管及导管引流，肠瘘已闭合，仅存腹壁窦道，经治疗久不收口。至1983年2月21日作回肠乳头整形术、窦道扩创引流术，术后给予迨金氏液纱布清塞换药，仍未收口。于3月17日诊断：见创面肉芽新鲜，但管道较深。症见午后低热，精神倦怠，面色不华，脉细软，舌偏红苔薄。证属气阴亏损，先拟益气养阴。

处方：生黄芪30克，党参30克，白术9克，茯苓9克，炙甘草6克，丹皮9克，红枣6只，当归12克，银柴胡9克，地骨皮9克。

外用：自制祛腐生肌膏，隔天换药。

至4月9日，窦道分泌物已减少，患者自感创口胀痛亦减，全身症状好转，胃纳转佳，脉细苔略薄黄。再拟益气养营，辅以健脾化湿。

处方：黄芪45，党参15克，炒白术9克，茯苓9克，米仁30克，陈皮9克，车前子9克（包煎），炙甘草6克。

患者至5月14日窦道深度变浅，管腔内腐物减少，脉细，舌偏红苔薄，再拟益气滋阴，清热解毒。

处方：黄芪4.5克，生地20克，石斛15克，玄参15克，天麦冬各9克，蜀羊泉30克，丹参15克，蛇舌草30克，白术12克，白芍12克，当归12克，炙甘草6克。

此时西医外科停用祛腐生肌膏。至7月底，窦道深度不减，再由中医诊治，再用祛腐生肌膏，内服益气和营生肌药物：炙黄芪60克，当归20克，白芍9克，茯苓9克，炙甘草6克，到12月底，经外治及内服中药，窦道由7厘米缩至3厘米。1983年12月中旬，西医科再次停用生肌膏后用卡那霉素冲洗，两月来本未见明显效果。1984年2月起，患者自用祛腐生肌膏，3月9日下腹部窦道全部愈合。18日带补中益气汤四瓶出院调养。[8]

参考文献

〔1〕吴洪龄：膀胱癌治验，《江苏中医》1991：(12):16

〔2〕于德庭：应用气机降理论辨证恶性肿瘤3例，《实用中医内科杂志》1991:5(4):17

〔3〕张慧：举元煎治愈膀胱癌术后血尿1例报告，《天津中医》1992：(6):38

〔4〕何任：肿瘤扶正邪治法蠡测，《浙江中医学院学报》1985：(1):1~4

〔5〕郭路南等：中药为主治验膀胱癌1则，《实用中西结合杂志》1992:5(10):623~624

〔6〕杨俊卿等：蜀葵治愈膀胱癌2例，《山东中医学院学报》1985：(2):50

〔7〕孙凌阶、孙喜亭：治疗膀胱癌个例报告，《吉林中医药》1986：(6):6

〔8〕陶慕章：治愈膀胱肿瘤术后形成窦道2例，《上海中医药杂志》1986：(5):16~17

第十七章　子宫颈癌

子宫颈癌是已婚妇女中最常见的恶性肿瘤之一，在我国属妇女恶性肿瘤之冠，约为女性生殖器肿瘤的 72.4% ~ 93.1%。中医学对子宫颈癌的记载，散见于崩漏、带下（杂色带）及症瘕等篇中。发病年龄多在 40 岁以上。

子宫颈癌早期症状不明显或偶有白带增多，或偶有似宫颈炎的症状，因为其症状往往被忽略。当癌发展到相当明显程度，其症状才易被注意。最常见的表现是阴道不规则流血、分泌物增多及疼痛。大约有80%以上的患者有阴道分泌物增多，伴有恶臭。约80% ~ 85%的患者有阴道出血，早期可表现为接触性出血或点滴出血，以外生殖器癌肿出血较多、较明显。晚期由于浸润大血管可引起大出血，并危及生命。当癌组织侵犯宫旁或闭孔神经、骶丛神经等可引起较严重的疼痛。

本病经妇科检查、宫颈细胞刮片检查、活体组织检查、阴道镜检查及宫颈椎切片检查等可确诊。

案一　子宫颈癌Ⅲ期

崔××，女，55 岁。于 1974 年在医院确诊为"子宫颈癌Ⅲ期"。于同年 7 月 10 日在医院作放射治疗三个疗程以上，疗后病灶未能完全消除。患者于 1974 年 12 月入院治疗。刻诊：形体虚弱，气短乏力，面色无华，腰痛腿软，行走困难，带下脓血恶臭。舌质淡，苔白，脉细弱。化验血象：白细胞 2×10^9/L，生育几个子女，加之作放射治疗，耗伤气津液，结合脉症，故辨证为气血亏虚、肝肾不足。治以益气养血，滋补肝肾，兼以抗肿瘤之法。

处方：生黄芪 30 克，党参 15 克，当归 20 克，云苓 10 克，山药 15 克，熟地 15 克，杜仲 10 克，枸杞子 10 克，天花粉 30 克，土茯苓 10 克，白花蛇舌草 30 克，蚤休 15 克，益母草 30 克，生牡蛎 30 克，水红花子 30 克，抽葫芦 30 克，丹参 10 克，夏枯草 15 克，柴胡 10 克，白芍 15 克。

服药 2 周后，血象正常。在服内服药的同时，结合外用药的治疗。宫颈癌 I 号配方：五倍子 120 克，土茯苓 120 克，当归 20 克，川柏 60 克，乳香 30 克，冰片 6 克，雄黄 60 克，阿胶 60 克，制膏外用，每周局部上药 2 次。

患者服用内服药及外用药 3 个月后，体力逐渐增强，诸症均有好转，带下恶血减少。连续服药三年，后间断服药。（1982 年曾在医院复查，病灶已消除。未发现其他异常）。情况良好，仍继续服中药治疗。[1]

案二　宫颈上皮癌Ⅲ期

曾××，女，47 岁。襄樊市缝纫厂工人。患者 1977 年 6 月 8 日初诊。主诉：月经素不正常，攒前错后，无一定周期。既往有"子宫颈糜烂"病史。因腰痛且不断加重，白带特多，于 1976 年 9 月 7 日到医院检查，确诊为"宫颈上皮癌"Ⅲ期（菜花状），急转院住院治疗。入院后，经用镭钴放射治疗，同年 11 月 20 日检查：阴道黏膜充血，宫颈光滑。白细胞 3.6×10^9/L，血小板 92×10^9/L。遂带药出院。

出院后，一直解白冻样大便，每日 3~4 次，便下不爽，带有少量鲜血及紫黑血，每次约 2~3 毫升左右。西医诊断为"放射性直肠反应症"，经多种对症治疗，效果不显。中医诊治，多以清热凉血止血治之，亦罔效。病情逐渐加重，大便每日 12 ~ 17 次。腹坠胀疼痛无矢气，胸闷气短，汗出溲黄，身倦无力，声低气怯，每日进食仅 2 ~ 3 两。求诊中医。见其面色㿠白，唇淡而干，舌淡，苔薄白，四肢轻度虚浮，脉细微。辨证系中阳衰急，气血亏虚。拟益气摄血，解毒祛瘀，方用异攻散合通幽汤加味：

处方：条参 10 克，茯苓 15 克，山药 30 克，陈皮 10 克，归尾 10 克，香附 10 克，桃仁 10 克。二花炭 30 克，焦山楂 15 克，乌梅炭 15 克，炙甘草 6 克。3 剂。

6 月 13 日二诊。服药后，患者先泻紫黑色血水一阵，继解紫黑色糊状便一次，量约半痰盂，气味奇臭。但精神及饮食均有好转。仍宗前方加黄芪 15 克以益气补脾。

6 月 23 日三诊。腹坠张疼痛减轻，大便次数减为每日 3 ~ 4 次，便时下血量明显减少，色转鲜红，但仍带有瘀血块，能矢气。

处方：人参须 10 克，白术 10 克，山药 15 克，茯苓 12 克，黄芪 24 克，当归 10 克，焦山楂 24 克，二花炭 30 克，乌梅炭 24 克。5 剂。

7 月 3 日四诊。患者饮食及精神均好，每日进食 7 ~ 8 两，体力渐复，已能步行数里。大便为条状，每日 2 次，偶有血液和瘀血块，量极少。舌红润，苔薄白，脉缓。但仍时有腹部隐痛。继服 6 月 23 日方 5 剂。

7 月 13 日五诊。大便成形，每天 1 ~ 2 次，偶带极少量瘀血块。自觉腹部有胀感，手足心热，舌红，苔薄腻，脉缓。

处方：山药 15 克，茯苓 30 克，黄芪 24 克，白术 10 克，二花炭 310 克，乌梅炭 30 克，焦山楂 24 克，青蒿 15 克，竹叶 12 克。3 剂。

9 月 30 日随访。两月余大便正常，每天 1 ~ 2 次，无血液及瘀血块，腹胀痛等诸症消失，病告痊愈。[2]

案三 宫颈鳞状上皮癌

邬××，女，42岁，农民。患者1972年3月经医院宫颈细胞涂片检查为"恶性瘰核"，宫颈病理检查诊为"鳞状上皮"。妇科检查：宫颈结节触之出血，阴道有血性分泌物，宫旁增厚左侧弹性差，未过中线。临床诊断为"宫颈癌Ⅱ型结节型"。次月入院治疗。主诉：经水淋漓不净，小腹坠胀，赤白带下淤多，有腥臭味，伴腰酸，神倦乏力，面色㿠白四年。诊见舌质淡红，苔中腻滑，脉淀细弦。综观脉证，诊断为七情怫郁、气血壅阻、冲任损伤、湿热失化。治以理气舒肝、活血祛淤、清热化湿，扶正抗癌为法，急投二虫昆藻汤。

处方：蜈蚣3条，全蝎、昆布、海藻、当归、续断、半枝莲、白花蛇舌草各24克，白芍、香附、茯苓各15克，柴胡9克。每日1剂，冲服云南白药2克。

迄后随证加减，连进40余剂，云南白药20瓶（每瓶4克）。细胞学和病理检查阴性，妇科检查：宫颈光滑，结节消失。白带减少，色淡，月水按月而潮。随访12年未见复发。[3]

案四 宫颈癌Ⅲ期

胡××，女性，49岁，住庄河镇工农街道九组，1979年3月21日初诊。于两年前开始阴道间断少量流血，赤白带下，腹痛重坠，半年后因阴道流血及白带增多，气味腥臭，腰腹坠痛有包块，在医院诊断为子宫颈癌第三期，而之后去妇产科医院，仍诊为子宫颈癌第三期，并有直肠侵蚀，因不适合手术，而去医院烤电治疗三个月后，阴道及大便下血暂时停止，白带亦见减少，但少腹包块未见明显缩小而出院。回家半年后阴道及大便下血复发，白带增多，再去医院复查时，因患者体质极度衰弱，血红蛋白只剩 37g/L，而未再给电疗，嘱回当地注射止血针维持时日。近 1 月带下如注，每天阴道及大便下血十余次，每次下血量从 10～100 毫升不等。腹痛不休，昼日畏寒肢冷，入夜五心烦热，面色㿠白，全身浮肿，精神萎靡，语声声微，呼吸急促，舌淡质嫩，苔薄白，脉沉而细数。腹部膨隆按之尚软，唯古下腹在髂棘上缘至耻骨合上可触及约 16×10 平方厘米大的斜行包块，质地坚硬，触痛明显，移动性差。据四诊所见：辨该病为中医所称血蛊之类，患者虽然气血阴阳皆虚，但其为标也，而病因血蛊之实则为本。其标虽急，但以其本为根。根据"不破不立"，"邪去正自安"的道理，故不与参芪四物等补其气血，而以自拟血蛊回生汤加减以攻邪，外用阿魏化积膏以软坚化积。

处方：三棱 20 克，莪术 20 克，黄独 20 克，黄柏 15 克，桂枝 15 克，茯苓 20 克，丹皮 15 克，赤芍 15 克，桃仁 15 克，红花 15 克，生地榆 20 克，白头翁 20 克。水煎 2 次，均早晚 2 次服，每日 1 剂。鸦蛋子去皮，每次 14 粒，胶囊装或药汤送服，每日服 4 次。

外贴阿魏化积膏：三棱、莪术、鳖甲、赤木、红花各 150 克，蓖麻子（去皮）75 克，加入麻油 500 毫升，文火至诸药焦黑，去掉药渣再熬至滴水成珠后再加入阿魏 20 克，乳香 20 克，没药 25 克，血竭 25 克，松香 25 克共研成细末加入麻油中，以槐枝搅匀，放入冷水中浸 12 小时，每 50 克为一帖，外敷患处，每周换药 1 次，可连用 5～7 周。

患者依上方治疗 10 天后，阴道及大便下血俱停，腰腹坠痛消失，腹内积块缩至约 10×7 平方厘米大，局限于耻骨联合上之盆腔内，表面圆滑，质地变软，触痛减轻，按之略移，精神转佳。1 月后浮肿消退，积块缩小至约为 5×3 平方厘米，血红蛋白升至 53g/L，白带极少，自觉症状均失。患者共服药 30 余剂去探亲，又服上方 30 余剂，于 9 月返家时血红蛋白已升至 108g/L，腹内肿块完全消失，细胞学检查正常，年末血红蛋白已升至 112g/L，随访数年，健康如常。[4]

案五　宫颈癌左宫旁复发

肖××，女，60岁，黄梅县人。初诊：1976年1月5日。患者1975年10月因阴道不规则出血近半年，经医院确诊为宫颈癌Ⅲ°，行放疗1个疗程后，妇检：阴道壁稍黏连，左前壁黏膜充血，宫旁左侧增厚呈片状、无弹性，宫旁右侧呈纤维状、弹性好，未见结节。1976年5月，阴道再次出血，经复查，发现左宫旁有2～3个硬结，接触出血，诊断为宫颈癌左宫旁复发。不宜再行放疗，求诊中医。来诊时主诉：小腹胀痛、阴道出血量多、精神不振、少气懒言、纳呆。检查：面色不华、脉细弱、舌质淡红、苔薄白。证属邪毒郁结、气血两虚。拟用解毒散结、补气养血法治疗。

处方：白花蛇舌草30克，山慈姑15克，白蚤休1.5克，龙葵30克，莪术12克，黄芪30克，党参15克，白术15克，山药15克，云苓15克，枣仁12克，广香6克，元肉15克，二地各12克。水煎服，每日1剂。

外洗方：蛇床子30克，苦参15克，地肤子15克，半枝莲30克，忍冬藤30克，黄柏12克，苍术12克。煎水洗患处，每日1剂。

二诊：经上方治疗三个月后，患者精神好转，阴道已不出血，小腹痛消失，可做一般家务事，患者自以为病愈而停药半年。1977年6月咳嗽发烧、痰中带血、胸痛，在某医院拍胸片，胸片报告：右上纵膈及肺门处见结节状阴影，考虑为肺内转移灶。行右颈骨上肿块活检，发现大量的恶性细胞。遂诊断为宫颈癌肺内转移、伴锁骨上淋巴结转移，又以中药治疗。症见：患者咳嗽气喘、口干喜饮、大便干燥、面色不华，右锁骨上有乒乓球大肿块、溃破、分泌物多，舌苔薄黄，脉细数。拟用清热解毒、兼益气宣肺法治疗。

处方：半枝莲 30 克，公英 30 克，地丁 15 克，山慈姑 15 克，花粉 15 克，桔梗 12 克，杏仁 12 克，陈皮 12 克，全瓜蒌 30 克，薤白 12 克，黄芪 30 克，白术 12 克，云苓 15 克，甘草 10 克。

三诊：患者服上方半年后，咳嗽气喘已好转，但锁骨上淋巴结仍溃烂有分泌物，疼痛难忍。守上方加升麻 15 克，白蚤休 15 克，白术量增大为 30 克。

四诊：服上方 1 年后，患者精神转佳，食纳正常，锁骨上淋巴结溃烂面已缩小为黄豆大。1974 年 4 月作 X 线复查，胸片报告，两肺纹理增粗，未见到明显转移灶。宫颈刮片检查报告，只见细胞核增大，无复发现象。1982 年元月走访患者，一般情况好，能做家务事。五年半后随访，患者一般情况好，能做家务事。[5]

案六　宫颈鳞状上皮癌 I 期

谷××，女，51 岁，工人。1961 年 4 月 2 日初诊。患者 21 岁结婚，48 岁断经，性情多抑郁。半年前于暴怒后阴道开始出血，至今淋漓未断，在医院病理活检诊断为"宫颈鳞状上皮癌 I 期"，因不愿手术而求诊中医。症见：阴道出血，量不多，色暗红，白带较多，有臭气，头晕心烦，胁胀纳差，腰酸、少腹隐痛，大便干。舌质暗红，苍黄而干，脉沉弦数。证属暴怒伤肝，肝郁乘脾，郁久化火，湿毒内蕴，下注胞宫所致。

处方：败酱草 30 克，土贝母 15 克，土茯苓 20 克，银花 20 克，炒槐花 15 克，半枝莲 30 克，夏枯草 30 克，川楝子炭 15 克，灵脂炭 10 克，青皮 15 克，生苡仁 30 克，甘草 3 克。水煎服。同时配合局部外用：

（1）消癌丸（经验方）：大枣 20 枚，去核，与枣内加红砒 0.1 克，用秫秆火烧之存性，研粉；另以青黛 3 克，冰片 2 克，雄黄 3 克，芦甘石 6 克，枯矾 3 克。制乳香、没药各 3 克，麝香 1 克，共为细末，与上末合匀，炼蜜为丸，每丸重 3 克。用法：纳入阴道，每 3~4 日用 1 丸。

（2）熏洗方（民间验方）：红花 6 克。白矾 6 克，瓦松 30 克。用法：水煎、先熏后洗外阴部，每日 1~2 次，每次 30 分钟。下次加热后再用，每剂药可用 3~4 天。

患者半月后阴道出血止，白带显减，腹痛减轻。因时有恶心，于前方加藿香、竹茹各 10 克，连服两个半月，阴道出血未发，白带仅有少许，经妇科检查宫颈糜烂已愈。继续以前方加减，配合外用药治疗共 1 年零 1 个月，病理活检：癌细胞消失。随访 20 余载，患者仍然健在。[6]

案七　宫颈癌伴宫颈Ⅲ度糜烂

许×，女，45 岁，农民。1984 年 5 月 6 日初诊。患者曾于 1984 年 4 月，经医院诊断为：①慢性宫颈炎，②功能性子宫出血，③宫颈Ⅲ度糜烂。刻诊：阴道不规则出血，色紫暗，时下瘀血块，白带绵下，时有黄白赤相夹或五色错杂而下，腥臭难近之。有时脓血样丝串恶物流出，小腹下坠疼痛，行经时加剧、掣引腰腿疼痛，小腹部压痛明显，头晕疲乏，脚手浮肿，形体消瘦，面色㿠白，腰酸腿软，难以行走。舌质，暗红，苔黄腻，脉细滑数而无力。活检复查结果：①宫颈Ⅲ度糜烂，②宫颈癌。中医辨证为：湿毒下注、下元虚寒、气虚血瘀型，治宜清热，解毒、利湿通淋、补气活血、滋肾养阴之法。

处方：土茯苓 50~100 克，白花蛇舌草 30~50 克，紫草 1.5~50 克，薏米仁 20~50 克，旱莲草 10~15 克，板蓝根 11~15 克，熟地 11 克，蛇床子 10~15 克，七制香附 1.2~30 克，鲜核桃树枝 7 寸长 7 根。

服 54 剂后，患者症状基本消失，精神转佳，并能从事一般家务劳动。而后继续服用健脾益气养血调经之剂。调治半年。经复查一切如常人。此后多年无复发。

注："九制香附"炮制方法及工序：①先用童便浸7天，②生姜汁浸7天，③小茴香煎汁浸7天，④益智仁煎汁浸7天，⑤莱菔子煎汁浸7天，⑥丹参煎汁7天，每次浸渍晒干，再浸。⑦酒炒，⑧醋炒，⑨盐水炒。[7]

案八　宫颈鳞癌

张××，女，47岁，山西省潞城县人。患者1988年4月因"月经不调半年，阴道不规则出血三次"，被诊断为"宫颈癌"。行子宫广泛切除术加盆腔淋巴结清除术。术后病检报告：宫颈鳞癌，淋巴结未见转移。术后精神，饮食、切口愈合均良好，二便自调。术后3个月行放射治疗，日1次，共35次。但放疗后，患者自觉阴道坠胀，遗尿，白天能勉强控制，夜间遗尿达4~5次。出院后于1988年12月13日求诊中医。就诊时除上述遗尿外，尚见口苦，五心烦热，眠差梦多，舌红、苔薄白，脉细数。查尿常规：蛋白（＋＋＋），红细胞（±），白细胞（±）。脉证合参，证属阴阳两虚。治宜益气养阴，固涩止遗。方选六味地黄丸合缩泉丸加减。

处方：生地、茯苓、乌药、党参、黄芪、杜仲、益智仁各15克，山萸肉8克，泽泻、丹皮、桑螵蛸，枸杞子各10克，生甘草6克。

药进4剂，诸症大减，遗尿减为每夜1次，口苦消失。守原方加龟板胶（烊化兑服）10克，以加强滋阴之力，4剂。三诊时患者遗尿、阴道坠胀等症完全消失，五心烦热、眠差梦多之症锐减。再以原方减党参、黄芪，加当归、鸡血藤各10克，4剂。药后诸症悉除，尿常规转阴性。前后用药共12剂，病情痊愈。随访10个月无复发。[8]

案九　宫颈癌

高××，女，39岁。1975年9月10日初诊。患者经省某医院病理切片诊断为宫颈癌已 3 月。症见：体质消瘦，面色㿠白，食欲不振，下腹胀满，疼痛，带下淋漓，红白相杂，恶臭。证属瘀血停滞、湿热内蕴所致，治宜补气行瘀、活血祛瘀、利湿清热。

处方：当归 30 克，花粉 60 克，炮甲 16 克，三棱、田七、莪术各 10 克、丹参、知母、鸡内金各 12 克为基本方，随症加减选用乳香、没药延胡、鲜桑叶、柴胡、水蛭、七叶一枝花、半枝莲、鱼腥草等药。

外用视冲洗后病情选用抗宫颈癌Ⅰ、Ⅱ、Ⅲ号。

（1）抗宫颈癌Ⅰ号：轻粉、藤黄各 6 克，冰片 3 克，铅粉 10 克，硼砂、川楝子各 15 克。此方消炎解毒、适用于宫颈癌早期。

（2）抗宫颈癌Ⅱ号：鲫鱼粉 30 克，生山甲 10 克，冰片、火硝各 3 克，朱砂 6 克。此方去腐生新，适用于宫颈癌中期。

（3）抗宫颈癌Ⅲ号：乌贼骨、小鼠粉各 24 克，象皮 15 克，冰片 3 克，麝香适量。此方生肌，适用于宫颈癌后期。

以上三方用法相同，即将上药研极细末，另用蚕茧壳 1 个，挖一小孔，将药粉装入，上于宫颈糜烂处，隔日冲洗换药 1 次。上药后，除阴道内分泌物增多外，一般均无不良反应。

患者经内服、外用共 1 年后，患处腐物全部脱净，溃疡面愈合，表面变光滑，食欲正常，自觉症状全部消失，于 1976 年 11 月再次经医院复查，活检结果："未见癌细胞"。为巩固疗效，又坚持服中药 1 年，于 1977 年 12 月出院。追访至 1989 年 12 月，患者仍健在，达 14 年之久。[9]

参考文献

〔1〕郭福魁等：妇科生殖器恶性肿瘤治验举隅,《北京中医》1987：(2)：44

〔2〕陈东阳等。中药治愈宫颈癌放射疗法后遗直肠反应症 1 例,《江西中医药》1983：(3)：34

〔3〕陈明信：二虫藻汤治疗子宫癌 12 例,《湖北中医杂志》1985：(4)：

28～29

〔4〕丁希海等:辨病治疗中晚期子宫颈癌34例报告,《黑龙江中医药》1986:(2):22

〔5〕许菊秀:宫颈癌广泛转移治验,《湖北中医杂志》1983:(1):65

〔6〕李景顺等:子宫颈癌临床治验举隅,《上海中医药杂志》1984:(9):9

〔7〕杨明胜:子宫颈癌治验1例,《甘肃中医学院学报》1993:(2):30

〔8〕李晓艳:宫颈癌切除术后放疗不良反应验案,《新中医》1991:(2):42～43

〔9〕韩先知:黄中槐治疗癌症经验,《浙江中医杂志》1991:(6):278～279

第十八章 卵巢癌

卵巢癌的发生在妇科恶性肿瘤中占第三位，近年来其死亡率有缓慢上升趋势。本病可发生在任何年龄的妇女，大多数发生在卵巢功能旺盛时期，次为由旺盛转衰时期，卵巢功能尚未开始的幼年时期发病率较低。本病属中医学"癥瘕"的范畴。

卵巢癌最常见的症状是腹部增大、腹水或盆腔肿块。有的患者可出现腹部不适，腹痛或阴道流血等。对于任何原因不明的腹水、腹内肿块及腹痛，都应当进行彻底的检查，尤其是绝经期前后的妇女，更应该重视。本病还常发生尿路刺激症状、腹部不适、恶心及消化不良等症状，对此也要高度警惕。本病经体检、细胞学检查、超声检查及 CT 检查等即可确诊。

案一 右卵巢颗粒细胞癌 II 期术后复发

李××，女，46 岁，患者于 1983 年底发现腹部肿物。同年 12 月 8 日在医院进行手术，病理诊断为右卵巢颗粒细胞癌 III 期，做双侧附件及部分大网膜切除术，术后化疗一个疗程。1984 年 2 月，作 B 超，报告结果为"子宫右侧与子宫相连稍偏前上方，可探及一肿块约 4×4 平方厘米。怀疑：可能为原肿瘤遗留或生长。患者求诊中医。刻诊：面色晦暗无华，气短乏力，不思饮食，情志郁闷，语声低微，大便溏薄，舌质淡，边有齿痕，苔白薄腻，脉沉细无力。血象：白细胞 2.5×10^9/L，血红蛋白 90g/L，血小板 80×10^9/L。辨证为气血亏虚，脾肾不足。治以益气养血，补益脾肾，佐以抗肿瘤之法。

处方：生黄芪30克，党参15克，太子参15克，白术15克，黄精15克，山药30克，砂仁8克，女贞子30克，枸杞子15克，当归20克，阿胶10克，桑寄生15克，土茯苓30克，急性子15克，益母草30克，水红花20克，楮实子30克，生牡蛎20克，抽芦葫20克，茜草15克，每日4剂，煎药60分钟。分2次服。

服药9天后，患者白细胞升至4.3×10^9/L，血小板100×10^9/L，血红蛋白100g/L。服药三个月后，患者自感体力增加，饮食改善，精神转佳，体重增加。患者边服中药边进行化疗，一年内共化疗3个疗程。根据患者化疗反应，肝功损伤等症状，随症加减用药。如恶心加竹茹、代赭石、半夏；腰脊疼痛加狗脊、川断；胁肋隐痛，肝功谷丙转氨酶高加石见穿、胆草、川楝子、茵陈、五味子。患者坚持服药三年，1986年4月在医院做B型超声波检查，未见子宫旁肿块。此后患者能坚持半日工作，自我感觉良好。[1]

案二　双卵巢宫内膜样癌Ⅲ期术后

齐××，女，58岁。患者自1983年1月始，自感小腹部疼痛，2月份在医院就诊，触及小腹部肿物。3月，作B超检查发现腹部肿物，性质未定。4月到医院行双侧附件切除术。术后病理诊断为"双卵巢宫内膜样癌Ⅲ期"。1983年6月求诊中医。刻诊：心慌气短，四肢乏力，头晕自汗，贫血貌，小腹冷痛。舌质淡，苔薄白，脉沉细涩。辨证为气血不足、肺脾气虚。治以益气养血，补益脾肺，佐以抗肿瘤之法。

处方：生黄芪30克，党参15克，黄精15克，当归15克，山药30克，白术15克，生薏米15克，鸡血藤30克，枸杞子10克，女贞子30克；浮小麦20克，土茯苓30克，夏枯草30克，石见穿30克，益母草30克。蚤休10克。刘寄奴15克，桑寄生15克，荔枝核20克，水红花子 30 克，茜草 30 克，急性子 15 克。

服药半年后，患者症状明显好转，饮食增加，小腹痛减轻，心慌气短，头晕自汗等症状消失，体重增加 20 余千克。患者共服药近千剂，多次到某医院复查，未发现肿瘤复发。1986 年 6 月 16 日在医院作宫颈防癌涂片未见癌细胞。[1]

案三 右侧卵巢无性细胞瘤

王××，女，20 岁。1979 年 1 月 2 日初诊。患者于沐浴时感到腹部膨大异常。至妇幼保健院检查，发现大量腹水，即入院。于 1978 年 9 月 5 日手术，病理切片证实为右侧卵巢无性细胞瘤。由于腹水多，另侧卵巢目视也远较正常为大。征得家属同意进行子宫及双侧附件全切。手术后作过 5 - 氟尿嘧啶等化疗并照光各一个疗程。出院时医院认为患者年轻及病的恶性程度较高，估计生命维持不能长久，约活半年。初诊时患者极度消瘦，精神差，胃纳差，失眠，头发脱落严重，腰酸，不能坐。白细胞低，血沉高。面色苍黄，口嗌干燥，脉软苔薄舌红，乃以补气血益脾肾并抗癌为法。

处方：太子参 12 克，丹参 12 克，茯神 12 克，炙甘草 9 克，白术 9 克，黄芪 12 克，干地黄 15 克，鸡血藤 18 克，天冬 12 克，猫人参 24 克，半枝莲 12 克，薏仁 30 克，炒麦芽 18 克。

患者服药半个月后，面色渐正，胃纳展，睡眠亦安，腰瘪减轻，白细胞正常，乃仍以扶正祛邪为主。以党参易太子参，北沙参易天冬，酌加猪苓，平地木，并以杜仲、川断、六味地黄丸包煎代干地黄。以后复诊处方大致在此范围进出加减。一年后，检查血沉均属正常。患者恢复工作，坚持服药六载，健康如常。[2]

案四　双侧卵巢癌Ⅲ期伴转移

沈××，女，42岁。患者半年前，右下腹疼痛，触及有包块。在医院诊治，确诊为"双侧卵巢癌Ⅲ期"。剖腹作子宫全切术，术中发现肠壁、系膜、膀胱均有转移。遂收腹腔关闭。患者疼痛依然如故，本人要求出院，于1977年7月24日求诊中医，症见：急性病容，萎黄消瘦，精神不佳，右下腹扪得包块如拳大，硬胀、压痛明显，阴道不规则出血，白带多，舌苔黄、白腻，脉沉数微滞，饮食稍可，肝脾未扪及。处以桂枝茯苓丸加味。

处方：桂枝、茯苓、丹皮、桃仁、赤芍、乳香、没药、昆布、海藻、鳖甲、小锯锯藤。嘱服3帖。

患者复诊硬痛稍轻，继服3帖，硬痛大减，有消散之势，效不更方，乘机续进。大便秘结加枳实、大黄；食欲差加健曲、山楂。继用上方，前后两个月，包块基本消失，又续服一月停药，渐能参加家务劳动。随访六年余，健康状况良好。[3]

案五　卵巢黏液性囊腺癌伴胸膜转移

李××，女，60岁。1984年5月8日初诊。主诉：不规则发热半年多。咳嗽，喘息，胸闷，气促，不能平卧，腹胀满头痛，有包块，不思食，食后胀甚。当年二月底住院，X线片示：两肺叶呈大片边缘不规则致密影，肋膈角闭塞，大量胸腔积液。超声波示：右侧7～10肋间探及液平7厘米、左侧8～9肋间可探及4厘米左右液平。心电图无异常。诊断为双侧渗出性胸膜炎。住院40日，经青链霉素等治疗无效。又去医院，检查血沉为50mm/h，痰浓缩找抗酸杆菌（－），胸部两侧血性胸水，抽水后迅速增长。胸水常规：红细胞75.5g/L，白细胞1.1×

10^9/L，李凡他试验（＋），蛋白 46.8g/L，乳酸脱氢酶（LDH）800 U/L，胸水离心找到癌细胞。X 线片示：右第五前肋下为一片致密阴影、右近心缘有一块影上缘为内高外低，纵膈无移位，两肺门淋巴结似有肿大，左侧未见明显块影。腹部可扣及 14×10×10 立方厘米包块，X 线平片下腹块影约 14×10 平方厘米，中度腹水，肠未见异常。穿刺腹水中找到癌细胞。诊断：卵巢恶性肿瘤（卵巢黏液性囊腺癌）。已达晚期，胸膜转移，不宜手术。住院 17 日，经西医对症治疗，效果欠佳，后出院。求诊中医。

病史：去年一度出现类月经式阴道出血，数日自愈。体检：体温 38.6℃，脉搏 98 次/分，呼吸 26 次/分，血压 15.7/9.1kPa。患者一般状况极差，精神萎顿，呼吸迫促，面部轻度浮肿，全身淋巴结肿大，肋间饱满，呼吸运动受限、叩呈浊音，腹胀满、叩呈浊音，肝在肋下 2 厘米、剑突下 3 厘米，质软，无压痛；脾刚可扣及。下腹部扣及 14×10×10 立方厘米包块，表面不平，质硬，不活动、无压痛。两下肢中度凹陷性水肿。血红蛋白 85g/L，红细胞 $3×10^{12}$/L，白细胞 $3.6×10^9$/L，中性粒细胞 54%，淋巴细胞 46%。小便蛋白（＋）。

中医诊断：患者面黯，形容萎顿，胸满气促，腹部隆满，可触及积块大如覆碗，型硬不移，舌质淡紫，舌苔薄白，脉细而数。证属气阴两虚，营卫失和，阴虚内热，湿邪暗侵，久恋入络，脉络阻塞，气滞血凝，日久成积。法当扶正固本，祛瘀散结，余用家传秘方"消症散"，此方有扶正养阴，活血化瘀，软坚散积之功。

附"消症散"方：

方1：乌梅、红花、龟板、川芎、鳖甲、地龙各60克，露蜂房、鸦胆子、乌贼骨各30克，海藻、玳瑁各40克。分三次按药顺序置陈古瓦上，再覆盖一瓦，以武火煅焦，共研细末，分120包，每日2次，每次1包。

方2：蟾酥1克，分剪成120小块（约如1/3芝麻大），每日2次，每次 1 小块，与 1 方末药同服。

方 3：蜂王浆 120 克或蜂蜜 360 克，每次以浆 1 克或蜜 3 克加开水半杯送服 1 与 2 方药。

西医给以卡那霉素、核酪，每日肌注 1 次，复合维生素 B 与维生素 C 口服等。

患者经治疗 5 日后，气促减轻，可以平卧。至 20 日精神状况稍好转，体温降至正常，呼吸气促减轻。乃停卡那霉素、核酪。继续服消症散至百日，胸满气促消失、可以下地活动、扶杖可行数百步。半年后复查：血沉 40mm/h，血红蛋白 105g/L，红细胞 3.6×10^{12}/L，白细胞 4.2×10^9/L，分类：中性粒细胞 50%，淋巴细胞 50%。超声波右侧胸 8、9 肋间可探及 4 厘米液平、下腹部可探及 $5 \times 7 \times 7$ 立方厘米包块反射波。继续服消症散 5 剂。

至 1985 年 7 月 15 日，胸、腹 X 线片示：右侧胸腔积液、上界约第 8 后肋平、左无异常。下腹部块影约 10×10 平方厘米，未见其他异常。血沉 20mm/h、白细胞 5×10^9/L，一切症状基本好转，浮肿全部消退。患者此后继续服用消症散。[4]

案六　卵巢癌伴盆腔侧壁转移

祝××，女，39 岁。患者 1965 年夏，自感小腹部有一包块，时有微痛，1966 年 4 月渐见增大，随之疼痛增剧，遂到医院检查。怀疑为"子宫肌瘤恶性变"，嘱到上级医院作进一步检查。当月下旬到医院作病理活检，诊为"卵巢黏液性囊腺癌"，结论是"子宫附件癌、已向盆侧壁转移，无法手术"。嘱回家营养调理，以冀带病延年。五月上旬求诊中医。初诊见患者消瘦，面色晦暗，卧床呻吟，小腹约有两拳大一包块胀痛，扪之凹凸不平，发热微汗，五心烦热，夜间口干咽燥，纳差，7~8 日未解大便，舌质偏红、苔少薄，脉沉细略数。诊为血滞气瘀之症。以活血止痛软坚通便为先，拟桃仁承气汤加味：桃仁 15 克，赤芍、大黄（后下）、芒硝（冲），玄胡、五灵脂、当归、木通各 12 克。

药后症状未减。患者悲伤忧郁，致胁肋胀痛，乃于上方中加入疏肝解郁之柴胡、陈皮，服后胁肋胀痛减轻，余症如故，且出汗增多，见苔薄舌欠红润，可能为柴陈辛燥伤津所致。遂改用增液承气汤加味，并另用高丽参 10 克（炖），嘱其在欲便前服，以防汗出气脱。服药次日解大便 2 次，腹痛稍减，汗出已止。仍舌红欠津，脉细数无力。即改用固本与扶脾养胃法调治，10 剂后，食欲增强，舌苔已转润，脉沉细数，但较前有力。见其胃气已起，即以抵当汤加味。

因缺虻虫、水蛭，故拟方：三棱、莪术各 15 克，土鳖虫、大黄（后下）、当归、赤芍、红花、桃仁、枳壳各 10 克，川牛膝 12 克。服 5 剂。

未见好转，即嘱继服上方外，加用云母石 90 克，阳起石 18 克生研为末混匀，每次用汤药送服 12 克，三剂后患者阴道有少量恶血流，色紫黑极臭，小腹阵痛递减。

处方：三棱、莪术、土鳖虫各 90 克，桃仁、红花、当归、赤芍、大黄、阳起石、川牛膝各 60 克，枳壳 30 克，云母石 120 克。共研细末饭糊丸，日服 3 次，每次服 18 克，温开水送服。

并针对病情，拟用养脾胃、溢肝肾为治，前后共服汤药 30 余剂，丸药四粒。共用云母石 1 斤 9 两，阳起石 8 两 6 钱，治疗 2 月余，小腹包块逐渐缩小，饮食如常，后患者因久病厌药，自行停药。小腹包块尚残存如鸡卵大，但无任何不适，残块竟不药自消，继两次催促复查，1968 年春始到医院作脱落细胞检查，未发现癌细胞。历 17 年仍健在。[5]

参考文献

〔1〕郭福魁等:妇科生殖器官恶性肿瘤治验举隅,《北京中医》1987:(2):44

〔2〕何任:肿瘤扶正祛邪法蠡测,《浙江中医学院学报》1983:(1):1~4

〔3〕刘淑泽:桂枝茯苓丸加味治愈子宫癌,《四川中医》1984:2(2):21

〔4〕吴克仁:治疗卵巢癌胸膜转移1例初步报告,《四川中医》1988:6(1):13

〔5〕周慕白:卵巢癌验案1则,《新中医》1984:(10):15

第十九章　绒毛膜癌

绒毛膜癌是一种高度恶性肿瘤，50%来源于葡萄胎块后，25%发生于流产后，22.5%于正常分娩后，2.5%于宫外孕后。其特点是滋养细胞失去原来绒毛或葡萄样组织结构，散落式侵入子宫肌层，造成局部破坏，并由此转移至其他部位，引起严重后果。检查时通常子宫呈不规则增大，病灶位于子宫壁内，或子宫颈、阴道、输卵管等。本病属中医学的"崩漏"、"症瘕"、"鬼胎"等病的范畴。

常见症状为葡萄胎、流产或足月产后，阴道持续不规则出血，量多少不定，可并发贫血或失血性休克。本病经妇科检查、实验室检查等即可确诊。

案一　绒癌伴输卵管与阑尾受累

宋××，女，37岁，农民。1970年6月28日初诊，因不规则阴道流血伴腹痛、腰痛半年，加重1个月，于1969年4月16日在医院查治。经尿妊娠试验、刮宫物病检，证实为绒癌。随行子宫全切加右侧附件及阑尾切除术（输卵管与阑尾已受累）。术后即予6MP 100毫克，1日3次，连续10天。同年5月13日出院，检查称右侧增厚，有轻压痛。术后2个月，阴道有紫色结节，施用"天皂合剂"（该院自制锭栓剂）后渐消失，然出现阴道不规则出血数次、量少。以后常感满腹疼痛，右下腹较著，并咯血数口，但胸透未见明显异常。术后6个月，检见阴道顶部伤口愈合良好，但高低不平。术后1年（1970年6月），时

有发热，腹痛加剧，腹胀，大小便均不甚通畅，右下腹可扪及 11 ×
10 ×6 立方厘米大小包块，活动差，拟为绒癌转移。胸透数次，未见转
移灶。因患者处于衰竭状态，医院认为不适宜放疗，故动员其回家。后
病情逐渐加重，腹痛腹胀，连及腰背，日夜呼号，夜间尤重，口干苦欲
饮，饮入即吐，纳食少进，大便干结，小便涩痛难解。面色晦黯，形体
羸瘦，腹膨胀，满腹压痛，坚硬如石。舌暗红，苔黄微腻，脉滑数，重
按无力。证属阴虚内热，痰湿阻滞。因腹胀痛难当，呕吐不止，遂予针
刺，以挽厄急于顷刻。

取内关、气海、关元、中脘、足三里、三阴交等穴。行针 5 分钟，
留针 30 分钟，遂痛缓。越 4 小时后又发，再予针刺，痛又缓解。则此
每日针刺 2 ~3 次，连续 5 天。在痛缓呕止时，内服中药。

处方：当归、贯众、紫草各 18 克，赤芍、川楝子、黄药子各 15
克，天花粉、鳖甲、石见穿、菝葜各 30 克，北沙参、玄胡索各 12 克，
蜂房 9 克，甘草 6 克。加水适量，浸泡 1 小时，文火煎取两汁，分服，
每日 1 剂。

此后据证情而稍作损益。同时外敷硝矾散，以清热毒，决壅滞，化
瘀散结，通络止痛。予硝矾散：皮硝 60 克，明矾、胆矾、雄黄各 30
克，琥珀、乳香、没药、生南星、黄连各 15 克，牙皂 9 克，蟾酥、冰
片各 5 克。共研细末，备用。以猪胆汁、醋各半，调成糊状，摊于患
处，厚 0.3 ~0.5 厘米，包扎固定，药干后再滴入胆汁与醋，保持药糊
湿润。每日换药料 1 次。

患者经治周余，腹痛渐止，包块渐软、缩小，热除呕止，纳谷已
馨，二便较前通畅。于 1970 年 10 月又发现右乳房出现一肿块，2 ×2 平
方厘米大小，微痛，质中，可活动。以前方合逍遥散出入 10 余剂，加
神农丸。外敷同前。同时针蒯肩井、少海、内关等穴，计 6 次。至 1971
年 2 月 2 日，腹部及乳房包块全消，诸症皆除。再赴该院复查，各项检
查均属正常。为恐复燃，后又间断服用神农丸及逍遥丸约 2 月，即未再

治，但患者一切如常人，能胜任田间及家务劳动，已存活 15 年。[1]

案二　葡萄胎后转为子宫绒癌

杨×，女，41 岁，技术员。患者 1975 年 5 月因妊娠入院。住院后，作人工流产术时，发现为葡萄胎，取子宫内膜进行活检，确诊为"葡萄胎后转为子宫绒毛膜上皮癌早期"，建议：作子宫和输卵管全切术，化疗，服中药治疗等。患者同意中药治疗，于 1975 年底求诊中医，治疗年余而愈。嘱患者继续治疗 1 年，以巩固疗效，先后多次复查 5 年余，未见复发。

治疗经过：

（1）行经期用药着重疏肝调气，养血逐瘀，并根据寒热虚实状况用药。选用膈下逐瘀汤，过期饮，四乌汤，桂枝茯苓丸，失笑散等方为基础加减化裁。

（2）停经期用药着重调肝养血，益气健脾，辅以行气止痛，化痰除湿之品，随证施治。以柴芍六君子汤、六君子汤、完带汤、柴胡疏肝散、参苓白术散、补中益气汤、平胃散等方加减。

（3）常服方剂：蓖麻蛋糕汤、白花蛇茶饮。同时，运用柴胡、桂枝、银翘、桑菊等剂以应付四时感冒。

①蓖麻蛋糕汤：蓖麻子仁 3 个（捣碎），鸡蛋 1 个；制法及服法：将鸡蛋顶端挑一拇指大小孔，把捣碎之蓖麻子仁放入蛋内，搅拌匀后，用纸封洞口，然后将蛋立放瓷盅内预制小铁环上固定，加水于盅内（勿令水浸入纸封蛋洞口）。再加热煮蛋 40 分钟，去蛋壳，趁热顿服；或将制好之蛋放甑上蒸熟也可。

②白花蛇茶饮：白花蛇舌草 31 克；制法及服法：将白花蛇舌草熬水，代茶频饮，每日 1 剂。[2]

案三　子宫绒毛膜癌术后转移

朱××，女，46岁，工人。患者于1974年做人流术，术后近半月流血不止，到医院作妇科检查，取病理活检诊断为"子宫绒毛膜癌"。在该院行子宫全切术，术后情况尚好，只是长期纳差。1980年4月7日，患者突感腹痛、头晕、恶心，同时发现外阴部有鸽卵大小包块，怀疑是肿瘤转移，遂去医院妇科检查，发现左侧小腹内有3×3.5平方厘米肿块，外阴部有2×2.5平方厘米肿块，局部表皮呈紫色，取标本活检为"子宫绒毛膜癌术后转移"而作化疗。化疗3次后，病情未见好转，患者自感周身不适，软弱无力，恶心呕吐，腹痛加剧，肿块未见缩小。反有增大。当即停药并建议中药治疗。患者于1980年5月14日求诊中医。

一诊：见慢性病容，面色少华，形体瘦弱，头晕目眩。恶心呕吐，二便尚可。脉弦细，舌淡红少苔。证属肝郁气滞，气血两虚。治以疏肝散结，双补气血。

处方：柴胡10克，川楝子10克，元胡10克，当归12克，丹参21克，鳖甲21克，煅牡蛎20克，甲珠10克，全虫10克，旱莲草30克，桂圆肉12克，熟地15克，薏苡仁15克，半枝莲30克，急性子15克。每天1剂，水煎分3次服，并嘱患者服药期间，停用其他疗法。

二诊：患者服前方60剂后。病情大有好转，疼痛基本消失，精神振作，脉弦细，舌淡苔白，手触包块渐见缩小，质软。思其效不更方，宗原意，以上方加减出入。

处方：柴胡10克，郁金10克，当归10克，丹参15克，王不留行15克。莪术10克，僵蚕10克，黄芪15克，桂圆肉12克，首乌15克，山药15克，枣皮10克，白花蛇舌草30克。30剂，服法与上方同。并佐以灵芝糖浆、归脾丸。

此方连续服用近 5 月余。同年 12 月 20 日，患者复查，其面色转为红润，腹痛、头晕呕吐等症状消失，食欲已增，脉细弱，舌淡红，苔薄白；手触其腹部未见包块。旋即嘱患者去医院检查，结果腹内肿块及外阴部肿块均有消失，外阴表皮正常，癌肿术后转移基本治愈。随访 2 年，情况良好。[3]

参考文献

〔1〕蒋立基等：绒癌术后局部转移存活 15 年，《上海中医药杂志》1986：(3)：13

〔2〕宋道儒：早期子宫绒毛幔上皮癌验案，《四川中医》1983：(4)：29

〔3〕董瑞雄：子宫绒毛膜癌术后转移治验 1 则，《中医杂志》1984：(1)：34

第二十章　软骨肉瘤

软骨肉瘤是由肉瘤性软骨母细胞及软骨基质构成的恶性肿瘤，在软骨基质内常发生钙化、骨化。在整个发展过程中，保持其软骨本质，起源于骨内的软骨肉瘤，称中央型软骨肉瘤；而发生于骨表面的，称周围型软骨肉瘤，常发生于骨盆。此外尚有原发、继发之分，原发性软骨肉瘤在骨内一开始即为恶性，占10%，而继发性软骨肉瘤由良性软骨性病灶转变而来。本病多发生于男性，以11～60岁为多见。软骨肉瘤属于中医学"骨瘤"、"骨疽"、"瘿瘤"、"石瘤""肉瘤"等病的范畴。

本病以局部疼痛和肿块为主要症状。患骨被扩张或穿破后，可摸得肿块，肿块质硬，表面光滑，增大后表现凹凸不平，若病损接近关节，关节功能将发生障碍，如迅速穿破骨皮质，加暴发性，则恶性程度高。由良性变为软骨肉瘤，病程较长，出现骤然疼痛、影响食欲和睡眠，局部迅速增大。本病经 X 线等检查即可确诊。

案一　上颌骨软骨肉瘤

张×，男，37岁，1985年8月5日初诊。主诉：左面部红肿热痛，手术刀口溢脓血4个月，加重1个月。病史：4个月前患者左面部起一红肿包块，在医院治不见效，于1985年4月2日住肿瘤医院。经抗感染及消炎治疗不见好转，转入上级医院头颈科，7次拍片均报告上颌骨软骨肉瘤，4次病理检查亦找到癌细胞，为肉芽组织，诊断为左上颌骨软骨肉瘤，于4月24日上午在全麻下行左上颌骨部分及瘤体切除术。5月9日，即术后12天，情况欠佳，于5月25日行癌根治术。7月10日刀口愈合出院。8月5日患者因刀口及口腔内溢脓血，又去医院复查，留院拟做癌扩大根治术。因患者及家属不同意，8月23日自动出院，于9月5日请中医治疗。

症见：左面部紫红发热，肿胀疼痛，面肌麻木紧张，感觉迟钝，刀口及口腔内脓血外溢，伴头痛、语言不利，睁眼不能。大便干燥三四日1次，尿短赤。舌苔黄厚腻无津，脉弦数有力。辨证：患者素有烟酒嗜好，喜食辛辣，体内痰热蕴结，血热湿壅盛已属无疑；外因酷暑炎热，外邪郁于筋骨肌肉之间，内外合邪，互结为患。治则：清心泻火，凉血涤痰，消肿止痛。

以金匮泻心汤治之：大黄12克，黄连10克，黄芩15克，丹皮15克，栀子15克，大贝18克。10剂，水煎日服1剂。

另外，口腔内敷黄连粉（黄连30克，羚羊粉5克），将药面撒于牙托纱布上，每日换药3次，连用10天。

9月15日，左面部紫红肿痛发热明显减轻，脓血减少，左眼已可增大，大便日1次，脉弦滑数，舌红苔黄腻，嘱继用前方治疗半月。

9月30日，面部红肿已消，肤色如常。面肌已不紧张，感觉恢复正常，刀口溢脓血已消失。大便稀，日2次。脉滑舌淡红苔薄黄。唯感周身乏力。此乃湿热毒邪已清，正气亦虚，更方如下：

太子参15克，生地15克，黄连6克，大贝10克。甘草10克。10剂，水煎服，日1剂。

外敷药继用，每日换药2次。

10月11日，患者精神好，面色如常人，其他均正常。上方继服半月，停外敷药。12月5日，患者一切如常。自10月21日恢复工作，停药观察。1986年3月18日赴医院复查，该医院头颈科医生对治疗结果表示满意。随访4年，情况良好，继续上班工作。[1]

参考文献

〔1〕陈秀琴：上颌骨软骨肉瘤，《山东中医杂志》1987：(3)：42

第二十一章　骨肉瘤

　　骨肉瘤是一种特殊结缔组织肉瘤，在发展过程中可以形成骨样组织和骨组织，可发生于骨的内部，也可发生于骨的表面。一般只指发生于骨的内部和中央的肿瘤，发生于骨表面的，则称皮质旁骨肉瘤。骨肉瘤占原发性恶性骨肿瘤的第一位，患者男女之比约 1.5:1，年龄以 10 ~ 20 岁最多见。其次是 21 ~ 30 岁。本病属于中医学的"骨瘤"、"骨疽"、"瘿瘤"、"石瘤"等病的范畴。

　　本病早期以局部疼痛为特征，起初常呈间歇性疼痛，随即为持续性疼痛渐趋剧烈，有时钻痛难忍，尤以夜间明显，影响睡眠。2 ~ 3 月后局部出现肿块，随着肿瘤的增大和扩展，可形成偏心性纺锤状肿胀，硬度不一，硬化型如坚石，溶骨型如橡皮，并带有弹性，肿瘤外面的皮肤紧致光滑发亮，浅静脉怒张和扭曲。患肢常因肿瘤侵犯使活动受限，肌肉萎缩，功能障碍，下肢出现跛行。全身症状有消瘦、贫血、发热、恶病质等，如有胸痛、咳嗽和咯血是发生肺转移的晚期症状。本病经 X 线等检查即可确诊。

案一　溶骨肉瘤

　　赵×，男，48 岁，农民。1980 年 11 月 20 日初诊。右臀部疼痛 9 个月，加重 1 月，呈针刺样疼痛，逐渐出现跛行，行走困难，午后发烧，曾在当地医院以髋关节结核治疗无效，后经上一级医院确诊为溶骨肉瘤，欲行手术，因家属疑虑重重，于 1980 年 12 月 11 日求诊中医。

检查：营养差，恶液质，呈痛苦面容，右腹股沟触及蚕豆大淋巴结，质软可移动，右下肢伸直呈被动体位，臀部及下肢肌肉萎缩，髋关节中心呈菱形肿胀，固定不能移动，硬度中等，边缘不清，皮肤紧张发亮，略有弹性，表浅静脉略怒张，局部皮温与健侧基本相等，伸屈度均为"0"，右臀部大转子处压痛（＋＋＋），舌淡、苔白腻，脉细涩略数。20年前右臀部有弹片创伤史。X线拍片：右股骨大转子，股骨颈及股骨头均呈溶骨性破坏吸收，髋臼亦有吸收表现，关节面消失，周围无死骨，亦无明显硬化灶。血沉30mm/h，血碱性磷酸酶48U。临床诊断：溶骨肉瘤。入院后除用西药支持治疗外，根据右臀部疼痛，肿胀，舌淡、苔白腻，脉细小涩等脉证，诊为股阴疽，属寒湿之邪乘虚而入，久而化热，骨肉瘀腐。拟以益气温经，行瘀利窍之法调治。药用内托酒煎汤加味。

处方：黄芪（盐水拌炒）、当归，生地、土鳖虫、血竭各10克，连翘、木瓜、牛子各6克，柴胡、羌活、肉桂、黄柏、升麻甘草各3克。白酒为引，日1剂。外用荞面、葱白各半，捣黏敷患处。

经3个月治疗，患者疼痛消失，右下肢可轻微活动，但肿瘤缩小不明显，此乃寒湿渐除，脉络稍通。宜滋补肾阴。活血散坚，方用调元肾气丸。

处方：鹿角胶、酒熟地各120克。山萸、山药、丹皮、茯苓各60克，泽泻、麦冬、人参、当归、龙骨、地骨皮、知母（童便炒）、海藻、土鳖虫、血竭各30克，砂仁、木香各10克、猪苓40克，黄柏15克（盐水炒），共研细末，蜜丸重12克，早晚各1丸。

外用太乙紫金锭：雄黄、朱砂、麝香各10克，五倍子、山慈姑各60克，大戟45克，千金子40克（去油），共研细末，加糯米汁，调和，软硬适中，用面杆或清洁木棒捣千余下，至光润为度，每锭3克，阴干装瓶备用，用时水泡调成糊状敷患处，每日1次。

1981年4月复诊：患者因坐卧湿地自觉右下肢疼痛发凉脉细涩略

迟，舌淡、苔白腻，此乃复感寒湿之故，急投温经散寒之内托酒煎汤加味，同时内服丸剂。

1981年5月，上药无效，肿瘤逐渐增大，局部温度升高，皮色青紫，富有弹性，疼痛加剧，舌红、苔薄黄而腻，脉滑数。此乃化热成脓，继而破溃，流出瓜瓤汁约300毫升。伴有气短、头昏、自汗、渴不欲饮，身体极度衰弱，舌质红、苔花薄少津。证属气血津液大伤，治拟除继续滋补肾阴和外用引流外，急投甘温除大热，大补气血之当归补血汤加味，并以西药抗感染，输液，输血，对症，支持救危式治疗。

1981年7月，经2个月的抢救治疗，患者伤口血性分泌物逐渐减少，疼痛减弱，局部肿块较前缩小，体质略有好转，查体：白细胞 $9 \times 10^9/L$，中性粒细胞56%～69%，淋巴细胞31%～44%，血红蛋白100～125g/L，碱性磷酸酶71U，血沉45mm/h，X片报告：右股骨头及大转子均消失，股骨上移，上段骨纹不清，与1980年11月20日片相比较，有明显好转。胸片报告无转移病灶，右肺有轻度胸膜炎表现，据此患者已有生机，继拟补肾丸剂和外用及西药对症处理，以观后效。

1981年10月，经上述治疗，患者精神转佳，局部伤口愈合，肿块消失，亦无痛感，并能下床扶持活动。查体：白细胞 $6.7 \times 10^9/L$，中性粒细胞68%，淋巴细胞28%，单核细胞4%，血沉16mm/h，碱性磷酸酶12.7U，血小板计数 $200 \times 10^9/L$，小便正常，X线骨与胸片基本同7月报告。

1981年11月，患者臀部与右下肢肌肉萎缩现象基本恢复，并能缓慢步行半公里，由于病理性脱位所致右足轻度跛行，余无不适，一切正常而愈出院，此后一切正常。[1]

参考文献

〔1〕贺清义等:溶骨肉瘤治验,《陕西中医》1992:3(12):74～76

第二十二章　鳞状细胞癌

鳞状细胞癌，是发生于皮肤和黏膜的一种恶性肿瘤，多由于长期慢性刺激，如日光照射、接触沥青、煤焦油等所致。此外本病的发生亦与遗传及免疫有关。属中医学"翻花疮"等病的范畴。

鳞癌很少发生在正常皮肤和黏膜上，多发生在慢性溃疡、黏膜白斑、着色性干皮病等的基础上。最初的表现是浸润变硬，以后变成结节、斑块或疣状损害，有时破溃形成溃疡，表面呈菜花样增殖。本病发展较快，边缘往往不清，多有浸润呈污秽色。分化良好的肿瘤常呈乳头瘤状，早期表面往往结痂，痂脱形成溃疡，多有脓性分泌物，易出血，不易愈合，且有恶臭。本病根据临床表现结合病理组织检查，大都可以确诊。

案一　皮肤分化性鳞状上皮细胞癌

周××，男，56 岁，农民。1979 年 8 月 20 日初诊。患者腰部初起生一小肿块，疼痛。后肿块僵硬，逐渐增大，伴有溃疡。当时按皮肤溃疡处理，给服抗生素，维生素 E，加局部换药后，溃疡缩小，但硬块如前。表面不平，时有出血。1980 年 5 月 16 日又行电灼治疗，即时肿块灼除，但不久局部又长出高低不平之乳头状肿物，上盖血痂，有痛痒感，流少量脂水。在二年时间内，曾数处求治无效。来本院门诊三次后，亦未见疗效，故于 1981 年 10 月 28 日作病理检验，确诊为皮肤分化性鳞状上皮细胞癌。于同年 10 月 15 日开始用枯矾散加减治疗。

处方：枯矾 30 克，黄柏粉 10 克，煅石膏 20 克，黄升丹 10 克，共研细末备用，用熟菜油调成糊状外敷，每日 2 次，同时不用其他药物。

患者半月后复诊，疮面较前平坦，瘙痒出血之状已明显好转。又嘱其间日外用二月，肿疮愈合，局部皮肤光整，硬块基本消除，患者照常参加劳动。后随访，病情稳定。[1]

案二　皮肤鳞状上皮细胞癌

方××，男，82 岁、瓦工。1972 年某医院组织切片检查，确诊为皮肤鳞状上皮细胞癌，经广谱抗生素及局部清洁处理，用药 3 年余无向愈趋势。于同年 5 月入院就诊。刻诊左太阳穴近鬓发区有扁圆形溃疡，直径为 5 厘米，明，深 0.2 厘米。中心部分肉芽组织豁出，表面覆盖暗红色变性皮肤，充满淡黄色浸润液，诊为鳞片状上皮细胞皮肤癌。辨证为：肝肺毒火，郁而不宣，营卫不和致气血凝涩，久治不愈，酿成恶疮。治宜活血除火，祛痰生肌。

处方：煅人中白 6 克，大梅片 2 克，研细末备用。

用法：每日以淡盐水局部清创后，将上药粉均匀撒在溃疡面上，并以红霉素软膏纱布覆盖，固定。每日换药 1 次。

用药 7 天，溃面逐渐干燥，缩小，隆起肉芽亦渐见平萎。用药半月，完全结疤痊愈，鬓发生长。随访 10 年，未见复发。[2]

案三　左足底鳞状上皮细胞癌

罗××，男，79 岁，退休职工。1981 年 12 月 9 日初诊：据述 1978 年 5 月 5 日左足底被鱼骨刺入皮肤后，未作处理，引起皮肤感染，形成溃疡。日后经常反复发作，在医院换药治疗近 1 年，创口仍不愈合。至 1918 年 10 月 21 日由医院作病理切片检查，证实为左足底鳞状上皮细胞癌Ⅰ级。1981年11月25日转至肿瘤医院，曾以冷冻疗法合并抗生素治疗。左足底溃疡性鳞癌无好转，局部呈大片坏死，左脚不能着地，痛苦难忍。后要求中医治疗。但见左足肿胀，底部外侧缘有鸡蛋大菜花样增殖性肿块，约15×5×2立方厘米。界限较清楚，边缘不整齐，表面凹凸不平，质地坚硬固定，触痛，色紫暗，周围红肿，中央部有糜烂之坏死组织，并有浆液物渗出，味臭。左腹股沟可触及肿大之淋巴结，大如蚕豆，压痛。辨证：左足底溃疡恶变，局部坏死，肿胀疼痛，行走不利，精神萎靡，面色无华，夜寐不安，舌苔薄腻，脉濡而细。证乃高年气血不足，湿热瘀积化毒。急则治其标，当以和营化瘀利湿解毒为治。

处方：生地、当归各12克，赤芍、丹参、川牛膝、僵蚕、银花各9克，蒲公英、白花蛇舌草、汉防己、茯苓皮各30克，赤小豆60克，干蟾皮6克，制乳香、没药、甘草各4.5克。

外用：金黄膏、千金散。

1981年12月22日二诊：服上方10帖后。左足底溃疡分泌物减少，创口渐清，溃疡面较前平整，肿胀疼痛均减，纳谷尚可，唯夜间仍不安寐，舌苔薄腻，脉滑。证属湿热瘀积，治拟化瘀利湿，清热解毒，佐以安神。上方去蒲公英，加磁石30克、夜交藤12克、红花4.5克。续服7帖。外用同上。

1981年12月31日三诊：经外敷内服，创面局部腐肉已净，疼痛明显减轻，尚能步行，但左腹股沟仍可扪及肿大之淋巴结。饮食二便正常，薄腻之苔已化，质胖边齿印，脉滑。痼疾已有转望之机，虑高年之体，气血不足，拟益气化瘀，利湿解毒为治。

处方：党参、黄芪、当归、赤芍、丹参、川牛膝、僵蚕、银花各9克，生地20克，蒲公英、蛇舌草各30克，赤小豆60克，茯苓皮15克。干蟾皮6克，甘草4.5克。继服10剂。外用同上。

1982年1月16日四诊：溃疡性癌肿之紫暗块脱落。仅有少许脓性分泌物，周围尚有隐痛，舌脉如前。证属余毒未清，故守前方，加制乳香、没药各3克，继服10帖。

外用：玉红膏、千金散、桃花散各等分。

1982年2月6日五诊：左足底鳞癌经治疗2个月。创面明显缩小，新肌渐生，创面平坦，脓水已尽，肿大之腹股沟淋巴结消退，目前行走时偶有隐痛。舌苔薄白，脉滑。药症相等，继服原方加米仁30克，以善其后。

外用：玉红膏、桃花散。

1982年2月15日检查：左足底溃疡面已愈合。3周后复诊，见左底平足复。[3]

参考文献

〔1〕黄永昌：枯矾散加减外治皮肤鳞验案，《陕西中医》1984：(4)17

〔2〕章传义：皮肤鳞状上皮细胞癌症治录，《上海中医药杂志》1986：5(2)23

〔3〕谢秋声等：左侧足底鳞状上皮细胞癌1例治验，《上海中医药杂志》1984：(1)24

第二十三章 恶性黑色素瘤

恶性黑色素瘤简称恶黑瘤，是一种来源于黑色素细胞的高度恶性肿瘤。起病隐袭，误诊率高，预后很差，临床比较少见。常发生在皮肤和临近皮肤的黏膜，眼球的色素膜和脑膜的脉络膜丛，亦可见于消化道黏膜及手足等处，本病发病率约占皮肤恶性肿瘤的 1% 左右。恶性黑色素瘤属中国医学"脱疽"或"历疽"的范畴。

黑色素瘤来源于黑色素细胞，头面部、四肢多见。其他部位也有发生。从黑色素痣恶变到黑色素瘤的病变过程大约几个月至十年。局部黑色素痣长大，色素加深，隆起丘状或结节状，色调不匀，周围出现炎性反应或散在深黑色斑点，易结痂或破溃出血，均要考虑有恶变的可能。对交界性痣要密切观察，其恶性标志是：黑痣在短期内很快长大，色素明显加深，并且向四周扩散，痣上面的毛骤然自行脱落，并且有瘙痒感觉，病变周围出现颗粒性结节或卫星结节，所属淋巴结增大，有些患者可以出现区域性淋巴结转移或远处器官转移。本病经病活检可确诊。

案一 晚期恶性黑色素瘤并转移

刘××，男，75 岁。1988 年 4 月 24 日初诊。患者右下眼睑中点、离睫毛半厘米外，自幼即生一黑痣，大如粟，近半月渐长大，有痒痛感，自用手指甲抓破，五六天后，黑痣骤然长大如花生米，色素加深，并向周围放射状扩展，瘤上之毛脱落。病理活体检查确诊为"晚期恶性黑色素瘤，可见病灶转移"。建议立即做手术切除治疗。因其家属考虑年老体弱，拒绝手术。症见瘤大如蚕豆，局部溃烂，疮面污秽，气味恶臭，周围可见颗粒结节。头昏痛，右眼难睁，视力由 0.5 降至 0.05。发热盗汗，纳差消瘦，神疲乏力，呈痛苦面容。大便燥结，小便短赤。舌质紫绛而干、无苔，脉细数无苔，脉细数无力。证属热毒蕴结，肝肾阴虚。治以补气养血，滋阴清热，化瘀解毒。

内服：生草乌 10 克，重楼 30 克，上二味用童便浸泡 72 小时，晒干研末，每次服 2～5 克，饭后温开水送服。饭前用红参 10 克，田七、水牛角（先煎）、生地、玄参、麦冬各 15 克，鹿胶（烊）20。煎水服，每日 1 剂，煎服 3 次。

外用：鱼眼草、石韦、骨碎补各 10 克，浸泡于 75% 酒精 100 毫升内。3 天后，用消毒棉签蘸湿外擦，日擦次数不限。

经 5 天的治疗，瘤体及溃疡面均缩小 1/4，周围结节减少，其余诸症均有好转之势，面有喜色。守方续治，至 5 月 14 日，瘤体及周围结节全消，溃疡愈合，余症消失，视力恢复，精神、体质如常，能做家务事。嘱每日临睡前用六神丸 1 支合冰糖适量含服，晨起服鹿茸口服液 2 支以善后。追访年余，患者饮食起居正常，精神较好，无任何不适，与前判若两人。[1]

案二　恶性黑色素瘤术后复发

胡××，女，39 岁。患者 1974 年底背脊中偏下生一黑色素瘤，初如豆，渐长如指尖大，越年夏洗澡发痒搔破，迅长大如鸽卵，微痛。医院经做活检，诊断为"黑色素恶性瘤。"手术切除后，伤口很快愈合。三月后又在伤口外长出 3 个黑点，又到医院检查，亦说是该病。又将这 3 个黑瘤割去，不久又在原发灶长出黑色素瘤来，经医院手术切除，不久又长。医生都不再同意手术，于是求诊中医，中医以祛瘀化痰，软坚抗癌，以黑化黑，以皮行皮之剂。

处方：秦当归 30 克，玄参 30 克，银花 30 克，陈皮 30 克，紫荆皮 30 克，牡蛎 30 克，贝母 30 克，儿茶 15 克，夏枯草 60 克，黑木耳 30 克，黄药子 30 克，半枝莲 60 克。

上方连服 20 剂，病情好转，背上黑色素瘤渐次缩小，饮食起居接近常人，面色红活，可是黑色素瘤还存在，并感腰痛，又予处方如下：

黑耳子 30 克，木贼 30 克，玄参 12 克，牡蛎 30 克，夏枯草 60 克，橘红 12 克，重楼 30 克，荆皮 30 克，半枝莲 60 克，蛇莓 60 克，白花蛇舌草 60 克。

函诉：上方又服 20 剂，瘤体又再缩小。但腰部及原发病灶仍有点见痛，其他基本正常。

处方：首乌 30 克，狗脊 30 克，荆皮 30 克，木贼 15 克，重楼 30 克，玄参 15 克，牡蛎 20 克，蛇莓 50 克，半枝莲 60 克，蛇舌草 60 克，黑木耳 30 克。

上方服 13 剂，患者黑色素瘤全部消失。又到医院检查，病愈。[2]

案三　左足底恶性黑色素瘤

舒××，男，50 岁。淑浦县祖市天乡柳溪村民。患者 1990 年 10 月 22 日左足底跖趾关节处不明原因生 1 个黄豆大小疮疖，以针挑破后日渐长大，疼痛亦日益加重，1 月后高出皮肤 3 厘米状似核桃，约 2×2 平方厘米大小，左足不能着地，经中西医多方治疗无效，于 1991 年 3 月 14 日在医院手术切除，1 月后原处复长出一硬块，高出皮肤 5 厘米左右，坚硬如石，状如鸡卵，肿块顶端塌陷，色黝黑无光泽，边缘呈菜花样外翻，患足疼痛难忍、彻夜不眠。于 1991 年 4 月 30 日求诊中医。5 月 4 日切片医院病理科活检报告：恶性黑色素瘤。患者拒绝手术截肢。后中医以活蟾蜍大者 1 只剖其腹加丹药连同内脏敷之，每日 2 次，早晚更换，第 2 天肿块穿破，第 4 天分离脱落，8 天后伤口脓尽，局部颜色由暗黑转红润，皮肤由硬变软，新生的皮瓣弹性较好，于5月19日步行出院。[3]

案四　左足底恶性黑色素瘤

严××，女，64岁，干部。患者1972年6月19日入院，入院前三年，发现左足底生一黑色结节，如绿豆大，增长较快，后溃破，有奇臭，经医院病理切片诊断为恶性黑色素瘤，入院检查：左足底第二趾基底部肿块约3.5×3×1立方厘米大小，疮面有少量黑色分泌物，奇臭，左侧腹股沟淋巴结肿如蚕豆大小。

治疗经过：上五虎丹糊剂两次，两周后，肿瘤组织坏死脱落，继上红升丹，每两天换药一次，内服菊藻丸，三个月后疮面完全愈合，切片复查报告为：大量炎性细胞，未见恶性黑色素瘤细胞。出院时检查，原左腹股沟肿大的淋巴结已消失，共住院118天，临床治愈出院。多次追访，患者全身情况好，局部组织柔软、光滑、平整、未发现转移现象。[4]

案五　左背部恶性黑色素瘤

孙××，男，47岁，工人。患者1973年6月2日入院，入院前三年左背部长一新生物，如绿豆大，增长迅速。以后在周围出现几个卫星病灶，最大的约3×4×0.5立方厘米，色紫红，不疼痛，经医院病理切片报告为恶性黑色素瘤。

治疗经过：局部上五虎丹钉剂2次，每次上两个半枝，含丹量约3克，肿瘤组织坏死脱落，继上红升丹以促使疮面愈合，每两天换药1次，过后服菊藻丸及破瘀软坚，抗癌解毒的中药。

处方：生地、银花各12克，紫草、漏芦、三棱、莪术、归尾，菊花各 9 克，土茯苓 15 克。

患者共服 50 多剂，疮面愈合平整。住院 10 天，临床治愈。[4]

案六 右大腿恶性黑色素瘤术后复发

李××，男，35 岁，工人。患者 1974 年 6 月 11 日入院。入院前 10 年，发现右大腿生一黑色素瘤，分别于 1964 年和 1972 年 2 次行局部切除；第 2 次术后仅 1 月又复发，右侧腹股沟淋巴结肿大，曾赴肿瘤医院作局部广泛切除，并给予争光霉素治疗。3 月后，左臀部又生一黑色肿块，入院时该肿瘤约 2.5×1.5 平方厘米大小，质中等硬、边缘清楚，与皮肤不黏连。

治疗经过：上五虎丹糊剂 2 次，约含丹 1.5 克，两周后肿块组织坏死脱落，继上升丹，内服菊藻丸，于两月后，疮口完全愈合，瘢痕平整，切片复查，未见癌变。住院 81 天，临床治愈出院。[4]

处方：

（1）五虎丹糊剂：五虎丹结晶 1.2 克、蟾酥、主娘、斑蝥（去头足）各 0.5 克、洋金花 1 克、以浆糊 2 克调或糊状，涂于溃疡面，以普通膏药覆盖之。五虎丹由水银、白矾、青矾、牙硝各 180 克，食盐 90 克，按降丹法制，炼成白色结晶者为佳，以上配料可炼五虎丹 150 ~ 180 克。

（2）五虎丹钉剂：又名拔毒钉。药物组成及分量同糊剂，用米饭赋形，搓成两头尖的菱形钉剂，阴干备用，每支长 4 厘米，中间直径 0.3 厘米，重约 0.72 克，多用于突出皮肤的癌肿，在癌肿的基底部平插入癌肿的中央。视癌肿的大小一次插入 2 ~ 5 个半支，瘤肿大的分期插药，待第一次插药处肿块组织坏死脱落后再上第二次，然后用外科膏药覆盖之。

（3）红升丹：又名三仙丹，取水银 30 克，白矾 24 克，火硝 21 克，按升丹法炼制，研末待用。癌瘤组织上五虎丹坏死脱落后，改用此丹，每次以少许撒于疮面，外贴普通膏药保保，每2天换药1次，直观疮面愈合。

（4）菊藻丸：菊花、海藻、三棱、莪术、党参、黄芪、银花、山豆根、山慈姑、漏芦、黄连100克，蚤休、马蔺子各175克、制马钱子、制蜈蚣各50克、紫草25克，熟大黄15克。共研细末，用紫石英1000克，煅红置于2000克黄醋水中，冷却后将其过滤，以此醋为丸，如梧桐子大，每日2~3次，每次25~30粒，饭后一小时温开水送服，禁食刺激性食物。[4]

参考文献

〔1〕柳克在:治疗晚期恶性黑色素瘤1例,《浙江中医杂志》1991:26(11):498

〔2〕鄢荣光:黑色素瘤治验,《四川中医》1993:1(5):42

〔3〕毛世友:蟾蜍治疗恶性肿瘤2则,《湖南中医杂志》1992:8(1):35

〔4〕肖国士等:肖柿荣治疗恶性黑色素瘤的经验,《湖北中医杂志》1982:14~15

第二十四章　恶性淋巴瘤

恶性淋巴瘤在我国并不少见。据一些调查资料表明，本病在常见恶性肿瘤中占第九位（男性）和第十一位（女性）。本病常发生于青壮年。属于中医学的"阴疽"、"石疽"、"恶核"、"瘰疬"、"失荣"等病的范畴。

本病以淋巴结肿大为首发症状者最多，少数患者以周身症状如消瘦，体弱、食欲不振，发烧、瘙痒、水肿等为首发病症。就诊时，大部分患者可见淋巴结肿大，一般发病较急，淋巴结生长较快，可1个或多个淋巴结肿大。肿块表面平滑，质如橡胶，增长硕大时可互相融合，呈分叶状，鲜见破溃。一般为膨胀性生长，除压迫邻近器官（如气管、上腔静脉、小肠等）而产生相应症状外，少见疼痛及其他症状。受累淋巴结以颈部（包括颌下及锁骨上窝）最多，而后依次为腋窝、腹股沟、腹内，纵膈、滑车上等处。晚期可见淋巴结受累。除淋巴结外，尚可见肝脾肿大，胸腔积液、皮肤病变、黄疸、腹水、肠梗阻、肾盂积水、上腔静脉梗阻、截瘫等。晚期见恶病质。本病经化验检查、病理学检查、器械检查等即可确诊。

案一　横结肠肠系膜淋巴结恶性淋巴瘤

左××，男，43岁。1980年10月10日入院。患者上腹隐痛不适，纳差，大便燥结、重坠已半年。此次腹痛便秘10天，加重1天。体检：右上腹可扪及7×6平方厘米2包块，质硬，边界清楚，压痛，移动性小。一周后行剖腹探查，见腹腔 6×8×8 立方厘米巨大包块，质硬，表面凹凸不平，边界不清，包块与后腹膜广泛黏连，不能分离，系膜附近淋巴结肿大，手术无法切除，仅取系膜附近一淋巴结行病理检查，即关闭腹腔。病理诊断报告："横结肠肠系膜淋巴结恶性淋巴瘤（淋巴母细胞型）。"

10 月 21 日求诊中医。症见腹痛有包块，便秘，阵发性绞痛，脉弦大，苔黄腻，舌质红。诊断为症积。以大柴胡汤加减和解少阳，疏通胃腑，清热解毒，活血化瘀，破癥消积。

处方：柴胡、赤芍、黄芩各 12 克，枳壳、滇芪、地龙各 15 克，大黄 4 克，水蛭 3～6 克（酥研末吞），蛴螬、土鳖虫各 6 克，半枝莲15～30 克。黄药子 10 克，藤梨根 15～20 克，虻虫 1～12 克。日服 1 剂，水煎分 3 次空腹服。

至翌年 1 月 20 日，服药 101 剂后，腹痛及腹部包块消失，饭食、二便，舌脉恢复正常。即停药观察三月，健康如常人。仍以前方加减服 20 剂，以巩固疗效。七年后随访，仍健在。[1]

案二　右大腿恶性淋巴瘤

刘××，男，80 岁。四川省合江县人民医院干部。1980 年 7 月中旬初诊。自述右腹股沟包块切除术后 1 周，因不耐"化疗"而要求服用中药。患者于 40 天前发现右侧腹股沟部有一绿豆大小之硬结，不疼痛，扣之不活动。1 周后，包块迅速增大。1980 年 6 月 13 日经医院检查发现：右侧腹股沟处，有长条形包块，约 10×225 平方厘米大小，质硬，无压痛，表面不光滑，与其底部相黏连。对包块抽液检查，发现大量淋巴细胞，于 1980 年 6 月 18 日，施行外科切除术。术后病理活检，据医院病理教研组病理诊断报告单报告："（右大腿）恶性淋巴瘤"。

1980 年 6 月 27 日使用化疗，至 7 月 11 日病情好转出院。住院期间采用化疗未见副作用。出院后继续按规定进行化疗，但患者出现持续性高热，白细胞急剧减少，被迫停止治疗，其后改用中药治疗。

根据《本经》斑蝥治"鼠瘘疮疽"之论，采用斑蝥蛋给予治疗：斑蝥 3 只（去头、足、翅、尾）、鸡蛋 1 个。炮制方法：将斑蝥置于鸡蛋内，装入瓷碗中，用文火蒸熟鸡蛋。

服法：去斑蝥，食鸡蛋。每天 1 次，连服 12 天为 1 疗程。服满 1 疗程后，间隔 3 天，继续进行第 2 疗程治疗。

患者坚持服用此方，未见毒副反应。1991 年接受健康检查，未见原病灶复发，其余系统亦未见严重疾患。[2]

案三 滤泡型恶性淋巴瘤

金××，女，67 岁。1984 年 4 月 6 日初诊。患者 1 个月前发现颈部有肿块，按之则痛，伴低烧。经医院作右颈淋巴结活检为：滤泡型恶性淋巴瘤，以大裂细胞为主。即求诊中医。查见两腋下及腹股沟部淋巴结肿大、质硬。轻压痛。体温 37.8℃，纳差，乏力，消瘦，脸色萎黄，舌光红少苔，脉细数偏弦。证属阴虚血热，毒瘀互结，正气亏损。治法：滋阴凉血，解毒散结，佐以益气。

处方：白花蛇舌草 100 克，夏枯草 60 克，山楂 50 克，首乌、鳖甲、丹皮、党参、半边莲、半枝莲各 30 克，薏苡仁 25 克，生地、白术、白芍、女贞子各 20 克。水煎服，每日 1 剂。

服药 1 周后，低热及疼痛止。为了明确诊断，患者又去肿瘤医院作左颈淋巴结活检，报告同前。治疗方案改为 CBOP 化疗配服中药治疗。间断化疗两个月，服上述中药 60 剂后，全身淋巴结缩小，但患者纳呆，食入即吐，极度消瘦，全身呈衰竭状态，毛发全秃，白细胞下降为 2.6×10^9/L。故停止化疗，继续服中药原方加减（食后若脘腹饱胀、纳呆加谷芽、陈皮；腹泻加山药、莲子、马齿苋、黄芪；口燥咽干加麦冬、黄精、白芽根、南北沙参；舌淡、苔薄少、脉缓减丹皮）连服120剂，全身肿大之淋巴结全部消失。毛发渐生长，纳食知味，面色转红，精神好转，体重增加。为了巩固疗效，主方续服半年，黑色新发长齐，生活自理，可操持一般家务。到医院复查：颈部、腋窝及两侧腹股沟淋巴结未触及。腹软，肝脾正常，白细胞升至5×10^9/L。[3]

案四 腹膜后恶性淋巴肉瘤

陈××，男，50岁，农民。患者于1983年11月17日因右下腹疼痛、痞满拒按，伴呕吐1天而住院治疗，诊为"急性阑尾炎"，拟行阑尾切除术。术中阑尾未见异常，探查发现右中腹膜后有一约$18 \times 15 \times 7$立方厘米大小之肿块，呈暗红色，表面弥漫性渗血，穿刺未见任何液体，腹腔内有少量血性渗出物。联合会诊，确诊为"腹膜后恶性淋巴肉瘤"。考虑条件，未作任何处理。术后7天出院，嘱其回家"调养"。出院之日，求诊中医。诊见：患者形体消瘦，气息微弱，表情苦楚，实属恶病质。诉病延年余，近两月来，腹痛腹胀日渐加剧，痛处不移，痞鞕拒按，伴头昏、眼花、肢体软弱，失眠，自汗，烦躁不安，纳食渐减，生活不能自理，苦不堪言，切其脉，沉细而涩，舌质淡红，边有齿痕、淤点，舌苔白而润。诊断：饮食失调，脾胃损伤，气滞血淤所致，病属癥瘕无疑。治当调理脾胃，消瘀散结。但由于患者医治不及时，拖延已久，邪实正虚，当务之急宜培其正气，寓攻于补，首拟四君加减为治。

处方：党参15克，黄芪20克，白术15克，茯苓15克，苡仁20克，浙贝母15克，延胡索10克。枳实10克，广木香5克，6剂。

二诊（12月29日）：患者服上药后，精神好转，腹胀腹痛减轻，痞鞕感觉稍有缓解，头昏、眼花、失眠等症均有机转，且纳食稍增，情绪转佳，唯右下腹仍感鞕满不适，胀痛绵绵。治当法随证变，改拟攻邪为主，寓补于攻之中，方选桂枝茯苓丸合四君子汤化裁。

处方：桂枝 10 克，茯苓 20 克，丹皮 10 克，桃仁 10 克，赤芍 10 克，党参 20 克，黄芪 20 克，白术 10 克，苡仁 21 克，广木香 5 克。嘱 40 剂。

患者此后腹胀腹痛、痞满大减，按之不拒，且无明显压痛，唯右腹仍感痞满不适。此后，效不更方，嘱守方隔日 1 剂，连服 2 月，以图缓治。

同年 10 月追访，病已痊愈，能参加生产劳动。经原手术医院复查，腹腔未见异常征象，各项理化检查亦属正常。[4]

案五　恶性淋巴瘤

李××，男，10 岁。患儿 1988 年 10 月下旬发现肝脾肿大，腹股沟及腋下淋巴结明显肿大，下腹内亦可触及有如杯大之肿块，随即转送医院治疗。该院确诊为恶性淋巴瘤后，即以化疗治疗。化疗不及 3 月，体弱难支，乃于 1989 年 4 月 21 日就诊。其时患儿语音低微，咽痛、齿松，面色㿠白，精神疲惫至极，虽用多种"升白"药，然而白细胞始终难以超过 $2 \times 10^9/L$。舌质干瘦淡白、舌面覆枯糙之黄腻苔，脉象虚数无力。证为痰毒内伏，凝结日久化为癌肿。治以解毒散结，化痰扶正。

处方：蒲公英 30 克，金银花 10 克，玄参 30 克，夏枯草 30 克，连翘 15 克，黄芪 30 克，红枣 100 克，生牡蛎 60 克，半枝莲 30 克，白花蛇舌草 30 克，炙甘草 10 克，3 剂。抗癌 6 号药粉 7 天量，每次化服 0.3 克。嘱其禁食公鸡、鲤鱼、虾、猪头肉等发物。

抗癌 6 号粉处方：人参、三七、蜈蚣、壁虎、黄芪、巴戟天、枸杞、肉桂、干姜、莪术，当归、香菌、橘红、砂仁、川贝、浙贝、三棱、乌梢蛇、鸡内金、生山甲（不要用火、砂炒等炮制）、沉香、建神曲、槟榔各等量，绿豆是上药总量的5倍，用小火煎煮，如中药西制之方法，制成颗粒状，视病之轻重，体质之强弱，成人每天不得超过2克，10岁以下小儿每天不得超过0.5克。

7天后复诊，服药后尚平稳，无任何不良反应。汤剂处方中加海藻30克，青黛3克（分次化服）。

7天后三诊，患儿咽痛齿松等症减轻，已能稍进食，"B超"提示：腹内肿块缩小约1厘米。续服上方1月，再服抗癌6号粉和4号抗癌丸1月，上午服粉，下午服丸。

注：4号抗癌丸即6号抗癌粉中等量的白花蛇舌草、半枝莲、七叶参、蚤休、大蒜、生姜、炼蜜为丸。

半月后四诊，患儿精神转佳，枯糙苔开始退化，唯血白细胞仍不及3×10^9/L，汤剂处方中红枣加至300克，再加山药30克，绞股蓝2克，两天服药1剂。再服抗癌6号粉和4号抗癌丸。

半月后五诊，患儿面色由白渐红润，舌质已近常人，汤剂处方中再加海藻30克，浙贝母10克。

1月后六诊，B超报告：腹内肿块又缩小1厘米，白细胞亦上升至5×10^9/L以上，汤剂处方红枣减为100克，仍为两天服药1剂。

1989年12月复诊，患儿近来连续感冒，出汗多，即以汤剂处方为主加金花30克，荆芥10克，板蓝根30克。连续服药1周，热退、汗止，渐趋正常。此后每月复诊1次，解毒清热大法不变，药味、药量根据当时症状酌情增减，病情稳定，精神日佳，体健如常人。1990年12月、1991年10月分别作全面检查。一切正常，腹内肿块消失，血白细胞处于正常值。[5]

案六　何杰金氏病

潘××，女，23岁。1966年8月26日初诊。患者于同年6月起，颈部、锁骨上、双腋下及腹股沟均出现肿大的淋巴结，大者如杨梅，质中，无疼痛，欠活动。经医院切片诊断为何杰金氏病，作放疗和化疗，住院43天。出院后双腋下肿块仍存，并伴有乏力、咽干、肝区痛、纳差、思寐、晨起多痰、小便量多等症。症见双腋下各有一块如花生米大，舌红苔薄黄，脉细弱，体温37.6℃。辨证为痰浊凝聚，气阴亏损。治以化痰软坚，补益气阴。

处方：海藻、昆布、土贝母、天葵子、夏枯草、炒白术、当归各9克，生牡蛎30克，海蛤壳、丹参各15克，淮山药、萍参各12克。

服药28剂后，两腋下肿块缩小变软，全身情况好转：再服21剂，腋下肿块消失。1966年10月31日赴医院复查，全身浅表淋巴结无肿块，为巩固疗效，仍以上方出入，续服药半年后，改为继续服药近一年。1986年12月5日复诊时仍未见复发现象，唯觉头昏乏力，继以益气化痰软坚散结治之。[6]

案七 恶性淋巴肉瘤（多发于腋下及腹股沟）

胡×，男，53岁，1977年5月9日初诊。患者1976年11月，发现左侧腋下淋巴结逐渐肿至如鸡蛋大，症觉头昏，精神萎靡不振，四肢无力，不欲饮食。7天后，右侧下淋巴结又同时肿大，并觉腋下胀痛，住院治疗。入院后，处以抗菌消炎镇痛等对症治疗。四天后，非但两腋下淋巴结肿大不减，且又出现两侧腹股沟淋巴结同时肿大，于入院的第六天即转院治疗。治法同前，病情未见好转，反而加剧，右侧腰部皮下又可摸及一肿结如鸭蛋大，并隆起皮肤、腹部、背部、皮下等处，先后出现数十个如黄豆或蚕豆大肿结，经医院作淋巴结切片活检，其结果报告为恶性淋巴瘤。在医院住院15天，于11月底转入肿瘤科。仍确诊为恶性淋巴肉瘤。住院治疗四个月后，腹部、背部等处的小肿结消失，但两腋下及两侧腹股沟的肿结仍未见好转。1977年4月18日出院回家改服中药治疗。

症见：颜面苍黄，体质消瘦，两腋下及两侧腹股沟和右侧腰部各有一肿结如杏核样大，皮色不红，推之不动，微有压痛，舌红少苔，脉细数无力。治宜清热解毒，软坚散结。

处方：天葵子12克，生牡蛎12克，玄参12克，黄柏9克，广皮6克，条芩9克，土茯苓9克，银花6克，生地12克，蒲公英6克，甘草5克。每天1剂，上下午各服1次。

外治法：生山奈、生川乌、生草乌各等份共磨，烧酒外搽肿结处，日数次。

1977年5月14日二诊：患者自述精神稍见好转，食欲渐进，大便已通，脉舌同前。宗前方减去广皮、黄柏、土茯苓，加赤芍，丹皮，每天1剂，共服30天。外治同前，坚持30天。并嘱以每五天食湖鸭（洋鸭）1只，生田七9克，研为细末，以鸭汤吞服，同时生食鸭胆。

1977年6月15日三诊：患者精神明显好转，食欲增进，睡眠好转，大便正常，各肿结部位已开始缩小，不要手杖能独立行走。仍宗前方内服方药每天1剂，仍以生田七粉9克对鸭汤吞服，每10天1次。停用外治法。

患者服药近1年时间，各淋巴肿结部位消失，精神、饮食均恢复如常，并于1978年7月上班，随访4年，健在如常。[7]

案八　十二指肠淋巴肉瘤

雷×，女，42岁，干部。患者于1972年2月开始，经常上腹部疼痛，同年12月3日经医院X线上消化道造影，初步诊为十二指肠淋巴肉瘤，并进行化疗。用药后疼痛减轻，但逐渐进食不利，继而出现肠梗阻，于1973年1月25日住院行剖腹探查术。术中见腹腔肿瘤广泛转移，已无法切除。即关闭腹腔。活检结果为"淋巴肉瘤"。曾放疗几次因全身瘙痒、高烧（39.8℃）而停止，病情日趋恶化，于1973年8月3日求诊中医。

症见精神萎靡、语声低微、身体消瘦（体重仅87斤）。自诉进食不利，上腹痛逐日加重，大便常通而不畅。两脉沉细弦，舌质淡，舌苔白厚而腻。特殊检查（注）：舌齿印（＋），腮齿印（＋），仅两拇指有微小甲印；两耳部结节（＋），胃脐压痛明显；皮肤有十余个小白点。诊为寒瘀毒结，肝气不舒，寒凝于内，使气血闭阻不通，日久毒结，聚而不散。治以辛温破淤驱毒攻下。

处方：三棱15克，莪术15克，桃仁25克，红花15克，枳壳12克，香附25克，海藻25克，牡蛎25克，肉桂15克，炮姜15克，附子15克，党参15克，熟地30克，二丑30克，槟榔30克，川军25克，元明粉（冲）25克。水煎2次，早晚服，另服成药如下：

化毒片（主要成分轻粉、红粉），每早空腹服5片；化郁丸（主要成分川军、巴豆、二丑，槟榔），间日早空腹服1付（服此药之日停服化毒片）；1213液（核桃树枝、龙葵的提取液）口服，每日100毫升。

配以化疗药口服：争光霉素每日1支（3万单位），5－氟尿嘧啶日10片（每片50毫克）。

服药后随大便排出大量黏冻状物及烂肉状物。三个月之后，一切不适症消失。1973年10月26日经医院上消化道造影复查，胃肠道钡餐通过良好，未见异常，体重增至118斤。患者此后完全恢复健康，一直坚持整天工作。精力很充沛，每天早晨坚持跑步。

注：三印、两触、一点诊法：三印是指甲印（指甲根部粉白色印记）、舌齿印（分别为舌两侧和颊两侧黏膜上牙齿挤压的痕迹）。三印与病症的寒热有内在联系，指甲印小（小于2毫米）有甲印的指数少（正常除小指外，其余八指都有），如八指无甲印，为寒性体质，癌症患者及久病体弱者多属此，反之为热性体质。两触：触胃脐（上腹部中脘穴及脐左旁一横指处）、触捻双耳部（耳甲艇、耳甲腔部位之肝脾

区）。两触主要辨淤滞之有无，如胃脐压痛（＋），说明积滞已成，可行攻下；耳部有结节、增厚，说明肝郁处血瘀阻。一点：皮肤白色斑点（小如小米粒，大如蚕豆粒），可见于大部分癌症患者，随着病情发展，数量也增多。[8]

案九　胃淋巴肉瘤

李×，男，46岁，干部。患者于1967年开始，上腹部经常疼痛，饥饿时明显。医院按十二指肠溃疡治疗一年无效，1968年3月经医院行胃切除术，病理检查为胃淋巴肉瘤。同年7月进行化疗、放疗，血液化验白细胞、血红蛋白均下降明显，停止上述治疗。同时发现有右腮腺及鼻咽部转移。1970年12月转来我院治疗。

症见：消瘦、精神不振，慢性痛苦病容。饮食差，上腹部疼痛、头痛。两脉沉细弦紧。舌质淡红，舌面有纵横深裂纹。苔白腻。特殊检查：舌齿印，腮齿印（＋）；十指皆有小甲印，甲色紫红（此为融合甲印，主上热下寒）；两耳部结节（＋），胃脐压痛十分明显；皮肤小白点数个。诊为寒热瘀滞毒。治以辛热祛寒，破瘀攻毒，并引火以归元。

处方：油桂10克，干姜30克，附子30克，乌药10克。小茴香20克，熟地30克，桃红各10克，三棱15克，莪术15克，升麻10克，二丑30克，槟榔30克。川军15克，元明粉（冲）15克。水煎2次，早晚服。

另服成药：化毒片，日3～5片，新瘤丸（主要成分轻粉、红粉、斑蝥、蟾酥），日30～60丸；扶正丸（参茸制剂），1～2付；1213液，每日口服100毫升。

患者服药后大便排出黏冻状及烂肉状物很多。二年后一切不适症消失。随访15年，仍健在。[8]

案十 软腭淋巴肉瘤

吴×，男，42岁，干部。患者于1962年10月开始咽部疼痛不适，并发现左侧软腭部有一肿物。以后肿物增大，疼痛加剧、吞咽困难，仅可进流质食物。医院确诊为软腭淋巴肉瘤。放疗、化疗不到两周时间，恶心呕吐不能食等胃肠道反应严重即停止。1962年11月复诊。

症见：精神萎靡，面色㿠白，消瘦（体重87斤）。一个月来仅能勉强进食流质食物。软腭肿物如鸡蛋黄大小，质坚硬。两脉沉细弦紧，舌质淡，苔白腻。特殊检查：舌齿印（＋），腮齿印（＋），右耳廓结节（＋），胃脐压痛（＋），十指全无甲印。证属寒瘀毒结，正气虚损。治以辛热破瘀攻毒，兼扶正气。

处方：肉桂15克，干姜15克，附子15克，山豆根10克，马勃6克，牛子10克，党参15克，桃仁15克，红花10克，三棱15克，莪术15克，川军15克，元胡粉冲12克，厚朴15克，枳实15克，熟地30克。

另配化毒丸：轻粉30克，桃仁10克，川连10克，槐角10克，杏仁10克，连翘10克，大蜂房3个，川军10克。共研细末，炼蜜为丸，分为10剂，每日2剂，早晚各1剂。每日再服汤药1剂。

服药10天后，软腭肿瘤脱落从口中吐出，又继续服消瘤丸（主要成分为全蝎、蜈蚣、僵蚕、天麻），每日10~30丸；化郁丸间日半剂。2~3个月后，软腭部破伤面完全愈合如常，随访20余年，体健如常。[8]

案十一 何杰金氏病

来××，男性，62岁。患者因颈部、颌下淋巴结及扁桃腺肿大20

余年、不规则发热 2 年余，咽痛 1 周，于 1989 年 10 月 23 日入院。患者体温 38.5℃。形体消瘦，面色潮红，精神萎靡，咽红，两侧扁桃腺Ⅲ度肿大，伴炎性渗出。颌下、颈部及耳后下方淋巴结似蚕豆和核桃大数枚，部分融合在一起，质硬光滑，无压痛，不活动，表皮无红肿。腋下及腹股沟淋巴结 1~2 厘米大数枚，质中光滑。口角略左偏，脾脏肿大，全身皮肤黏膜无出血点及皮疹。周围血象；血红蛋白 122g/L，红细胞 4.03×10^{12}/L，白细胞总数 2.865×10^9/L，杆状核细胞 15%，分叶核细胞 16%，嗜酸性粒细胞 52%，淋巴细胞 10%，单核细胞 7%，血小板 3.64×10^{12}/L，嗜酸粒细胞直接计数 0.748×10^9/L，IgG 18.18g/L，IgA 2.58g/L，IgM 0.05g/L，IgD 0.105g/L，CH50 108U/mL，C3 1.03g/L，抗核抗体（荧光法）（－），混合花环实验 T 细胞 73%，嗜碱性粒细胞 9%，中性粒细胞 17%，，抗 EB 病毒抗体（－），Coombs 试验直接（＋），抗 C3（＋）。右颈部淋巴结活检及胃髓涂片均可见 R－S 细胞浸润。根据 1971 年 AnnArbor 分期法可确诊为何杰全氏病Ⅳ期 B。

治疗方法：初期：属痰凝热毒，以清热解毒、化痰软坚法。

处方：柴胡 10 克，黄芩 10 克，连翘 10 克，板蓝根 30 克，升麻 10 克，马勃 6 克，玄参 10 克，桔梗 6 克，白僵蚕 12 克，蒲公英 30 克，生龙骨、生牡蛎各 15 克，冰球子 30 克。每日 1 剂，水煎取汁，分 2 次服用，共 17 剂。

后期：属气亏血损，肝肾不足，以益气养阴、健脾补血为法。

处方：党参 12 克，黄芪 15 克，白术 10 克。全当归 12 克，细生地 10 克，赤芍、白芍各 10 克，制黄精 15 克，大川芎 10 克，茯苓 12 克，大枣 20 克，炙甘草 6 克，炒谷芽、炒麦芽各 15 克。共服 33 剂。同时给予小剂量 COPP 方案（环磷酰胺、长春新碱、甲基苄肼，强的松）联合化疗，共三次，（不完整性），分别为 5、4、9 天。

治疗结果：患者热退，临床上精神食欲好转，全身浅表淋巴结消退。脾脏缩小，诸证悉除。因患者急于出院、憾拒做骨髓涂片复查。[9]

参考文献

〔1〕杨济民:恶性淋巴瘤一例报告,《四川中医》1988:6(7):42

〔2〕曾明清:恶性淋巴瘤术后服斑蝥蛋存活 12 年 1 例报告,《成都中医学院学报》1992:15(3):27(3)

〔3〕王正雨等:中药配合化疗治愈恶性淋巴瘤,《四川中医》1988:6(4):31

〔4〕冯友麒:恶性淋巴肉瘤1 则,《湖南中医杂志》1987:(2):42

〔5〕朱曾柏:癌症医案3 则,《中医杂志》1993(4):211~213

〔6〕裘钦豪等:潘国贤教授运用化痰软坚法治疗肿瘤的经验,《浙江中医学院学报》1981:(2):22

〔7〕朱子梅等:恶性淋巴肉瘤治验,《江西中医药》1987:(5):35

〔8〕孙秉严:恶性淋巴瘤治疗 4 例,《中医药学报》1985:(4):27~28

〔9〕王士林:何杰金氏病治验,《上海中医药杂志》1991:(3):16

第二十五章 脑肿瘤

脑肿瘤是颅内原发性肿瘤和转移性肿瘤的总称。能引起颅内压增高和脑组织损害。脑瘤的起源主要是神经组织的胶质细胞、脑膜组织、脑神经，其他来自先天性残余组织、垂体腺、血管组织等，以及从其他脏器转移来的或从邻近组织肿瘤侵入颅内的肿瘤。儿童脑瘤的发生率比成人高，约占全身肿瘤的7%。本病属于中医学的"真头痛"、"癫狂"、"头风"等病的范畴。

临床表现为：

（1）颅内压增高症状：表现为头痛、呕吐、视神经乳头水肿。

（2）精神症状：患者对周围事物反应淡漠、迟钝、记忆、思维能力低下，定向力、理解力减退。严重者有痴呆、嗜睡、意识障碍。

（3）抽搐发作：由肿瘤刺激引起，多为慢性生长的良性肿瘤，可以有大发作，患者突然昏倒，四肢抽搐，口吐白沫，小便失禁。也可以是局限性发作，患者神志清醒，只有一肢或一侧上肢抽搐。

（4）复视及外展神经麻痹：是颅内压增高的表现，患者视物有双影。

（5）体征变化：脑瘤发展到晚期，或有急性颅内压增高时，常出现血压升高，脉搏慢而有力，吸呼慢或不规则，提示病情危急。

（6）脑疝：当肿瘤增大，颅内压严重增高，脑组织受压移位时，有一部分脑组织从颅腔内的裂隙中突到另一腔隙，称谓脑疝，会压迫脑干的呼吸心跳中枢，这是病情危险的紧急信号，临床常见的脑疝有颞叶钩回疝、小脑扁桃体疝等。

本病组经脑脊液压力测量、化验、细胞病理检查、头颅X线平片及 CT 等检查即可确诊。

案一　右顶区恶性肿瘤

舒××，男，73 岁。

患者自 1981 年 10 月起常有左侧肢体抽搐伴有短暂意识丧失，小便失禁，口角歪斜。同年 11 月去医院诊治。检查：左侧鼻唇沟变浅，舌向左偏歪，肌力 5 级，左肌张力 > 右，膝反射左 > 右，左侧巴氏征阳性，霍夫曼氏征阳性。1982 年 2 月医院脑 CT 扫描报告：5 ~ 7 厘米层面上顶见颞区有范围较大的低密度区，压迫脑室系统向左移位。增强后见顶区有一高密度阴影，内有囊腔。结论：右顶区占位，恶性肿瘤可能转移。患者于 1982 年 2 月 18 日入院初诊，见左下肢跛行，左手有时抽搐，抬举受限，脉细软，苔薄滑腻、舌质淡红、舌体胖。证属中气虚弱，痰瘀互结，清阳受扰，络脉痹阻。治拟益气化瘀，软坚消肿。

处方：生黄芪 30 克，当归 9 克，赤白芍各 12 克，瓜蒌皮 15 克，留行子 15 克，夏枯草 15 克，海藻 15 克，生牡蛎 30 克，生南星 30 克，蛇六谷 30 克（先煎），蜂房 12 克，香白芷 12 克，补骨脂 12 克，薜荔果 15 克。9 剂。另 7011 药水口服。

二诊：服药后诸恙稍减，但夜尿较频、予原方加菟丝子 30 克。摄胸片发现左肺门旁一个较大阴影，密度较深，边缘清楚，但不光滑。诊断：左肺癌颅内转移。

服上药年余后，患者抽搐明显减少，可自行千米之多，纳谷渐香。1982 年 12 月 16 日医院作脑电图检查，示两半球明显不对称，右侧慢于左侧，有大量 α 波，一些 δ 波，以后右中央区后颞部明显。1983 年 12 月 3 日复诊时行走如常人，左手能抬举到头上。脉细，苔薄、舌质淡红胖有齿印。再拟补阳还五汤加味。

处方：生黄芪 60 克，当归 9 克，白芍 12 克，留行子 15 克，川芎 勺克，地龙 30 克，蜂房 12 克，七叶一枝花 15 克，鬼箭羽 15 克，菟丝子30克，锁阳15克，薜荔果30克，炮山甲12克，白蒺藜15克，白芷12克。

1984年19月9日复查：患者服药后面色红润，可打15分钟太极拳。[1]

案二　左中颅窝脑膜瘤

钟××，女，42岁。

患者于1981年3月24日，因脑内占位病变接受开颅手术，病理报告为左颞脑膜瘤部分肉瘤变。1981年6月11日求诊中医。1981年11月29日医院脑CT扫描报告为"左中颅窝脑膜瘤残留"。

初诊：主诉头痛阵作，有时难以忍受，间或头目昏眩、腰酸腿软，口干目糊，咽中常觉有痰，脉细带数，苔薄、舌质偏红。肝肾阴虚，水不涵木，肝阳亢越，木火上扰。治拟滋阴养肝，软坚化痰消肿。

处方：生地30克，熟地24克，女贞子15克，杞子9克，生南星15克，蛇六谷30克，天葵子30克，夏枯草12克，海藻12克，生牡蛎30克，赤芍12克，丹皮6克，白蒺藜15克，象贝母12克。

经用上方连续治疗，病情好转明显。1983年9月29日且1984年6月6日两次CT检查示残留灶明显缩小。1984年10月6日、1984年11月3日医院两次CT复查均未见肿瘤复发。患者活动如常人，面色红润、食欲、睡眠均良好。患者此后一直服药，以巩固疗效。随访4年6个月，健康如常。[1]

案三　转移性脑癌癫狂

孙××，女，34岁。

1984年7月13日因左上肺未分化大细胞癌行全肺切除根治术。术后一个月，下腹出现阵发性剧痛，两次住院诊断为"转移性卵巢囊肿瘤"，久服中药，腹痛缓解，而肿块则继续增大。患者 1985 年 3 月 5 日开始，反复出现阵发性全身痉挛，四肢抽搐，口吐白沫，神志不清，小便失禁。曾用多种镇静剂治疗无效，日渐恶化，1985 年 4 月 6 日急诊入院。每天抽搐多达 8~9 次。半月后，狂躁不安，不识亲疏，打人骂人，昼夜不寐，时欲跳楼。故予约束，有时沉默痴呆，独自嬉笑。

体检：神志朦胧，反应迟钝，记忆丧失，面色无华，舌苔白腻，脉滑偏弦。浅表淋巴结未触及。听诊：心脏未发现异常，右肺呼吸音代偿性增强，肝脾未触及。右下腹中部可扪及一个球状肿块，1.5×14×12 立方厘米，质硬，边界尚清楚，两眼底未见异常。

胸片：右肺未见浸润性病变，左肺术后未见异常。

B 超：①右上腹实质性肿块，②盆腔肿块中心液化。

CT：左顶叶深部近中线处有一增强的小圆形占位病变。

诊断：左侧转移性脑肿瘤，癫痫、精神型；转移性卵巢肿瘤。

辨证：风痰毒邪，上聚脑腑，下结下焦，痰迷心窍，肝风内动。方法：祛风散结，消痰开窍，化疗解毒，熄风定惊，控制颅内高压，佐以扶助正气。

西药治疗：①定期化疗：环巳亚硝脲 120 毫克 + COF 方案 + COT × 800 毫克，长春新碱 1 毫克，5 - 氟尿嘧啶 500 毫克，静脉滴，至今已作 7 次。②控制颅内高压：20% 甘露醇 250 毫升加地塞米松 20 毫克，静脉滴。症状改善后，改用 50% 盐水甘油 100 毫升，地塞米松 10 毫克，日服 3 次。③镇静止痉：三氟啦嗪，鲁米那钠，冬眠灵等。④支持疗法：补液，维生素 C 等。

中药治疗：重用"威灵仙合剂"。

处方：威灵仙，苡米、八月札各 30 克，蚤休、橘叶、郁金各 15 克，党参、白术、白芍、茯苓各 9 克，浓煎至 300 毫升，每次 20 毫升，日服 3 次。

抽搐用羚羊钩藤汤加减，煎服；狂躁用生铁落饮加减，煎服；化疗时加扶正药。

疗效观察：患者经上治疗 3 天后，抽搐日渐缓解，第 4 天完全控制。20 天后，狂躁渐转平静，1 个月后神志渐清，记忆力逐日恢复。8 月 6 日及 1986 年 1 月 4 日 CT 复查：双侧未见占位病变，左侧占位的肿块已消失。1895 年 11 月 24 日出院。此后患者恢复良好。[2]

案四　鞍内嫌色细胞瘤

徐××，女，37 岁，工人。1986 年 3 月 24 日初诊。

患者 3 个月前，感头昏，双目视力减退，远视力左眼 0.1，右眼 0.7，在五官科住院治疗半月，未见疗效，出院时双目红赤，视物模糊。1986 年 2 月 25 日到医院摄片检查，侧位平片：示蝶鞍前后径及深径增大，后床突向前稍向上移位；断层片：示蝶鞍扩大，鞍底骨质模糊，骨质破坏，诊断：鞍内占位性病变。1986 年 3 月 14 日在医院作 CT 检查。颅脑 CT 扫描，见蝶鞍增大，密度减低，CT 值为 61HU。结合平片，诊断为：①空蝶鞍，②鞍内嫌色细胞瘤。医生建议住院手术治疗，患者不愿接受而求治于余。

诊见：头昏，头左侧由太阳穴至头顶至后脑如织布梭来回钻痛，双目红赤，视物不清，精神紧张，舌质紫暗，脉细弦偏数。此由瘤凝瘀阻，清窍闭塞，风火上扰所致，治以化痰散结，活血祛瘀，平肝熄风法。

处方：僵蚕、全蝎各 6 克，归尾、赤芍、桃仁、红花、天麻、青蒿、黄芩各 15 克，丹参 15 克，连翘 24 克，金银花、白花蛇舌草、钩藤（后下）各 30 克，每日 1 剂，水煎服。

患者连服 2 月后，自觉头痛渐除，双目红赤已退，视力明显好转，但仍时感头昏、失眠、多梦、倦怠无力。肝肾亏虚之象明显，拟上方去青蒿，黄芩、连翘、金银花，加蜈蚣 2 条，丹皮 6 克，女贞子、旱莲草、潼蒺藜各 10 克，连服 4 个月，诸证皆失，远视力左 1.2、右 1.5。后以上方制丸剂 1 料，服 2 月以巩固疗效。1991 年 1 月 18 日在我院摄片复查：见蝶鞍扩大，鞍底骨质清楚，骨质未见破坏。诊断：多为封闭式空蝶鞍。此后病已痊愈，随访 4 年，未见复发。[3]

案五　脑多发性转移瘤

患者王××，女，57 岁，农民。1991 年 4 月初诊。

患者自 1990 年以来，头昏常感头痛、恶心、呕吐，时欲卧床昏睡。曾在医院被诊为病毒性脑炎，治疗无效。1990 年 12 月在医院检查，诊断为脑多发性占位病变，考虑为转移瘤，患者情绪悲观，拒服任何中西药物。1991 年 4 月，患者家属听说绞股蓝可治肿瘤，遂说服患者前来求治。此后患者服用绞股蓝，每日取生药 4 克，煎煮后分 3 次服用。

药后 2 月，头昏头痛显著减轻，呕吐次数减少，昏睡减轻。服药 4 月，头昏和头痛基本消失，精神好转，呕吐止，昏睡时间缩短，次数减少，体重增多 4.5 千克，并能干些轻微的家务劳动。因条件所限，未能再作 CT 复查。随访 4 年，病情稳定。

注：绞股蓝（又名七叶胆）系葫芦科多年生缠绕草本植物，分布于我国南部、朝鲜、日本等地。味苦性寒无毒，具有补益正气、解毒祛邪功能。现代药理研究发现，绞股蓝对癌细胞有直接杀灭作用，能提高自身免疫力，对肝癌、肺癌——黑色素瘤等癌细胞的增殖有显著的抑制作用。本例脑肿瘤患者服药后获效显著，恐与其功能无不相关，绞股蓝是临床医生不可忽视的一味治疗肿瘤的良药。[4]

案六　蝶鞍肿瘤

何××，男，54 岁，农民，1989 年 4 月 16 日入院。

患者一贯体康，有烟酒嗜好，于当日中午饮酒后突然头痛难忍，恶心，呕吐胃内容物 3 次。血压 24.0/16.0kPa，血白细胞 16.7×10^9/L，初诊为病毒性脑炎，原发性高血压。经用脱水剂、激素及抗菌、降压等药物治疗后，头痛减轻，血压及血象正常，但仍每日呕吐 1 次。于第 7 天出现左眼胀痛，眼球突出，视力明显下降，眼眶红肿、压痛。左眼球运动受限。眼底检查：双侧瞳孔不等大，左＞右。右侧约 2～3 毫米，对光反应尚可，左侧约 4～5 毫米，对光反应迟钝。视乳头水肿明显，左（＋＋＋），右（＋＋），左视乳头直径增大，生理凹陷明显消失，黄斑点淡。于 4 月 25 日转院检查。

1989 年 4 月 26 日在医院放射科摄头颅正侧位及蝶鞍侧位片。片示：颅骨内外板及板障结构正常。蝶鞍有增大。后床突基底有破坏征象，蝶腔解剖结构不清。有轻度脑回压迹。意见为鞍内占位肿瘤。建议患者往上级医院作进一步检查治疗。患者因家贫，无力筹措巨资复检，求诊中医。

4 月 27 日患者诉：头痛剧烈，左眼胀痛，视力差，且复视，视物模糊。身热，口干不欲饮，不思食，昼夜不能眠，大便秘结，小便短少。症见：意识清楚，表情痛苦。面色红亦形体壮实，活动自如。左眼睑肿大如桃，眼球突出。舌红、苔薄黄，脉弦数，证属风热上攻，聚结脑腑。法拟平肝熄风，清热解毒法。

处方：天麻、生地、野菊花各 15 克，石决明 20 克，板蓝根、代赭石各 30 克，怀牛膝 10 克，僵蚕 9 克。山栀子 7 克，大黄（后下）12 克，日 1 剂煎服，共 10 剂，禁烟酒及辛辣之品。

5 月 6 日二诊：患者服药后头痛减轻，大便通畅，能食眠安，脉舌如前。思症虽减而邪尚盛，应重在清热解毒散结为主。

处方：白花蛇舌草 30 克，野菊花、紫花地丁、天麻各 15 克，山慈姑 7 克，板蓝根 20 克，败酱草、左地、苍耳子各 10 克，全蝎 3 克，日服 1 剂，禁忌如前。

6 月 12 日三诊：患者共服上方 30 余剂，头痛消失。左眼球突出较前缩小 2 分，视物较清晰，无复视，眼睑能闭合，身热除，口干止，唯大便通而不畅，舌淡红、无苔，脉弦缓，宗二诊意适当加减。

处方：白花蛇舌草 30 克，丹皮、山慈姑各 7 克，天麻、野菊花、白芍、密蒙花、木贼草各 15 克，番泻叶 6 克，当归 12 克，甘草 5 克。嘱服 10 剂，禁忌如前。

6 月 23 日诊：患者述左眼视物清晰，无突出征象。全症皆除。为防复发，嘱以白花蛇舌草 30 克，野菊花 15 克煎汤代茶，饮服 1 个月以善后。

患者自 4 月 27 日至 6 月底共服药 60 余剂，从未服过任何西药及偏方，终告痊愈。

1990 年 12 月 20 复查：左眼睑启闭正常，眼球无突出。角膜无充血水肿，角膜透亮，前房可，瞳孔直径 3 毫米，对光反应敏感，晶状体无浑浊，玻璃体透明。眼底视乳头无水肿，生理凹陷存在，无渗出，黄斑亮点存在，A:V 为 2:3，无渗出及压迫征，视网膜无渗出。摄蝶鞍侧位片复查，显示蝶鞍解剖结构清晰。前后壁距离为 10 毫米，深径为 11 毫米，后床突基底部有少许骨纹理显示，边缘整齐。与前片对比已无明显骨质破坏征象，提示为正常蝶鞍。[5]

参考文献

〔1〕徐振晔、刘嘉湘：治疗恶性脑瘤的经验，《上海中医药杂志》1987：(7)：8

〔2〕周志东等：转移性脑癌癫狂治例，《福建中医药》1987：(5)：34

〔3〕周容华：脑部肿瘤治验二则，《中医杂志》1992：33(1)：24～25

〔4〕李定国：绞股蓝治疗颅脑肿瘤一例，《江苏中医》1992：(3)：14

〔5〕刘瑞国：蝶鞍肿瘤验案一则。《新中医》1992：(5)：42

第二十六章　口腔癌

口腔癌是指生发于口腔的恶性肿瘤。属中医学的"茧唇"、"齿龋"等病的范畴。

临床一般表现为溃疡型，外生型及浸润型三种类型。溃疡型多发生于表浅黏膜，表面坏死脱落并向周围扩散。常形成中间凹陷，边缘隆起的火山口状溃疡。外生型是肿瘤向外生长，疣状癌由于细胞分化好，表面可无溃疡形成。浸润型肿瘤主要向深部组织发展，表黏膜大多完整但粗糙不平，触诊扪及明显肿块。本病经活体组织等检查即可确诊。

案一　唇癌

陶××，男，61岁，丽水汽车分公司职工，1981年9月30日初诊。

患者上下唇长如蕈状形一肿物，质坚硬，呈暗红色，说话进食不得自如。经医院诊断为唇癌。行放疗1周后，因血小板、白细胞降低而求治于中医。患者形体消瘦，舌红苔少，脉细数，肿物部出血，血色红紫。根据唇为脾之外侯，唇部肿块多为脾胃伏火，脾热蕴毒，气血郁阻，久而致职，治宜清热解毒，佐以化瘀消肿止血。

处方：北沙参、八角莲（研粉分吞）、红藤、白芷、丝瓜络各9克，半边莲30克，石膏、白英各30克，忍冬藤、白茅根、仙鹤草各15克，甘草6克。10剂。

10月10日复诊：药后患处稍有松软，痛减轻，仍有少量出血，纳可，睡安，二便正常。乃以上方合土茯苓，玄参、板蓝根、菊花、白芍、苦丁茶、升麻、当归、生地，黄精、玉竹、赤豆、苡仁、太子参等药加减，每天1剂煎服，共服八诊。

患者服药三剂后血止，黑色硬皮层不断剥落，不痛，肿块逐日消退，上下唇渐趋柔软，说话、饮食自如。月余后随访，肿块已退平，上下唇如常，未见复发。[1]

参考文献

〔1〕陈炳旗：口唇肿瘤治验，《浙江中医学院学报》1985：(6)：9

第二十七章 舌癌

舌癌是口腔颌面部常见的恶性肿瘤。舌癌在口腔癌发病率中居第一位，发病年龄多为 40 ~ 60 岁，患者男性多于女性。在中医学中属于"舌岩"、"舌菌"的范畴。临床表现为：初起在舌部生一硬结，形如豆粒，逐渐形成肿块，继而在其中心区出现边缘隆起之小溃疡。开始硬而不痛，后则长小如菌，头大蒂小，可有自发性疼痛，糜烂，色红无皮，朝轻暮重，病变逐渐向深部周围组织扩散，合并感染时产生剧痛，可放射至同侧颜面部和耳部。当癌瘤广泛累及舌肌可使舌运动受限，影响说话、进食及吞咽困难，并有多量流涎，唾液臭秽逼人。日久可延烂牙龈（即名牙癌）、甚则颈颌肿而结块，坚硬，亦可较软，初则尚能活动，皮色如常，久则固定不移，及至顶软一点，色暗不红，即将自溃。溃破后时流臭水。腐如烂棉，四周仍坚硬不退，甚至侵犯口底及颌骨，可透舌穿腮，汤水流出。晚期常伴发组织坏死、出血，营养障碍及吸入性肺炎。本病经活组织检查可确诊。

案一　舌鳞癌Ⅱ级

林××，男，41 岁，台湾商人。

缘舌体右侧溃疡经治不愈四月余，至 1988 年 5 月到医院诊治，舌体组织活检为"鳞癌Ⅱ级"，患者不愿进行手术及放射疗法，求诊中医。

自诉舌体疼痛，吞咽及讲话时有不适，胃纳、二便均正常，舌质暗、苔白腻,脉濡细。查体合作,体质肥胖,语言尚清晰,但是舌活动欠灵,左伸有掣痛感,舌体右侧前二分之一处见1×1.5平方厘米溃疡灶,溃疡边缘凸起不平呈白腐色,中心凹入约0.5厘米,色瘀红,触摸舌体溃疡下面有2×2×1立方厘米肿物,右侧舌下及右颌部双合诊可触及肿大淋巴结约1×1平方厘米,其他浅淋巴未触及,余无阳性体征,诊为舌癌(鳞癌Ⅱ级),辨证为舌疳,乃心脾郁火,热毒瘀结所致。入院后在内科综合治疗。导赤散、黄连解毒汤为主,辨证加减。

处方:生地、旱莲草各20克,甘草、黄连各10克,黄芩18克,山栀子、木通、山慈姑、山豆根、露蜂房、僵蚕、女贞子各15克。水煎服,日2剂。

内服犀黄丸每次3克,日2次;用六神丸每次3粒研碎,日3次,外搽右舌侧溃疡处;再用双料喉风散频频外敷舌溃疡面。并配合哌霉素(Peplomycin)10毫克/次静滴,每周3次,共用30毫克,用100毫克为1个疗程。

经积极治疗6周后,自觉症状日渐好转,舌体痛消,右舌侧溃疡缩小约为0.6×0.8平方厘米。溃疡下舌体肿物约1×1×1立方厘米,遂于7月18日出院回台湾调养,并照方带中药1个月量连续服用,服完后又于8月16日返院复查,右舌侧溃疡已愈,舌体肿物及肿大的右颌下淋巴结消失,自觉无不适症状。9月20日第二次返院复查,身体康复,随访2年9个月,未见肿瘤复发。[1]

案二 舌鳞癌Ⅱ级伴颌下淋巴结转移

吕××,男,40岁,台湾商人。于1989年10月14日入院治疗。

诉舌体左侧溃疡1年2个月不愈,现感舌疼痛,进食及讲话时尤甚,语言欠清,吞咽时感不适,胃纳、二便尚正常,舌尖红,质瘀暗、苔黄厚,脉细缓。患者于1983年曾患恶性淋巴瘤,经用化学药物后

"临床治愈"。1989 年 9 月在医院行舌体肿物活检，病理报告为舌鳞癌Ⅱ级。

体检合格，发育正常，营养中等，心肺肝脾无异常。舌体活动欠灵，舌形无明显偏斜，但伸舌功能受阻，口气臭秽，舌体左侧巨大溃疡灶约 3.5×3×1 立方厘米，边缘外翻不规则，凹凸不平呈菜花状，触诊质硬实，触痛明显，舌下淋巴结 1×0.5 平方厘米，固定，左颌下淋巴结 1.5×1 平方厘米，左腋下淋巴结 1.5×1.5 平方厘米。可活动推移。舌体溃疡灶活检为鳞癌Ⅰ～Ⅱ级。医学影像学检查未发现远处转移灶。诊为重复癌：①舌癌颏下淋巴结转移；②恶性淋巴瘤化疗后。辨证属舌疳，此乃心脾积火，热毒瘀结，气阴并伤。治宜泻火解毒，祛瘀消疮。兼顾益气养阴，仍以黄连解毒汤合导赤散为主。

处方：黄连、山豆根、黄芩、黄柏各 12 克，生地 24 克，木通、山慈姑、银花、僵蚕各 15 克，白花蛇舌草 30 克，守宫 4 条，甘草 6 克，日 1 剂。若舌体肿痛加露蜂房、土鳖各 15 克；舌体溃烂、痰多加浙贝母、花粉各 20 克；体虚纳少加黄芪 24 克，党参 20 克，并内服犀黄丸每次 3 克，日 3 次，六神丸每次 20 粒，日 3 次，饭后服、舌疳外敷喉风散适量。患者为重复癌，邪毒炽盛，且舌鳞癌对比化学药物有一定敏感性，给予配合化疗，用博莱霉素每次 10 毫克，每周 3 次，总量 200 毫克，甲氨喋呤（MTY）每周 20 毫克，总量 120 毫克，顺氯氨铂（PDD），每 3 周用 100 毫克，总量 200 毫克，经系统治疗 3 个多月，至 1990 年 1 月 20 日复查，舌面溃疡已愈合，舌体肿瘤、颏下、左颌及左腋淋巴结皆消失。至 2 月 24 日第三次入院复查，未有新病变出现，继续巩固治疗。[1]

案三　舌癌

王××，男，60 岁。干部。1983 年 8 月 3 日初诊。

半年前，患者舌下生一硬疔，大如黄豆，坚硬如石，自觉舌体僵硬、胀痛、转动不灵，影响进食，先后求诊于多家医院，经两次病检，确诊为舌癌，动员手术切除，患者惧而拒之，继用冷冻、化疗治疗4个月无明显效果，且疼痛日剧，特求诊于中医。初诊：舌体胀痛僵硬不遂，口苦咽干，心烦眠差，暴躁易怒，便干溲赤。检查：身体略瘦，痛苦病容，舌尖部下面偏右外侧三分之一处可见一黄豆大的硬疔，色呈暗红，质硬如石，痛不可触，舌质红、边尖有瘀斑、苔薄黄乏津，脉弦滑数。证因心火炽盛，炼津为痰，郁火化毒，循经上攻，痰火毒邪积聚舌下而成。治宜清心化痰，泻火解毒，软坚散结。

处方：元参15克，生山栀9克，生地9克。生大黄9克，浙贝母15克，山豆根10克，猪苓50克。炙鳖甲30克，柴胡6克，生杭芍13克，粉丹皮9克，草河车（即七叶一枝花）15克，生甘草6克，水煎服，每日1剂，分次频服。

9月5日二诊：服上药30剂，舌体疼痛渐减，舌体较前灵活，进食较前舒适。大便稍溏，每日2次；舌质红、边尖有瘀斑，苔薄黄，脉弦滑。舌下包块颜色由暗转红，触之硬痛有减。治宗上方去大黄，改生山栀为炒山栀以防过寒损伤中阳，另加大枣3枚健脾护胃，继服30剂。

10月7日三诊：舌下硬疔变软变小，疼痛大减，心烦已失，睡眠转佳；舌质红、苔薄黄，脉弦滑。拟"克癌汤"。

处方：元参15克，浙贝母16克，炙鳖甲30克，猪苓50克，生牡蛎15克，山豆根15克，广郁金13克，草河车15克，生甘草10克。每以5倍剂量共为细末，装胶囊，每服5~7粒，每日3次。

续服近1年，舌下硬疔消失，舌体功能复常。随访8年，未见复发。[2]

参考文献

〔1〕周岱翰等:治愈两例舌癌临床报告,《新中医》1991:(5):42

〔2〕张香琴等:乔保钧治癌验案4则,《中医杂志》1992:33(11):16

第二十八章　涎腺恶性肿瘤

涎腺分大涎腺与小涎腺两类。大涎腺主要指腮腺、颌下腺及舌下腺；小涎腺主要位于口腔黏膜下，数目较多。涎腺恶性肿瘤约占全部涎腺肿瘤的1/4左右，在口腔颌面部恶性肿瘤中仅次于鳞状细胞癌。本病发生多在较大年龄，男、女性别间差异不大。此病属于中医学的"一失荣症"、"耳后发"等病的范畴。

临床表现为：局部疼痛，肿块生长较快，呈浸润性生长与周围组织有黏连，穿破皮肤可形成溃疡，有时浸润神经组织，并导致神经功能紊乱，特别多见于腺样囊性癌与面瘫。本病经涎腺透影、超声检查、CT检查、活体组织等检查即可确诊。

案一　左侧腮腺后叶癌

吴××，女，47岁。1966年11月29日初诊。

曾因左耳后肿块，痛连左侧上下肢，体重减轻就诊于医院。该院诊断为左侧腮腺后叶肿瘤（有恶变可能）。建议手术治疗。因体质太差，不愿手术而求诊中医。检查：见左侧腮腺后叶有一约6×5平方厘米大的肿块，皮色不变，质硬，压痛，张口、咀嚼均不变，左耳失聪，形瘦神倦乏力，舌淡苔薄腻，脉细弦。证属经络不通，痰浊凝聚成块，治以化痰软坚通络，佐以补益气血。

处方：海藻、昆布、夏枯草、枸杞子、山慈姑、黄药子各9克，海蛤壳、络石藤、忍冬藤、太子参、干地黄、炙鳖甲各15克。

上方加减，连服半年后肿块缩小，痛减、张口得便，体重增加。又断续服药一年半。1968年6月11日检查，肿块仅剩2.5×1.8平方厘米大。11 年后随访，一般情况好，左耳根下尚留有一 2.5×2.2 平方厘米大肿块，质硬、压痛，服药至今，取得了缩小肿块，控制发展，延长生存（近 14 年）的疗效。[1]

案二　舌下腺囊性癌

张×，女，35 岁。于 1987 年 5 月发现在侧颌下有一约鸡蛋黄大小的肿物，局部无热痛感。转至医院切除肿物，病理报告为"良性混合瘤"。返回当地无特殊治疗。1988 年 2 月在左侧颌下又发现一肿物，生长较快，疼痛剧烈。又去医院病理检查为舌下腺囊性癌"，做舌下腺切除术。住院期间做化疗 2 个疗程。出院后一般状态较好。1 年后在左侧颌下手术的部位又有约 1.0×0.6×0.6 立方厘米大小的肿物。X 线检查在左下颌骨无明显骨质破坏。遂求诊中医。患者形体瘦弱，左侧颌下的手术瘢痕中有一肿块，触痛明显，局部无红肿热痛，张口伸舌时疼痛加剧。舌质淡，无苔，脉沉细。心脾两经蕴热，郁火炎上，日久毒热瘀结而成此疾。拟扶正散结、化瘀解毒法。拟用加味小金丹加减。

处方：炙木鳖子仁 150 克，甲珠 150 克，制草乌 75 克，五灵脂 75 克，地龙 75 克，乳香 35 克，没药 35 克，墨炭 10 克，麝香 3 克，红参 35 克，独角莲 50 克，白芥子 50 克。配 1 料，每日口服 3 次，每次 6 克。用黄芪汤送服。

服药 2 个月后，查颌下肿块缩小至 0.4×0.2×0.2 立方厘米大小，下颌骨无疼痛，局部触痛不明显，左肩胛活动自如，饮食如常。效不更方，继续服用，加味小金丹口服改为 1 日 2 次。服药 1 年后局部肿块消失，现能操理一般家务。[2]

参考文献

〔1〕裘钦豪等：潘国贤教授运用化痰软坚法治疗肿瘤的经验，《浙江中医学院学报》1981：(2)：22

〔2〕刘玉林：应用加味小金丹治疗肿瘤的体会，《中医杂志》1992：33(8)：21

第二十九章 上颌窦恶性肿瘤

鼻窦恶性肿瘤中约 80% 发生于上颌窦，较其他鼻窦的恶性肿瘤的总和多 5 倍左右，占耳鼻咽喉科恶性肿瘤的 20%，仅次于鼻咽癌而居第二位，男性多于女性，45~60 岁为好发年龄。本病属于中医学的"鼻渊"、"脑漏"、"控脑痧"等病的范畴。

上颌窦恶性肿瘤早期可无症状或仅见带血涕或头痛。尔后，随着肿瘤不断长大及扩展的方向，出现相应的症状。上颌窦顶壁的癌肿，易侵犯眶下神经及眼眶，出现面颊部疼痛和麻木，流泪，眼球向上移动，复视，侵犯后组筛窦、眶尖则眼球突出，视力减退；窦底部的癌肿，易侵犯牙槽及硬腭，出现上列磨牙痛，松动或脱落（多见第 1~2 磨牙），常误为牙病，经拔牙后肿瘤从拔牙处或齿龈溃破处窜出，硬腭受压而下塌或半圆形隆起；内壁受累，推鼻腔外侧壁内移或鼻腔处壁被破坏，癌肿长入鼻腔，出现一侧性久治不愈的浓血鼻涕和进行性鼻塞；肿瘤压迫窦前壁，面颊部疼痛、肿胀、隆起变形，皮下有硬且移动的肿块；窦后壁浸润，延及翼腭窝，出现张口困难。晚期可出现上颈淋巴结转移。本病经活体组织检查、X 线检查及 CT 检查等即可确诊。

案一 右鼻腔上颌窦鳞状细胞癌 II 级

卓××，男，37 岁。教师。1977 年 7 月 30 日初诊。

主诉：头痛、发热已 7 天。于 1 年前开始右鼻旁隐痛及鼻衄，因能照常工作，未在意。至 1977 年 3 月中旬，在医院经照片和病理组织检查诊为"（右鼻腔）鳞状菌胞癌Ⅱ级"。1977年4月4日带药（环鳞酰胺）出院，回当地继续治疗，2个月后复查。7天后头右侧疼痛，引及巅顶，发热，烦渴引饮，口苦纳呆，四肢乏力，便秘，溺黄；7天内鼻衄4次，量多少不等；曾多次针、药并施皆无起色。既往有鼻衄史。诊见：体温38℃，脉搏94次/分；形体消瘦，腠理疏松；检查合作。对话呈鼻音；右颧凹陷，右眼眶下至口角处有一片黑色5×8平方厘米大小放疗斑；患侧耳上及颌下淋巴结肿大如蚕豆大小10余个；心音远弱。第1音短钝，律整无杂音；两肺未发现异常；腹凹软无压痛点，肝脾未扪及。舌瘦绛、苔黄燥：脉沉细而数。脉证合参，此乃正虚邪实之证，治宜攻补兼施为法，予清热解毒，祛瘀扶正。

处方：蜀羊泉30克，银花30克，白芷10克，生石膏（先煎）60克、丹参30克，乳没（去油）各10克，赤芍10克：青黛（包煎）20克，生黄芪10克，当归10克，白参（另磨）10克，天龙6条（酒酥）为末，分3次吞服；白花蛇舌草60克，另煎代茶。3剂，水煎服，日1剂，3次分服。嘱禁腥膻酶腊、生冷油腻，忌房事、恼怒。

复诊（8月3日）：患者病情好转、热退，头痛减轻，且已局限于患侧；渴止津回，能进薄粥数匙；上方再进3剂，并嘱进糜粥，少量多餐。

三诊（8月7日）：头痛停止，神、食俱增；溺已清长，唯大便虚秘。遂于前方去石膏、白芷；因连日未见鼻衄，复减青黛，加麻仁、生首乌各30克，3剂，以润肠通便，少进肉羹，以养胃气。医嘱同前。

四诊（8月10日）：二便已调，食欲倍增，正气渐复，邪气日挫。为防克伐太过，遂去赤芍、乳没、加熟地培元，枸杞养肝益阴；陈皮快膈理气，以杜其滞。可进水果荤菜。后酌情调理，至9月11日先后诊治8次，服药31剂，患者病情明显好转，饮食起居无异常人，为防反复，仍嘱慎风寒，少劳役，勿过早入房，以复元气。以8月10日方略加增损，嘱其坚持用药，以巩固疗效。

孰知久病厌药，违嘱中辍，迨至 11 月上旬，复延余诊。见右颐漫肿，色赭无华，喜热拒按，诊为"颐发"。其食不甘味，体瘦神疲，疑及癌症扩散，去上级医院复查，病理报告谓："右上颌骨全切术腔炎肉芽组织，鳞状上皮增生，送检组织未见癌。"1977 年 12 月 2 日科讨论会谓 N－1622 号 X 线片"疑下颌骨啄突有破坏"，因体质尚差，不宜在短期内再次手术，回当地用中草药治疗。1977 年 12 月 6 日，诊见右颐漫肿已敛，顶大如伏李，暗红较软，压之痛及头面，纳少体倦，此气血不足，加之脾虚所致。以人参养荣合托里消毒散加减。

处方：红参（另磨）10 克，生黄芪 10 克，当归 10 克，炒白术 10 克，茯苓 10 克、甘草 6 克，银花 30 克，制皂刺 6 克，桔梗 10 克，肉桂（研末吞服）6 克，熟地 30 克，白花蛇舌草 60 克，天龙（酒酥研末）3 条，炮姜 3 克，蜀羊泉 30 克，水煎服。

连投 3 剂，患处根束顶软，色转红润，上方去桔梗加土鳖而溃。外敷生肌散 7 日无效，仍见浓液淡薄，于是去皂刺，加鹿角胶与服，外用猪蹄汤洗溃口，内有骨屑隐见，遂用推车散外敷，得齿大朽骨一块，易白油膏敷之，疮口遂敛。仍以前方出入，连服 3 月而瘥。患者每年去医院复查 1 次，随访 10 年尚存活，且能代课教学，挑水种菜。[1]

案二　右侧上颌窦癌

吕×，女，57 岁。于 1970 年 10 月 5 日就诊。病历摘要：右鼻孔堵塞不通，右侧头痛，有时鼻涕中带血 3 年。右侧面部肿胀，口腔内生一肿物 2 个月。右面颊破溃流血性污水 1 个月。曾到医院诊治，经耳鼻喉科检查，放射科 X 线拍片诊断：上颌窦癌晚期。检查：面部右侧较左侧高，距鼻翼 3 厘米处有一破溃，约 1×1 平方厘米，流血性污水。右眼球向前、外移位，内眦下高起，压之囊样感。右鼻腔内有一包块，表面坏死，渗出物带血。鼻中隔向左移位，右鼻孔见一包块，表面坏死。

右上齿槽处见一包块，如桃核大呈紫黑色，表面溃烂。舌红保苔，脉滑数。X线拍片检查：右侧上颌窦、筛窦密度增高，伴有骨质破坏，小房骨壁消失。诊断：上颌窦癌。中医辨证乃火毒内蕴，阴虚血热。诊为翻花疮。治宜清热解毒，滋阴凉血。

处方：半枝莲、白花蛇舌草、石见穿、生地、黄芩、元参各30克，沙参10克，公英15克，薄荷5克，杭菊10克，生牡蛎30克，蜜川军10克，每日1剂，水煎服。药渣水煎，趁热熏局部，每次半小时，每日1次，熏至局部出汗为宜，继用桑木炭火烤干，连用15日。

二诊：头不痛，口内肿痛破溃脱落，右面颊肿胀减轻，破溃处流污水减少，食欲增加，大便稀，舌红无苔，脉滑数。火毒已减，苦寒太过伤脾。上方减石见穿，元参改为10克，加炒山药、炒白术各15克。斑蝥片每日3次，每次1片吞服。用药见效，守方继服6个月，患者一般情况良好，面颊破溃处已愈合，右侧面颊略凹陷，外观余无异常，流鼻涕时流少量血液。右侧上腭靠第二齿槽处有一破溃，流少量带血分泌物。1971年4月17日X线拍片检查：上颌窦骨质破坏。守方继服1年多，用药400剂，先服斑蝥片2000多片。患者自觉良好，能参加各种轻体力劳动。1976年1月13日耳鼻喉科复查：上腭右靠第二齿槽处有一窦道，其口约0.5×0.3平方厘米，上皮覆盖良好，表面光滑，未见异常。X线拍片：上颌窦骨质修复。[2]

案三　左侧上颌窦鳞状上皮癌

王×，女，40岁，于1976年4月8日就诊，病历摘要：左鼻孔时流少量血3年，头痛1个月。检查：左下鼻甲肥大，收敛欠佳，鼻黏膜苍白，鼻咽顺部组织参生，表面不平。鼻后孔标志不清。诊断鼻咽头状瘤。1976年4月18日经腭行鼻咽肿瘤摘除术。术中发现肿瘤长于左侧上颌窦，又行柯氏术摘除窦肿瘤，未作根治术。术后病理科诊断：鳞状上皮癌。1976 年 4 月 28 日转中医科治疗。症见头痛，左侧面部麻木，舌红少苔，脉细数。中医辨证乃热毒内蕴，阴虚血热。诊为翻花疮。治宜清热解毒，滋阴凉血。

处方：半枝莲 30 克，双花、连翘、野菊花、刘寄奴各 15 克，赤芍 10 克，生地 15 克，百合 30 克，石斛、麦冬、花粉各 15 克，生牡蛎 30 克。每日 1 剂，水煎服。斑蝥片每日 2 次，每次 1 片吞服，连服 30 剂。

二诊：患者无头痛，左侧面部麻木减轻。检查：鼻咽部，黏膜干燥，左鼻腔后端附黄痂，未见增生组织，鼻腔无异常。药证相符，守方继服 80 剂。患者左侧面部麻木症状消失，食欲良好，体重增加 5 斤，卧红无苔有裂文，脉细弱。又照方服 30 剂。随访 5 年，健在如常。

注：斑蝥片药物组成：每片含斑蝥粉 10 毫克，参三七 100 毫克，百合 200 毫克。制糖衣片。[2]

案四　上颌窦癌

彭××，女，16 岁，学生。1981 年 10 月 5 日初诊。

主诉：左面部肿胀，感觉迟钝，右眼眶内痛，伴有鼻塞、流涕、涕液粉红色 3 个月。

患者自幼体健，家族无肿瘤病史。1981 年 6 月、7 月间，参加农忙劳动时，自觉左侧眼眶内隐痛，左面颊焮热，继而见鼻塞，流粉红色涕液等症状。经用抗生素及滴鼻灵等治疗，效果不显，至当年 9 月中旬上述症状明显加重，到医院检查治疗。病理诊断为上颌窦癌，建议手术加放射治疗。患者父亲不同意，而转中医治疗。

诊见患者面色红赤，左面颌部肿胀，左眼外窦，并向上向左移位，视力正常，眼底未见病变。鼻塞声重，呼气浊味甚浓。咽部轻度充血，浅表淋巴结无肿大。心脏正常，全腹软，肝脾不大。胃纳好，时觉口干、口苦、小便黄、大便 2 日 1 次，质硬实。舌质红、苔黄，脉弦数，症属湿毒合肺胃热、毒、蕴结于颜面。治宜疏风清热，消肿解毒。取普济消毒饮加减。

处方：板蓝根 30 克，玄参、淡竹叶、蒲公英、山栀子各 15 克，黄芩、黄连、连翘、牛蒡子各 12 克、僵蚕 10 克，升麻、甘草各 6 克。七剂，每日 1 剂，水煎服。

10 月 16 日二诊：左面颊热痛减轻，鼻腔内分泌物减少，大便日行 1 次、质较软。依上方续服 30 剂后，症状明显减轻，左面颊肿胀略有消退。时值春节，病者要求返乡，嘱续服上药外，并服鲜山栀根，每次 30 克，每周 2 次，戒辛辣燥热食物。服药半年，面颊肿胀完全消退，无鼻塞流涕等症状，左眼恢复正常，随访 11 年，未见复发。[3]

参考文献

〔1〕朱西清：上颌窦癌并发朽骨疽，《湖南中医杂志》1988：(1):29

〔2〕郑鸿志：中医药治愈上颌窦癌两例，《辽宁中医杂志》1987：(5):26

〔3〕陈玉琨：癌症治验三则，《新中医》1984：(12):3:34～35

第三十章 筛窦恶性肿瘤

原发性筛窦恶性肿瘤较少见，约占鼻窦恶性肿瘤的 3%～5%。继发于上颌窦及鼻腔恶性肿瘤较多见。好发于 40～60 岁。男性多于女性。本病属于中医学的"控脑痧"、"鼻渊"、"脑漏"等病的范畴。

初期癌肿局限于筛房，可无症状，当癌肿侵犯邻近器官时，则有相应症状出现。侵入腔则出现单例进行性鼻塞、血涕、头痛和嗅觉减退。癌肿破坏眶内壁入眶内，使眼球向外、前、下或外上移位、复视。后筛房癌肿侵入球后入眶尖，则现突眼、动眼神经麻痹、上睑下垂、视力障碍。癌肿破坏筛板侵犯前颅窝，可发生剧烈头痛，偶有广泛颅底或颅内侵犯。经颈淋巴结转移可见颌下或同侧颈上淋巴结肿大。

本病经活体组织检查，X 线检查及 CT 检查等即可确诊。

案一 右筛窦癌球后转移

张××，女，39 岁，河南省桐柏县中学教师。

素体健康，于 1983 年 5 月 24 日突然感觉右眼胀痛，不时流泪，视物不清；6 月 23 日经医院眶内 CT 扫描，于模断面 15～20 厘米层面及 55～70 厘米冠状面扫描，可见右筛窦后壁密度增高，眶内壁胃质受到破坏，筛板变薄并有轻度受损。CT 13～48HU，大小为 12～19 毫米。印象：筛窦（右）占位性病变，恶性肿瘤侵及眼眶。经有关专家会诊，定于 1983 年 7 月 14 日行右筛窦恶性肿瘤摘除术，术后病理检查与临床诊断结论相符。进行化疗数日后，再次 CT 扫描检查，发现球后仍有不光点，邀专家会诊，结论为球后转移性肿瘤，拟再次手术治疗。患者虑其病变位置较深，手术难度较大，术后有很大可能并发它症，精神负担很重，经再三考虑，决定回当地求中医诊治。

1983年9月15日入院治疗。自述术后右眼和头部有轻度胀痛感，偶有鼻孔少量出血，体重下降3千克，二便如故，饮食欠佳，卧眠不安，月经延期而至，色紫有块，时觉小腹坠痛。查面色㿠白，右眼球稍突出，触之稍硬，舌质暗红，苔薄白，舌边尖有瘀斑，脉沉弦。四诊合参，证属血瘀气带，目窍瘀阻。治宜理气活血，化瘀通窍。方拟通窍活血汤加味。

处方：赤芍15克，炒川芎9克，炒桃仁9克，红花6克，麝番0.3克，白芷9克，大贝20克，炙山甲10克，丹皮12克，地丁30克，甘草5克，生姜3片，红枣3枚，老葱白3枚，小米黄酒100毫升为引。嘱照此方连服100剂。

服后诸症渐次消失，身重增加5千克，恢复8小时正常工作。随访3年，未有任何不良变化。[1]

参考文献

[1]刘玉章:通窍活血汤加味治愈筛窦癌球后转移,《国医论坛》1987:(3):36